実 践
インフォームドコンセント
患者にとってよりよい医療提供のために

編著
聖隷三方原病院 副院長
宮本 恒彦

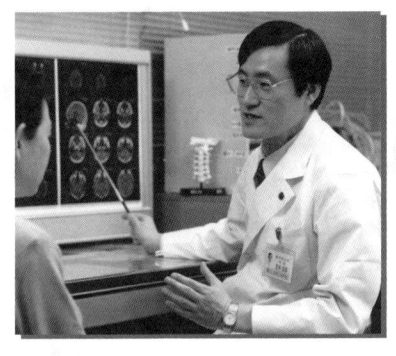

永井書店

● 執筆者一覧

■ **編集**

宮本　恒彦(聖隷三方原病院　副院長)

■ **執筆者**(執筆順)

新居　昭紀(聖隷三方原病院　院長)

宮本　恒彦(聖隷三方原病院　副院長)

荻野　和功(聖隷三方原病院　副院長・救命救急センター長・手術部長)

永山　健次(聖隷三方原病院精神科部長)

井上　　聡(聖隷三方原病院ホスピス所長)

宮澤　総介(なるみやハートクリニック、聖隷三方原病院顧問)

藤田　正子(聖隷三方原病院薬剤部係長)

伊代田和孝(聖隷予防検診センター画像診断部)

大石　祐恵(聖隷三方原病院薬剤部・治験コーディネーター)

沖原由美子(聖隷淡路病院総看護部長)

吉村　浩美(聖隷三方原病院看護部次長)

藤田　　敦(聖隷福祉事業団法人本部総合情報システム管理室課長)

金谷　節子(聖隷三方原病院栄養科科長)

吉川　惠造(宝塚エデンの園附属診療所所長、疾病予防運動センター所長)

● 序　文 ●

> 聖隷三方原病院が、なぜどこよりも先駆けて、インフォームド・コンセントを提唱し、患者の権利に関する宣言を掲げるに至ったか？

　それには1930年（昭和5年）の聖隷の始まりに話を戻さなければならない。当時、重症結核の寄るべなき青年を数人のクリスチャンが、面倒をみようとして小屋を建て、共同生活をし始めたというのがそもそもの始まりであった。この福祉的活動が、当院も含めその後の聖隷福祉事業団の全国的展開と現在に至るまでを特徴づける底流となっている。

　「最も忌み嫌われる病者、誰も相手にしようとしない困窮者をこそ面倒みなければいけない」という姿勢の背景には、強いキリスト教的使命感が存在した。事業そのものがいわゆる所得のまったくない、献金や寄付のみに頼る、無所有無報酬の福祉的サービスであり、どの職員にも無私の献身的奉仕が当然とされていた。したがって職員全員が筆舌に尽くしがたい困窮を、当初から戦後のある時期まで体験することになった。福祉的ケアが中心であり、結核の化学療法がまったく未発達であったため、事業理念にうたれ積極的に参加した渡辺兼四郎ほか数名の医師も一貫してボランティア的な支援活動にとどまった。

　ここでは患者の療養が何よりも大事にされた。職員自身のことなど二の次、三の次、であった（職員は患者の残飯を食べ、患者の古着を着、病室の僅かな片隅に寝泊りしていたといわれる）。そういった職員たちの無私の献身が、死にゆく患者に生きる喜びを与え、自分の存在価値の再発見につながるものとなった。

　職員は患者とともに、結核の解剖や病態生理を勉強し、次第に共同で「大気安静療法」という療養基準であり治療法でもあるものを編み出す。時には患者の方が教師でもあった（これらのことは鈴木唯男の「傷ついた葦を折ることなく」や八田亨二の「葡萄の枝」、聖隷学園キリスト教センター編纂の「鷲のごとく翼をはりてのぽらん」などの著書に詳述されている）。結核でほとんど死んでいくのを看取るホスピスであった保養農園から、よくなって社会へ復帰する回復者がだんだん増えていき、それがまた施設の職員になり援護者にもなっていった。こういった形態が昭和5年から終戦後の昭和27年までの22年間、社会福祉法人として認可され、給与制度がスタートするまで続いていた。これは今となっては神話としか思えないほど驚異に値する歴史的事実である。

　ここでは最初から患者中心の療養がなされていたことはいうまでもない。また、どのような疾病の情報も徹底して患者とともに共有されていた。常に自己決定がなされ、それは死と隣り合わせの真剣なものになることが多かった。どんな死も尊厳をもって丁重に扱われた。つまり私たちのものごころつくはるか昔に患者中心の、患者の権利に基づく療養が展開されていたことがわかる。

私自身のことを話そう。

　私は大学紛争のさ中に東京大学を昭和41年卒業し、インターンボイコットをし、精神科医を志し、大学医局講座制解体闘争、精神医療改革運動にのみ込まれた。それまでの一切の既成の価値や大学の基盤そのものを批判的に総点検しようといった運動のその只中に気がつくと私はいた。

　一方、精神医療の現場は悲惨そのものであった。精神医学そのものより精神障害者にとって少しでもよりよい医療環境に改革することが何よりも先決と私たちは考えた。悪徳病院告発があちこちで起き、かかわっている医療機関で紛争や混乱が巻き起こった。気がつけば既成の精神医学をろくに学びもしないうちに全否定し、師を失い、大学への帰属を失っている自分に気がつく一方、関連する病院で医療改革闘争、争議など引き起こす私たち精神科医師連合の悪い評判と排斥的動きが定着していった。そんなことは少しも問題ではなかった。ある時期まで私たちは、精神医療改革の最先端を走っているというプライドと爽快感があった。

　しかしある段階で愕然と気づかされたのは、患者と心情的に一体化し患者のためとひたすら思い込んだ私たちの闘争や運動、あるいは個々の医療行為がまったく患者のためにならないどころか時には弊害にもなりうるという現実であった。私たちの運動がある時期から現実遊離した独善主義に堕してしまったのである。しかも引き返しようがない状況に嵌まり込んでいた。

　患者の悲惨さを目の当たりにするあまり、治そうという思いが強くなればなるほど患者にとって私は有害な存在になりかねない。患者のための運動が患者を犠牲にしてしまう。あるいは角をためて牛を殺すような治療に走る。私はインスリンショック療法を多用した。開放化した途端に患者が自殺する。また分裂病と自信をもって診断し、強制入院させた後、まったくの誤診であったことに気づかされる。

　強制的に患者を押さえ注射をするとき、患者は私を「人殺し」と叫ぶ。確かに私は人殺しをし始めているのかもしれない。治すという名目で簡単に人権を収奪してよいのであろうか。いったい何を治そうとしているのか。患者はそんなことを少しも望んでいないのに、こちらの価値観の押しつけ、もしくは箍をはめる以外の何をしようとしているのか。ふと考え直せば、患者への善意をもっぱら錦の御旗にして、権威的強圧的に私は患者を取り扱い、平然と患者の人権を収奪し強制治療を行っているではないか。

　他方、患者のかかえるしんどい問題をともに引き受けようとはまったくせず、誰かに押しつけて、自分はただニコニコと差し障りないお話をするだけの無責任な精神科医も登場するようになる。患者を精神病院から開放し、精神病扱いをなくせば精神病は治るといったおめでたい反精神医学や、家族が患者の病悪の根源であるから手をついて謝らせれば精神病は治るといった責任転嫁的合理化治療理論にも私はいらいらするばかりであった。強制性が精神医療に不可欠なら、少なくとも私は患者に善人面するのはやめようと決意した。

　私は大学紛争の過程であらゆるものを失った。ただ権威主義的正統性なるものを一旦否定してみるという態度だけが唯一の収穫として残った。権威主義、専門家至上主義の最高峰の象徴が東京大学であり、闘争の過程でその東大とは内的にも外的にもきっぱりと縁が切れた。

序　文

　大学卒業したばかりのころ外科で私が研修中、消化器癌のおばあちゃんが手術を嫌がり「手術するぐらいなら死んでやる」と騒ぎ、医師も家族もみんなでなだめすかし、やっと手術し、治ったおばあちゃんが、退院後直ちに首を括って亡くなってしまった。これこそ東大病院の専門家至上主義へ患者からの死を賭しての抗議以外の何があろう。

　精神医療が常に強制性と関連し、場合によっては人権収奪せざるを得ない臨床が展開するという事実が身にしみた。患者の人権ということを常に意識して仕事していなければ、私自身がとんでもない境地にはまると思うようになった。しかし東京での私を取り巻く精神医療の環境は最悪であった。患者を大事にし、患者と対等な関係を築けるような環境からは、もがけばもがくほど程遠くなるばかりという意味で。

　東大でまだ続いていた精神医療改革運動のもつ独善性（これさえ反体制的ポーズの東大第一主義であろう）と超原則主義（医局講座制解体、病棟自主管理など）に嫌気がさし、東京を離れることを決意するまでに、私は卒業して既に10年以上が経っていた。離京後しばらく経って、私は東大精神科医師連合への批判と訣別の文を書き送った。

　昭和54年浜松の聖隷三方原病院が、たまたま私を拾ってくれた。ここは当時桜の園のように桜咲き乱れ、後ろの方には使われなくなった木造の旧結核病棟が放置され、医師が30数名、病床数四百数十ののんびりした病院であった。

　東京の騒々しい殺伐とした精神病院からきた私にとって、当院の当時の精神科看護はすばらしいものがあった。特にどの看護婦さんにも患者をとても大事にする看護が当たりまえのように実践されているのをみ、私は感激したのを思い出す。ここの職員はみんな優しく、精神障害の患者までも優しく、治療という共同生活をともに楽しんでいるように思えた。私の精神科医としての焦燥と怒りと不安に満ちたアイデンティティーが少しずつ癒されていくのを感じた。

　それからちょうど10年以上経って平成4年、突然青天の霹靂のように私は院長を拝命した。私はそれまで病院全体の医療を視野に入れて物事を考えたことはほとんどなかった。当院は総合病院として着実に発展し続け、私の院長就任時、病床も750床に増え医師数も80名程度となり、近代的合理的経営を図り、改革を重ねていかないと、累積する赤字で病院が倒産する時代を迎えていた。つまり、いつの間にか以前ののんびりした家族的な病院ではなくなっていた。職員が増え組織が大きくなるにつれ使命感をもったクリスチャンは数％以下に減り、全員サラリーマン化し、昔のボランティア精神はなくなり、病院の体質そのものが次第に変わってきていた。

　院長を引き受けるにあたって、ここをどんな病院にしていけばよいのか、何を基本理念にして職員を引っ張っていけばよいのかを私自身が明確に意識し、それをまた職員全体に伝えるべきだと思った。

　有名な国公立の病院やがんセンターなどの向こうを張って専門特化した最先端先進医療の病院を私たちが狙ったところでできるわけはない。

　赤字が続きながらも当院が存続してこられたのも病院の面倒みのよさ、特に看護は優しいという地域からの評判によってであった。これらのみが創設者長谷川保らの伝統として、引き継

がれていたものであった。

　これをみんなに自覚させればよい。患者を自分以上に大事にする、患者中心に医療を行うことの、現代的な言葉はインフォームド・コンセントであると私は考えた。これこそ聖隷の伝統の復活、ルネッサンスであって、外国のもの接木するのではまったくない。また、これは私たち職員全体の最低限の心構えの再確認であって、ここに戻ってスタートすればよいといった気持ちであった。こういったことを「院長就任にあたって」という文章として職員みんなに配布した。

　ちょうどその数年前頃より、インフォームド・コンセントという概念が外国から入ってきて、医療関係の学会や団体で議論が広がっていた段階であった。私は日本医師会の生命倫理懇談会の講演質疑記録集、その他いろいろな文献を読み、いわゆるインフォームド・コンセントの市民運動がナチスの人体実験による反省から生まれ、それがヘルシンキ宣言へとつながり、やがて医療における患者の自己決定の権利運動として欧米で展開されていったことを知った。同時に既にアメリカを中心とする諸外国の主要な病院で、患者の権利に関する宣言が玄関に掲げられているのが当たりまえになっていることも知った。

　また患者を自分以上に大事にする医療は、聖隷がはるか昔からやっていたことだから、みんな賛成してくれると思い、私の就任と同時に4月、この患者の権利に関する宣言を掲げようとした。

　一方、職員はインフォームド・コンセントという言葉を知らぬものはなかったが、患者の権利の宣言などは初耳の職員も多く、なおかつ日本で患者の権利に関する宣言をきちんと掲げている総合病院はどこにもないという状況であったため、ちょっと待てという反応がまず起きた。

　私はインフォームド・コンセントを推進する委員会を組織し、患者の権利に関する宣言にインフォームド・コンセントの骨子が述べられていること、ヘルシンキ宣言から始まって、世界医師会のリスボン宣言、アメリカの病院協会の宣言、などがあり、欧米の病院ではこれを掲げているのは当たりまえになっていること、当院独自の患者の権利に関する宣言を委員会で起案して全員の合意のもとに出していこうではないかと提案した。

　同時にインフォームド・コンセントなど当院ではうまくいっているという職員たちのために、うまくいかなかったケースの検討会を始めた。このケース検討会はいかに私たちが患者中心でなく医療者中心で医療をやってきたかを痛切に反省させられる結果となり、ここからインフォームド・コンセントを当院の医療改革の中に具体化する方策が次々に生み出されていくことになった。すなわち入院案内の根本的改定、治療検査の説明書と同意書の作り直し、リスクの説明を必ず行う、患者本人の意向を大事にすることなどの具体策が進み、引き続いてがん告知の徹底化、情報開示の徹底化へと展開していった。宣言に関してはリスボン宣言とアメリカの病院協会の宣言をミックスしたものを当院の宣言とし、これは努力目標であることも付け加えた文章を添え、その年の10月玄関に掲げることができた。

　掲げたことは対外的にはまったくといってよいほど反響がなかった。しかし、宣言を掲げたことによってインフォームド・コンセントが医師だけでなく全職員にとっても必須のものであ

ることをじわじわと浸透させていくことになった。

　インフォームド・コンセントの中心概念である患者による自己決定に、まったく相対立する概念が専門家至上主義であり、これは医師をはじめ職員にも患者の中にも今なお消え難く存在し続けている。その後に起きた血友病エイズ事件の裁判における、わが国を代表する血液の専門家である阿部英の言動をみても、私はその意を強くした。東大闘争の過程で私にとって専門家至上主義はとっくに克服されていたものであったが故に、当院職員を今日まで引っ張ってこられたと感じている。

　私の来歴と聖隷との出会いがもたらした必然的な態度決定が、患者の権利に関する宣言を掲げることであり、インフォームド・コンセントの推進だったと、私は今改めて思う。

聖隷三方原病院 院長　　新居 昭紀

患者の権利に関する宣言

当院では
1) 患者は、医師の能力及び人格を基準として、自由に自分の医師を選ぶ権利を持っている。
2) 患者は、十分な説明を受けた後で、治療を受ける権利、あるいは治療を受けることを拒否する権利を持っている。
3) 患者は、医師及び医療従事者が患者について知り得たすべての医療上の秘密および個人的秘密を尊重することを期待する権利を持っている。
4) 患者は、いかなる状態にあっても人格的に扱われ、尊厳をもってその生を全うする権利を持っている。
5) 患者は、その社会的経済的地位・国籍・人種・宗教・年齢・性別・病気の種類によって差別されることなく、平等な治療を受ける権利を持っている。
6) 患者は、医療費の明細の報告を受けるとともに、医療費の公的援助に関する情報などを受ける権利を持っている。

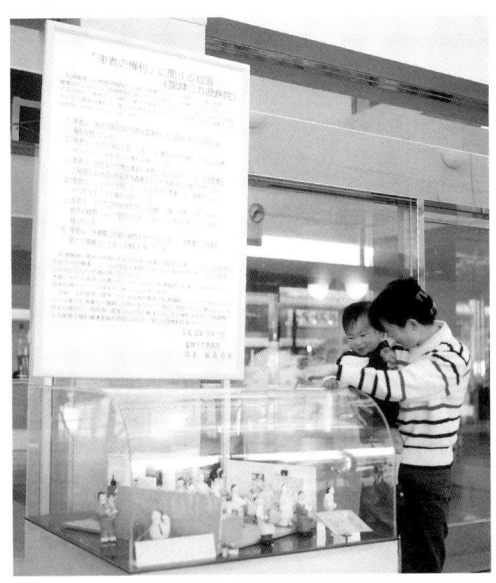

● 目　次 ●

PART ①

1 ICが目指すもの ─────────────── 3
1 考え方 ……………………………………………………………3
2 言葉の問題 ………………………………………………………4
3 なぜICの重要性が叫ばれるようになったのか …………………6
　　1　医療は完璧ではない　6
　　2　選択の余地　7
4 自己決定権の尊重-獣医的医療からの脱却 ……………………7
5 概念よりも実践が重要 …………………………………………8
6 患者にとって最もよい医療の提供 ……………………………8
　　1　実体としての目標　8
　　2　何が「よい」か、それは患者によって異なる　9
　　3　「ムンテラ」はICと同義でない―適切な医療水準の重要性　9
7 医療者の役割 ……………………………………………………11

2 これまでの医療の実態 ─────────── 12
1 選択の余地のない時代 …………………………………………12
2 患者の権利の尊重 ………………………………………………12
　　1　パターナリズムからICへ　13
　　2　保険制度の破綻・診療内容のチェック　14
　　3　医療法改正　14
　　4　患者の権利の尊重　14
　　5　「元気の出るIC」　15
3 ICにまつわる誤解 ………………………………………………15
　　1　医療機関を守るもの？　16
　　2　ICの普及で消極的な医療になる？　16
　　3　ICの目的は訴訟を防ぐこと？　17
4 医療のサービス業としての側面 ………………………………18
　　1　医療サービス　18
　　2　商店と比べた病院の実情　19

3 ICが成立している状態とは ─────────── 21
1 手続きか？ ………………………………………………………21
2 実体として ………………………………………………………21
3 病名告知が即ICではない ………………………………………22
4 危険性を説明してもICにはならない …………………………24
5 環境の整備はICに必須の条件ではない ………………………24
6 ICは結果を保証するものではない ……………………………25
7 紛争になっていなくても問題はありうる ……………………25
8 ICは医療行為 ……………………………………………………25
9 説明と同意の記録は重要 ………………………………………26

4 ICが問題になる場面 ―――――――――――――――――――27
❶ 一般的に説明すべきこと ………………………………………27
- 1 病名・病状　28
- 2 診療方針　28
- 3 誰が実施するのか　28
- 4 期待される効果　30
- 5 必要な期間　31
- 6 費用　31
- 7 付随する危険性、苦痛　32
- 8 代替手段　33
- 9 自由に意思表示してよいこと、またその重要性　33

❷ 場面ごとのポイント ……………………………………………34
- 1 初診時　34
- 2 診察、処置　38
- 3 通院・再来　39
- 4 入院時　39
- 5 治療開始時　41
- 6 一般的な検査をオーダーするとき　44
- 7 手術・観血的検査　44
- 8 X線検査　48
- 9 重大な影響をもたらしうる検査の場合　49
- 10 内服薬の処方　51
- 11 注射　55
- 12 輸血　55
- 13 看護ケアにおけるICの重要性　56
- 14 障害の受容　57
- 15 「実施しないこと」の確認の重要性　58
- 16 途中経過を随時報告　58
- 17 退院・転院　59
- 18 ターミナルの迎え方　62
- 19 臨終の場面にもICが必要　63
- 20 急変時　64
- 21 書類を書く場合の留意点　65
- 22 支払い　65

5 よりよい情報提供の方法 ―――――――――――――――――69
❶ 方針を示す前に確認すべきこと ………………………………69
- 1 患者の背景　70
- 2 十分検討された内容か　70
- 3 提案する方法が標準的な方針であるか　71
- 4 EBMに関する補足　72
- 5 伝えたいポイントは何か　73

❷ よい対人関係 ……………………………………………………73
❸ 説明の方法 ………………………………………………………74
- 1 言葉の選択　74
- 2 患者の心理に配慮した説明　76
- 3 患者の理解度　77
- 4 コミュニケーションの工夫　81
- 5 文書での説明の意義　83
- 6 資料、情報の得かた　84
- 7 データの示し方　86

8　場の設定　89
　　　9　合併症や副作用の伝え方　90
　　　10　ネガティブな情報をどのように伝えるか　92
　　　11　標準的でない方針を示したときの配慮　93
　　　12　説明の標準化　94
　　　13　コ・メディカルの関与　95
　4　選択権が保障される工夫 …………………………………………………95
　　　1　同意を前提としない姿勢　95
　　　2　代替手段の提示　96
　　　3　自分が勧める方法を説得することは許されるか　97
　5　説明する相手 ………………………………………………………………98
　　　1　本人が原則　98
　　　2　患者自身が認めた人　98
　　　3　法的な関係にこだわらない　99
　　　4　予後不良の疾患の場合の配慮　99
　6　日常的な接点の重要性 ……………………………………………………100
　7　こじれた人間関係をどのように修復するか ……………………………100
　8　説明の記録・同意の記録 …………………………………………………101
　　　1　診療録への記載　101
　　　2　専用の書類　102
　　　3　看護記録への記載　103
　9　特に配慮が必要な場合 ……………………………………………………103
　　　1　重症患者　103
　　　2　小児　104
　　　3　高齢者　105
　　　4　精神障害者　105
　　　5　外国人の患者　107
　　　6　代理をする人が過った結論を出さないような配慮　110
　　　7　障害の受容　111
　　　8　治験　111
　　　9　RCTへの参加を促す場合　113
　　　10　治療法がない場合　114
　　　11　遺伝子診断・治療　114
　　　12　臓器提供　115
　　　13　緊急時　116
　　　14　当直をした場合　117
　　　15　advance directive, living will　118

6　自己決定の支援　119

　1　情報があれば自己決定は進むか …………………………………………119
　　　1　現実には進まない自己決定　119
　　　2　情報の咀嚼という問題　119
　　　3　1人で重大な決断をしたくないという心理　120
　　　4　そもそも自己決定は必要か　120
　2　考える時間と場所 …………………………………………………………121
　3　自己決定を支援するための「承諾書」の書式 …………………………121
　4　セカンド・オピニオン ……………………………………………………124
　5　患者自らが探す医療情報 …………………………………………………124
　　　1　図書館　124
　　　2　インターネット　124
　　　3　第三者からの情報　125

6 医療者の役割 …………………………………………………………………………126
 1 考え方の指導（decision tree の考え方）　126
 2 誘導ではない説明　127
 3 患者の自己決定で看護師が果たす役割　128
7 患者に自己責任を負わせることの是非 ……………………………………………128
8 患者が医学的に適切でない方法を選んだときどうするか ………………………129

7 セカンド・オピニオンの意義 ———————————————132
1 セカンド・オピニオンの必要性 ……………………………………………………132
 1 SO は自己決定を支援するツール　133
 2 冷静になって仕切り直し　133
2 セカンド・オピニオンが気軽に聞ける環境 ………………………………………135
 1 密かな相談の問題点　135
 2 遠慮の問題　136
 3 積極的なオプション提示　136
3 セカンド・オピニオンが聞かれるための条件 ……………………………………139
 1 データの提供　139
 2 相談すべき相手　139
 3 時間的余裕　141
4 かかわる医師が留意すべきこと ……………………………………………………141
 1 主治医は　141
 2 セカンド・オピニオンを述べる医師が注意すべきこと　142
5 セカンド・オピニオンの現実的な問題点 …………………………………………142
 1 患者の迷い　143
 2 ドクター・ショッピング　143
 3 費用　143
 4 時間の確保　144
 5 開示されないデータ　144
 6 もし不当な診療が行われようとしていたら　144
6 結果として生ずるもの ………………………………………………………………145
 1 納得の医療　145
 2 医療機関の実情開示と自由な選択　145
 3 不適切な診療の排除と医療費の抑制　145
 4 地域での連携によるレベルアップ　146

8 IC をめぐる諸問題 ——————————————————147
1 診療情報の開示をめぐって …………………………………………………………147
 1 「適切な情報提供」と「診療録の開示」の違い　147
 2 医師会のガイドライン　148
 3 当院の開示マニュアル　148
 4 適切な記録、患者にわかる診療録であるべきか　148
 5 開示は紛争へつながるか　150
2 医師の裁量権 …………………………………………………………………………150
 1 裁量権とは　150
 2 患者の自己決定権との関係　151
 3 診療契約　152
3 IC があれば何もかも許されるのか ………………………………………………152
 1 安楽死　152
 2 先端医療　153

3　結果が悪かったとき　153
4　日本型のICとは …………………………………………………………154
5　医療機関内での方針の徹底 ……………………………………………155
　　　1　公的な委員会活動　155
　　　2　自ら適切に判断できる素養　156
6　チーム医療を行ううえでの配慮 ………………………………………156
　　　1　ICを実践するチーム　156
　　　2　チームにおける医師の役割　158
　　　3　看護師のかかわり　159
　　　4　情報の共有　160
　　　5　各々が「かかりつけ医」として振舞う姿勢　160
7　患者の参加をどのように促すか ………………………………………161
　　　1　自己の情報への関心　161
　　　2　患者用ファイルの提供　161
　　　3　患者のかかわる領域の広さを知らせる　164
8　地域での連携に関する情報提供 ………………………………………164
　　　1　医療機関同士の連携　165
　　　2　福祉施設との連携　165
　　　3　かかりつけ医の役割　165
　　　4　行政とのかかわり　165
9　医療の安全 ………………………………………………………………166
　　　1　リスクの開示による患者自身の意識づけ　166
　　　2　日々生じている「事故」をどこまで説明するべきか　167

9　患者と医療者の関係はどのようなものになるか ── 168

1　「患者が主役」の意味 ……………………………………………………168
2　イベント・モデルとプロセス・モデル ………………………………168
3　過大な期待をもたない、もたせない …………………………………170
4　個別性を尊重した診療 …………………………………………………170
5　立場の違いを理解したうえでの協働 …………………………………170
6　患者の自立 ………………………………………………………………171
7　患者の満足を自己の満足とする姿勢 …………………………………172
8　ICは医療における民主主義 ……………………………………………172

PART ② 実践レポート

1　外科におけるICの軌跡と今後の課題 ── 179

1　主治医の選択権をどこまで認めるか …………………………………179
2　がん告知での現実的問題 ………………………………………………180
　　　1　科ごとの方針の違い　180
　　　2　告知しないことによる弊害　182
　　　3　告知の現状　182
　　　4　家族の反対にどう対処したか　184
　　　5　紹介医との間で生じたトラブル　185
3　抗がん剤投与での告知の方針 …………………………………………186
　　　1　原則告知の根拠　186
　　　2　家族との戦い　186
　　　3　患者が告知を望まないとき　187

4　今後の課題 ……………………………………………………………………187

2　精神科医療現場のIC ─────────────────190
　1　ICを精神科医療現場で実践するうえでの基本的な考え ………………190
　　1　良好な治療関係の構築のための臨床的なツールとしてICを応用する　190
　　2　患者への情報提供は個別性を重視して実践する　190
　　3　患者の同意能力については多元的に評価する　191
　　4　提供する情報の信頼性を高める　191
　2　精神科で問題になりやすい情報提供 ………………………………………191
　　1　病名告知について　192
　　2　薬剤情報提供と服薬コンプライアンス　193
　　3　精神科でのカルテ開示　194
　3　入院治療におけるICの実践 ………………………………………………196
　　1　入院期間中の構造的情報提供　196
　　2　情報の信頼性　198

3　緩和医療におけるIC ─────────────────202
　1　告知について …………………………………………………………………202
　　1　わが国の現状と課題　202
　　2　家族が告知に反対した場合　203
　　3　真実を伝える　204
　　4　否認について　204
　2　ホスピス・緩和ケアプログラムの基準 ……………………………………205
　3　ホスピス初診時のIC ………………………………………………………206
　4　ホスピスでのIC ……………………………………………………………207
　　1　聖隷ホスピスの現状　207
　　2　病状理解・今後の病状変化・予後　207
　　3　治療方針、ケア計画について　208

4　ICとクリニカルパス ────────────────212
　　1　"CPを作ること"とIC　212
　　2　"CPを使うこと"とIC　215
　　3　"CPを評価すること"とIC　217

5　服薬指導とIC ───────────────────219
　1　服薬指導の目的とIC …………………………………………………………220
　　1　服薬のコンプライアンスを高める　220
　　2　薬歴管理・服薬指導により副作用発現の防止・早期発見をする　220
　　3　薬に対する患者の不安を解消する　221
　　4　患者の治療への参加意識を高める　221
　2　服薬指導の実際場面でのIC …………………………………………………221
　3　退院に向けての指導（退院指導）とIC ……………………………………226
　4　今後の展望 ……………………………………………………………………227

6　画像診断での情報提供の工夫 ───────────229
　1　患者接遇マニュアルによる接遇教育 ………………………………………229

- **2** 一般撮影検査説明書の設置 …………………………………………230
- **3** 各モダリティー別検査説明用パネル ………………………………231
- **4** 乳房撮影検査説明ファイル …………………………………………231
- **5** 画像診断部Nsによる心血管造影検査事前説明 ……………………234
- **6** 検査手引書 ……………………………………………………………234
- **7** 造影剤の遅発性副作用に対する説明用紙作成配布 ………………234

7 治験におけるIC-特に治験コーディネーターの役割について ——236

- **1** 治験とは ………………………………………………………………236
- **2** GCP ……………………………………………………………………236
- **3** 同意文書・説明文書 …………………………………………………237
- **4** 治験コーディネーター ………………………………………………239
- **5** 被験者への説明の在り方 ……………………………………………239
- **6** 実施上での具体的な問題例 …………………………………………240
- **7** 当院での工夫 …………………………………………………………241

8 患者の意思決定に看護が果たす役割 ——243

- **1** ICにおける看護師の役割は …………………………………………244
  - 1 患者の外来から入院の流れ　244
  - 2 外来通院、入院を支えるものとして　245
- **2** 看護計画の立案 ………………………………………………………247
- **3** 患者の意思決定における看護師の役割 ……………………………248
- **4** 体験から考えたICに大切なポイント ………………………………248
  - 1 私の家族としての病名告知の体験から　248
  - 2 9のポイント　249
- **5** 職員教育の大切さ ……………………………………………………252
  - 1 職員教育の実際例　252
  - 2 IC委員会　253
- **6** 今後の課題 ……………………………………………………………253

9 看護記録の開示によるICの推進 ——255

- **1** 看護記録とは …………………………………………………………255
  - 1 看護記録の法的な位置づけ　255
  - 2 当院の看護記録とその問題　256
- **2** 看護におけるICとは …………………………………………………256
- **3** 看護計画開示の試行 …………………………………………………257

10 ICとIT ——261

- **1** ICにおけるITの役割 …………………………………………………261
- **2** 患者は何を知りたいのか ……………………………………………262
  - 1 患者の知りたいこと　262
  - 2 患者による情報収集　263
- **3** 医療機関はどうすればよいのか…病院システムを利用した情報提供 ……265
  - 1 医療システムの歴史と今後の展望　265
  - 2 聖隷三方原病院のシステムの変遷　266
  - 3 HISの利用方法とその限界　268

4　医療機関はどうすればよいのか，インターネットを利用した医療情報の公開 …269
　　　　1　医療情報の公開の考え方と意義　269
　　　　2　インターネットを利用した情報公開　269
　　　　3　何を公開するのか　269
　　　　4　公開する具体的な項目　270
　　　　5　インターネット上における情報公開の問題点　271
　　5　医療機関が積極的に行うべきこと ……………………………………………271
　　6　ITがもつ危険性 ………………………………………………………………272
　　　　1　情報漏洩の恐れ　272
　　　　2　提供側と受け取り側の意識のずれ　272

11　栄養士の立場からみたIC ─────────────273
　　1　理念と目標 ……………………………………………………………………274
　　2　情報の流れから栄養ケアをみる ……………………………………………274
　　　　1　入院受付で身体計測と食事決定　275
　　　　2　フロア別栄養管理システム　276
　　　　3　病棟にあるファミリーキッチン　277
　　　　4　アラカルト対応によるマークシート方式のセレクトメニュー　277
　　3　クリニカル・サービス …………………………………………………………279
　　4　地域完結型医療と福祉の提案 ………………………………………………280

12　カルテ開示のルールづくり ────────────283
　　1　ルールづくりの背景 …………………………………………………………283
　　2　ルールづくりの道程 …………………………………………………………284
　　3　ルールづくりのポイント ……………………………………………………285
　　　　1　ルールの基本的性格　285
　　　　2　ルールの適用範囲　285
　　　　3　ルールの骨組み　286
　　　　4　請求資格（当院の開示規則第4条）　287
　　　　5　非開示理由（当院の規則第6条）　288

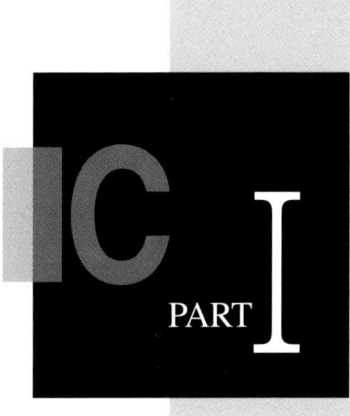

1. ICが目指すもの

1 考え方

　まずインフォームド・コンセント（以下＝IC）の考え方を整理しておきたい。
　ICの本質は患者の自己決定権を尊重することだといわれるが、もう少し具体的実質的な目標がほしい。その意味では医療者からみれば「患者にとって最もよい医療の提供」、患者の視点なら「自分にとって最もよい医療を受けること」、これがICの目指すものではないだろうか。そのような目標を実現するためにいろいろな手続きがあるのだと考えたい。もちろん手続きが目標になるわけではない。また患者にとっての最善の医療というものは、決して「青い鳥」のような夢ではなく、あくまで現実的なものであることが重要である。その意味で相対的なのであり、絶対的に決められるものではない。
　非常に抽象的になるが、どこかにその患者にとって相対的に最もよい医療という目標があるはずだ。その方針がみつけられるように、診療のいろいろな場面で患者を支援することになる。まず患者の状態や背景に関して情報を得ること、そして患者の診断をする。このプロセスは方向づけについて大きな意味をもつ。方針の提案、患者との話し合い、セカンド・オピニオンなどを通じて、揺れ動きながらも本来目指しているはずの最善の方針に向かうようアドバイスしてゆくことがICである（図1）。
　医学的な合理性のある範囲で、医療者が考える適当な方針と患者の目指す方針が初めから重なり合っていれば根本的な問題はない。しかし、みかけの方針が同じでもそれを十分理解して

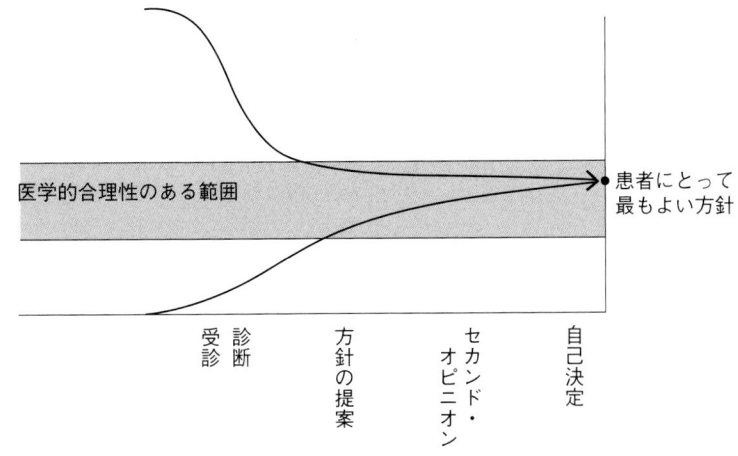

図1. ICのプロセスの概念

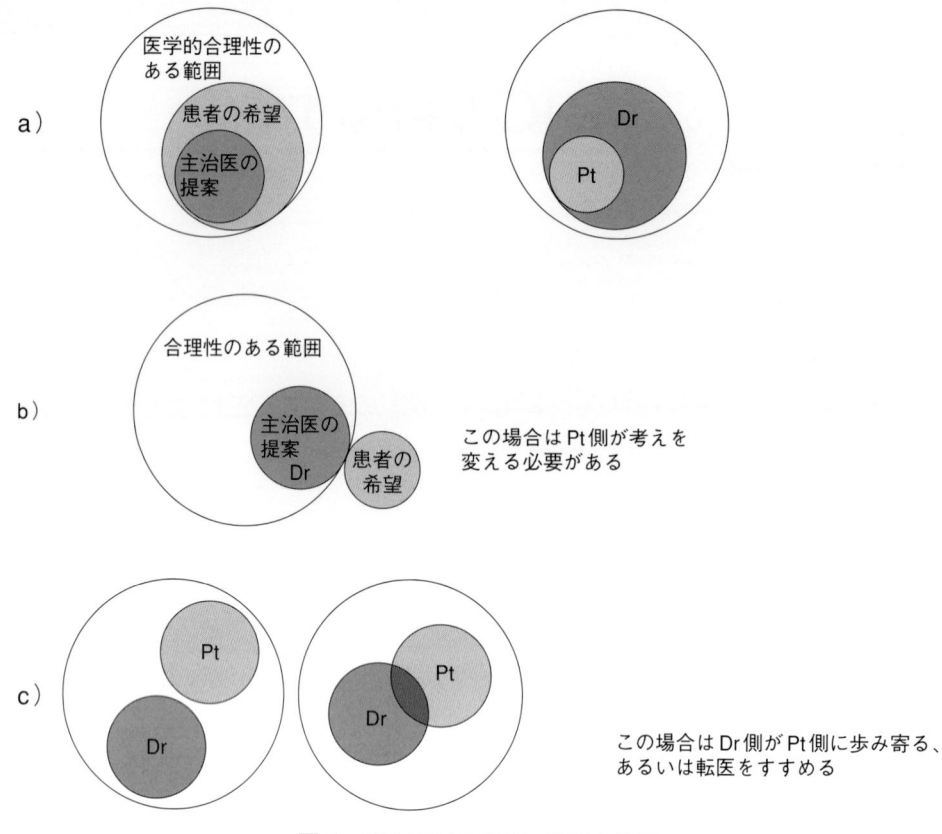

図2．ICにおける患者と医師の関係

いるかどうかという問題は残る（図2-a）。

患者の望むものが医学的な合理性のないものであれば患者が考え方を改める必要があり、説明、説得という行為が必要になる（図2-b）。

医学的な合理性がある範囲で医療者と患者の目指すものが異なっていたとしたら、妥協点を探す努力が必要になるが、この場合には原則として医療者側が患者の目指すものに歩み寄ることになり、場合によっては転医ということになるだろう（図2-c）。

❷ 言葉の問題

まず言葉である。これは重要だが言葉をもて遊んではいけない。ICという単語がどのような意味か、もちろん定義を明確にすることは大切である。外来語は特にその訳が問題になりやすく、人それぞれが勝手な意味で使えば概念が混乱することはいうまでもない。因みに手元にあるいくつかの辞書ではICを次のように説明している。

「医学的処置や治療に先立って、それを承諾し選択するのに必要な情報を医師から受ける権利。医療における人権尊重上重要な概念として各国に普及」（広辞苑）

「医師は患者に病状を十分に説明し、その処置には患者の同意が必要だとする考え方」【原義は「知らされた上での同意」】(学研国語辞典)

「医師から手術の利点や危険性などの説明を受けてから出す患者の同意」(ニューアンカー英和辞典)

「治療や手術を受ける際、前もって起こり得る危険性について医師から十分説明を受けたうえで患者が与える同意」(Progressive English-Japanese Dictionary)

それぞれの説明文の最後にある名詞は「権利」「考え方」「同意」と3通りもある。はたしてICとは権利なのだろうか、考え方か、それとも同意のことなのだろうか。このように多様性があるのは概念がまだ定着していないことを物語っているのだろう。一方、共通していることとして「医師から説明」というものがあり、このような理解が一般的なのかもしれないが、説明するのは医師に限らずもう少し広くとらえる方がよいと考えている。また、ICを議論する場合はあまり「同意」という表現にとらわれない方が理解しやすいであろう。

ともあれ、これらの「言葉」そのものを議論していても医療現場での実務には役立たないし、患者の利益にも結びつきそうにない。もっと実質的なところを検討していきたいが、とりあえずICの訳としてどんな言葉が使われているかをみておこう。

❶ インフォームド・コンセント

現状ではカタカナ語のまま使われることがほとんどであり、この表記で辞書などにも載っている。カタカナ語はわかりにくいという意見もあるが、結果として定着しているところをみるとそうでもないようだ。というよりも適当な訳語がないためにそのまま使われているということかもしれない。

いうまでもなく英語の"inform"と"consent"を語源とするものであり、直訳すれば情報を提供されたうえでの同意というような意味になるだろうか。

❷ インフォームド・チョイス

コンセントという「同意」を意味する表現では本質を表しにくいということで、「選択」を強調してこのようにいう人もいる。趣旨はわからないでもないが原語自体が異なるし、カタカナ語であるという問題もあり、日本語としても定着しているとはいい難い。

最近は"Informed Decision Making"[2]というような言葉も使われているようで、確かにこの方がconsentよりも理想に近いであろうが、これも定着した用語とはいえないであろうし、日本語としてはほとんど使われていない。

❸ 「説明と同意」

日本医師会の生命倫理懇談会がこの訳語を提案し[28]、一時はかなり普及したかにみえたが最近ではほとんど使われなくなったようにみえる。ICの定訳となれば日本語として一人歩きするようになる。そのとき「説明と同意」という表現がどんな概念を連想させるかと考えれば、

患者にとって非常に受身の姿勢でしかない。確かに実情はそれに近く、医療者の提案に同意しているようなものであろうが、本来の IC はもっと患者の自発性、主体性を期待している。そんな背景で本当に IC を定着させたいと考えている人たちは意識的にこの訳語を使わなくなったのではないだろうか。

❹「説明と同意 ＆ 理解と選択」

ささえあい医療人権センター COML では IC の訳として、患者の立場を表すには「理解と選択」という言葉の方がふさわしいとして、「説明と同意 ＆ 理解と選択」という用語を提唱している。確かに「説明と同意」というのは医療者側からみた言い方であり、患者がそれを理解して選択するということが実践的な姿だと思われる。ただこの言葉も一般に定着しているとはいえないだろう。

❸ なぜ IC の重要性が叫ばれるようになったのか

　医療の密室性ということが指摘され、患者自身のことなのにその情報が提供されてこなかったという現実がある。よいようにするから黙っていればよいという、いわゆるパターナリズムの時代があり、かつては医療を受けること自体で満足されていたものが、価値観の多様性や人権意識の向上によって個々の患者ごとへの対応が求められるようになってきている。

　患者が納得できる医療を提供するためには情報提供や同意、選択といった IC が重要になることに多くの医療関係者が気づき始めたのである。もちろんアメリカにおける市民運動がその流れを加速させたのであろうし、医療事故などの裁判を通じてその意義が強調され、一般にも広まってきた。言い換えれば医療にいろいろな問題があり、患者にとってその問題が受け入れられるかどうか、価値観に差があることが注目されるようになってきたということであろう。

　IC はともすれば道徳的倫理的な観点で論じられるが、もともとは法的な概念として育ってきたことは忘れないようにしたい。患者に対して侵襲のある医療行為は、たとえその目的が正当であろうとも患者自身の同意がなければ違法というのが基本であり、同意があって初めて違法性が阻却されるのである[5)10)14)27)51)55)68)]。

1. 医療は完璧ではない

　そもそも医療が完璧であれば、IC を問題にする必要はほとんどない。大した侵襲も危険もなく治癒させることが可能だとしたら、誰もそのプロセスを気にしないだろう。しかし現実はまったく異なる。医療は決して結果を保証することができない領域であり、だからこそ方針や診療の過程が重要になってくるのである。

　いうまでもなく医療には侵襲や危険が伴っている。外科的な手術はもちろん、何気なく行われている内服薬の投与でも時には致死的な副作用が生じうるし、日常的に行われている処置でも誤れば死亡の危険を伴うものも少なくない。これらは目的の正当性によって許されているも

のであるが、その正当性を純粋に医学的な判断だけで決めてよいのかどうかが問われている。診療の結果は患者にのみ影響するのであり、その診療の当事者としての考え方が重要であることは当然である。

2. 選択の余地

　医学は自然科学の一部であるが多分に社会科学的、人文科学的な側面をもっており、物理や数学のような論理は当てはまらない面が多い。もちろん基礎となる医学はまさに自然科学であるが、その応用である臨床医学には非常に曖昧な面や主観的な面が多く、それは結果的に選択の余地があることを意味する。医学が一種の"art"だというような考え方には全面的には賛成しないが、そのような側面があることは否定できないだろう。

　ではどんなところで選択がありうるのだろうか。まずどのような方針を選ぶのか、これが最大の問題である。まずおおよその見当をつけてどのような検査をしてゆくのか、そしてどんな治療方針をとるのか、そこに大きな選択の余地がある場合が多い。一見ほとんど1つしか方法がないような場面でも、冷静に考えればいくつか考えられる場合が多い。得てして医師は自分の考えるベストが唯一の方針のように考えがちであるが、現実にはそうではないということを再認識すべきである。

　次にいつ実施するかが問題になる。大抵は診断がつけば速やかに治療を行うことになるだろうが、一刻を争うような緊急性があるのか、ある程度都合をつける余裕があるのかどうかも重要な問題である。

　同じ方針をとるにしてもどこで実施するのかも問題だ。「どこで」という場合一般には医療機関を想定しているだろうが、身近な診療所、一般の病院、高度先進医療をうたうような大病院、専門病院など、それぞれ特徴があり、微妙に診療の内容も異なる。現に診療をしているその場で継続して実施しなければならない根拠はないはずである。同様に誰が行うか、ということは手術や特殊な技能を要する検査などで問題になる。手術を受けるのなら特定のこの人に、という選択は当然あるだろう。

 自己決定権の尊重—獣医的医療からの脱却

　細かい議論はさておき、ICの本質的なものは患者の自己決定権の尊重だと考えられている。また、前述のように患者の身体に対して本人の同意がないままなんらかの処置を行うことは、いくら医療が正当な目的をもっていたとしても許されないというのが基本的な考え方である。特に侵襲の大きな診療では本人の同意が必須であることはいうまでもない[1,5,10,14,26,27]。加藤は自己決定権が尊重されない医療は「獣医的な医療」と評している[23]。人間には判断能力があり診療上大きな選択の余地がある場合には、受動的に提案を是認するというだけでなく、選択肢の中で患者が主体的に選ぶという能動的なものであることが望ましい。

　医療の場での人権尊重とは、要するにそこで行われる診療において患者の意思を尊重すると

いうことであり、自己決定権というのはその象徴的な権利になる。したがって自己決定権を尊重するということは患者の人権を守ることにつながるものである。

❺ 概念よりも実践が重要

　はじめにも述べたように、ICでは概念をあれこれ論ずることよりも実践が重要である。実際の診療の場面で患者の自己決定権をどう尊重してゆくか、その実務的なプロセスを明らかにすることが本書の目的でもある。

　権利を尊重する旨の宣言しても、実際の現場でその精神に沿った診療が行われなければまったく意味はない。そのスローガンが論理的、倫理的にいかに崇高なものであっても患者にとっては単なるお題目でしかない。一方では完璧ではなくても、現実的に実践できることがあれば、そこから始めていくという姿勢が重要ではないだろうか。気づいたことを実践し、それを積み上げながら常に前進していけば将来もっとよいものができあがるはずである。

❻ 患者にとって最もよい医療の提供

　この章のはじめにも掲げたように、定義としては異論が出るのを承知のうえで、ICとは「患者にとって最もよい医療の提供」（患者にとってはそのような医療を受けること）だと考えたい。そのように提案する理由を説明する。

1．実体としての目標

　これは医療の実践の場である程度具体的な目標になるはずだ。概念がどうであれ、実体として提供される医療が患者にとってよいものでなければICの意義はない。もちろんこれは結果を保証するということをいっているのではない。

　診療の現場では理論的に正しい手続きを目指すというよりも、結果としてその患者に提供される医療の中身を論ずるべきだと考えるものである。この点をはっきりさせないと、同意に至る手続きさえ適切であったならばそれでよしとされ、医療の中身を無視してしまう危険がある。実際に行われる診療の内容が患者にとって適切なものであることの重要性を敢えて強調しておきたい。

　自己決定が重要だというのは、患者自身が自分にとってどのような方針をとるのがよいかを自ら決めるということにほかならない。それは決して単純なことではないが、治療効果やそれに伴うリスクなどを考慮したうえで、相対的に最もよいものが存在するはずである。しかし、患者にとってその決断は非常に困難になるかもしれない。いろいろ考えるべき要素があって悩むこともあるだろうが、本当にその1人の患者にとって最適なものがみつけられるように、さらにそれが計画した通りに実施されるように支援していくのが医療者の役割でありICの目指すところだと考える。

2. 何が「よい」か、それは患者によって異なる

　しかし医療の現場で「よい」ということが何を意味するかが問題なのである。物理学や数学のような普遍的で客観的な「よい」医療は存在しないだろう。一般的には治療効果が高いことがよいと考えられ、そのような科学的な事実を無視することはできないが、患者の主観的や情緒が入り込む余地もあり、その意味では医療は純粋の科学とは言い切れないかもしれない。

　従来の医療はパターナリズムによるといわれる。結果的に主治医がよしとする医療が患者にとってもよいと考えられていたのであるが、それが決して常には成り立たないからこそICの重要性が叫ばれるのであろう。

　したがって患者が何を望んでいるか、それを知ることが大切である。望んでいても実現不可能なものもあるし、非科学的な代替医療のようなものにまでことごとく対応する必要はないであろうから、あくまで医学的な合理性の範囲内でのことになるが、理屈ではなく実態として患者がどのような結果を目指しているのかを知る努力が医療者に求められるのである。

3.「ムンテラ」はICと同義でない ― 適切な医療水準の重要性 ―

　手続きではなく、実質的に患者によい医療が提供されているかどうかが問題になるのであるから、適切な医療を提供しているかどうかを振り返って考えなければならない。

　繰り返しになるが、患者に最も適切な医療を提供できてこそICである。低いレベルの医療しか実施できない状態で、手続きだけきっちりさせてその低い水準の診療に我慢してもらったとしたら、たとえ患者が同意した記録が明らかになっていても本来のICが成立しているといえない。低い医療水準を言葉でごまかしてはならないのである。

　このような点がいわゆる「ムンテラ」と本質的に異なる点である。今でも患者との面談をムンテラと呼ぶ習慣が根強くあるように思われるが、ムンテラはまさに患者を言いくるめてしまうというニュアンスがあり、時には診療の不完全さを正当化させてしまう危険性をはらんでいる。その意味でもムンテラという言葉を説明や面談の代わりに使うのは止めた方がよい。

　なお日本医師会生命倫理懇談会による「『説明と同意』についての報告」ではムンテラは本来そのような意味ではないとされているが、現実には前述のような使われ方をしており、そのことは「報告書」も認めている。もともとは直接の治療行為を補う意味で、説明や激励など言葉による治療の意義を認めてムント・テラピー、略してムンテラというのだとのことである。しかし、言葉が本来の意味と異なって定着することは珍しくなく、実際に使われている意味で判断すべきであろう[28]。

　もちろん提案は現実的で実施可能な選択肢でなければならず、自ら、あるいはその医療機関で実施できないことであれば、実施できるところへ患者を送ることを含めて検討されるべきである。地理的な問題、時間的な問題などもあって、よそへ行けばもっとよい治療が受けられることを知っても妥協する患者も少なくないと思うが、はじめから選択の余地を示さないのは不当である。

そもそも患者の満足度は環境や接遇などのアメニティーでは決まらず、当然のように診療レベルが反映するものである。いくら立派な建物であろうとそこで提供される診療の質が悪ければ患者は満足しない。

愛想よく振舞って患者をたてるような姿勢を示したとしても、医療にとって本質的なところは患者の苦痛を取り、治癒させることである。そのような根本的なところが不十分なまま表面的なところを取り繕っても、長期的にみて決して患者は満足しないだろう。長谷川の調査結果によれば、待ち時間などの不満はあっても、そのことはそれほど満足度には影響せず、より本質的な病院の機能を反映するのである[48]。つまり本当の意味でICを実践したら、それは結果的に患者のニーズに応えた医療を提供することになるはずで、当然患者の満足度も向上するはずである。

したがって地域性などを考慮したとしても、標準的な医療が提供されることはICの必要条件といってもよい。その点が不完全であれば、一見納得されているからICが成立しているようだが、これはまがい物であろう。世の中にもっと適切な医療が存在し、それを受けることが現実的に可能ならばその事実を知らせる必要がある。このあたりをいい加減にして説得するの

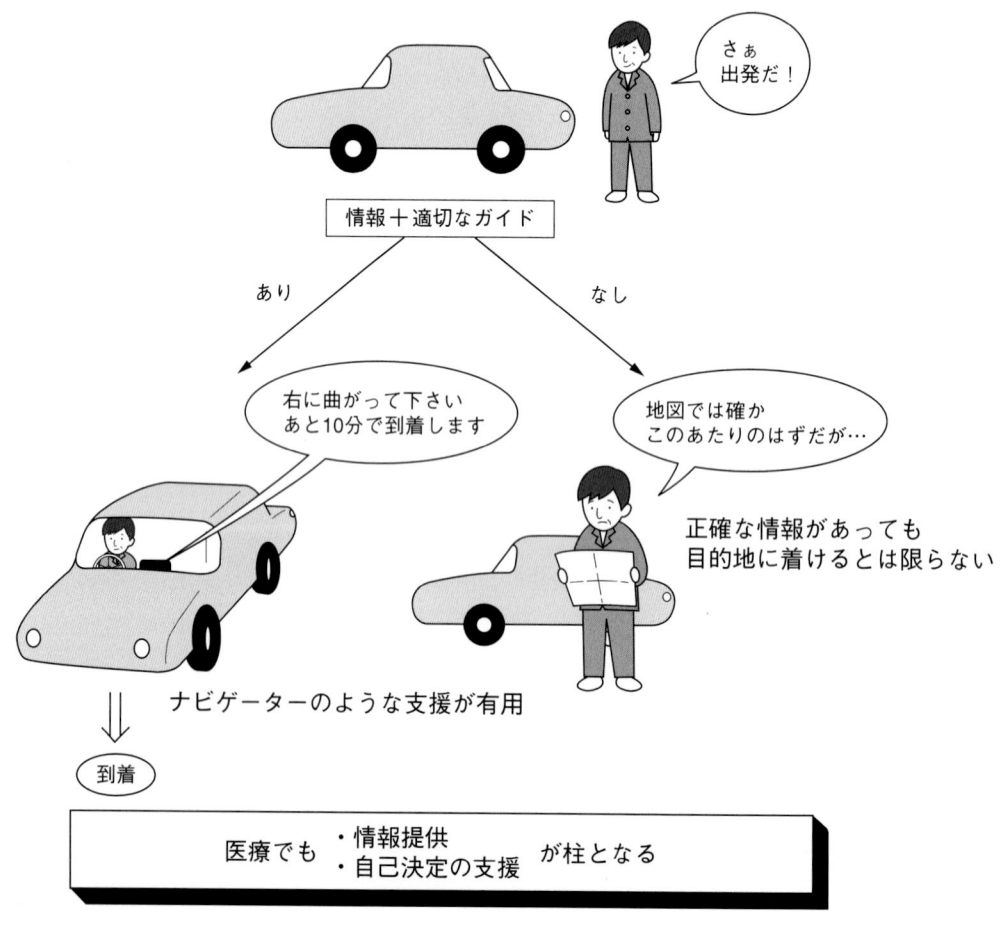

図3．ICを支える2本の柱

ではいくら書類が整っていようと本来のICではあり得ない。

　また最近、医療の安全がしばしば話題になっており、高度医療を提供しているはずの高名な病院でも大きな事故は発生している。目指していることは素晴らしくても実行に移す際に危険が伴うようでは大いに問題がある。もとよりICは事故発生の際の免罪符になるものではないのだが、提案した診療内容が安全に実行される体制を整備しておくことも目標になるはずである。

 ## 医療者の役割

　医療者がICに対して何をするべきか、それはこのあといろいろな形で述べていくことになるが、基本は**適切な情報提供**と**自己決定の支援**だと考える。従来ICというとアメリカからの輸入の概念であることもあってか、ともすると前者が強調され過ぎていたきらいがあるように思われ、それが逆に患者を突き放してしまうような誤解を招いているのではないだろうか。少なくともわが国では情報提供を確実に行いつつ、患者が自己決定して適切な医療を受けられるように支援することも非常に重要な役割である（図3）。

（宮本恒彦）

2. これまでの医療の実態

今後のあるべき医療を考える前に、現状を把握しておく必要がある。ICに関連した医療体制の変化を中心に振り返ってみたい。

❶ 選択の余地のない時代

かつては医療を受けることは特権であった。受給体制のアンバランスもあり、病気であっても適切な医療が受けられないという状態が比較的近年まで続いていたのではないだろうか。地域差もあり、最近ではあまり耳にしなくなったが「無医村」という言葉もしばしば聞かれた。特に保険制度が定着するまでは、受診することもままならない階層は大多数であった。そのような時代に医療の内容を云々することはまったく現実的でなく、いわれるままに治療を受けていたのが実情だったと推定される。

そのような時代に医師の人格に頼ってそれなりに満足していた人も多いはずである。もちろん今日の視点で考えると問題のある医療もあったはずだが、あまり意識されなかったのである。医療を提供する側も当然のように自分の考える適切な診療を行うということに特に疑問も抱かなかったであろうし、ある種のプライドにも支えられてパターナリズムに基づく医療が行われていたと思われる。

やがて国民皆保険の時代を迎え、少なくとも必要なときにはそれほど躊躇なく受診されるようになった。これは医師会がしばしば唱えるようにわが国の医療の長所といってよい。その時代は現在まで続き、その間に国の経済力も高まって一気に先進国の仲間入りをしていった。当然生活にもゆとりができ、国民が医療に求めるものも多様化し、要求される水準も高まってきたのである[8)29)]。

❷ 患者の権利の尊重

その後いわゆる公害、薬害、救急体制の不備あるいは明らかな不正など多くの問題が顕在化し、医療の在り方が再検討されるようになってきた。当時はまず薬害のように具体的な被害をもたらした問題が批判の対象になっていたように思われ、医療行為が基本的に善行であるのかどうかが問われる状態になった。しかし多くの医療者はいくつかの問題があるとしても、通常の医療の在り方、特に医師患者関係自体には特別な変更を要するものではないと考えていたのではないだろうか。だからこそ近年医療における患者の権利がクローズアップされるようになったとき、自らの正当性の基準が揺らいで対応に苦慮しているように思われる。

現実には患者の価値観も多様化し、それに対応する医療が求められる時代である。特に1990年代は「インフォームド・コンセント」が医療のキーワードとなってきて、患者の権利を尊重することが医療の基本に据えられるようになってきた。前述のように一般の辞書にも載るようになり、日本語としても定着したといえるだろう。

1. パターナリズムからICへ

　先にも述べたように、従来の医療はパターナリズムといわれるスタイルであった。医師は特に患者に理解されるような説明をするわけではなく、指示を出してそれに従わせるというものである。時には権威づけをねらってそのような姿勢を意識的に取った場合もあるかもしれない。これは必ずしも悪い意味をもつわけではなく、パターナリズムが徹底しているのなら少なくともその医師が考えるベストの医療が期待されるのである。

　このような医療では基本的に医師を選んでしまえば、その後は選択の余地はほとんどなく、その医師の人格に依存することになっていたと思われる。それはそれで当時は十分存在意義のある医療だったのであり、だからこそ多くの医師は地域で尊敬を集める存在だったのであろう。

　その一方で数は少ないであろうが、医療に収益性を求めるような医師、医療機関が存在し、患者の利益よりも自らの経済的な利益を目指すような傾向が目立ったことも事実である。その他いろいろな医療問題が注目され、医療の在り方が問われる時代となった。医師もしばしば批判にさらされるようになり、権威は低下したが、並行して技術の進歩も激しくなり、救急に対応できる医師の養成とかプライマリ・ケアの重視といった、どちらかといえば医療技術の在り方が重視される傾向が強くなったように思われる。さらに患者の権利意識も高まっていくが、このような時代における医療者と患者との関係のモデルになるような考え方がなかなか生まれなかったのではないだろうか。

表1. パターナリズムとICの比較

	パターナリズム	インフォームド・コンセント
説明の相手	基本は本人だが、悪性の場合家族を優先する傾向	原則的に本人　患者が認めたときに家族など
説明の趣旨	医師の提案に同意を求める　説得する傾向が強い	自由な選択が可能になるための基礎
説明の詳しさ	提案することについてのみ詳しい	必要なものは同程度に詳しく　但し理解できる範囲で
ほかの選択肢	ほとんど示さない	必ず提示
セカンド・オピニオン	嫌がる、積極的には勧めない	積極的に勧める
病名	悪性の場合にはあまり明確にしない	原則として正確な病名を告げる
決定の主体	医師	患者
信頼関係	なければ成立しない	特別強い信頼関係がなくても診療は進む
患者の当事者能力	あまり認めていない	認めている

それに対して情報開示やICの重要性が浸透してきたのがわが国の1990年代の大きな変化である。ようやく方向性がみえてきたのであるが、ICは言葉としてはともかく、考え方が本当に定着したかどうかは怪しい。依然として「お任せ」という考え方は根強くあり、医療者に対する遠慮も少なくない。医療者側も本質的なところで患者の当事者能力を認めていないことが多いようだが、確実に変化は起きている。患者という集団も一様ではなく、さまざまな価値観や能力をもった人たちが混在しているのであり、それぞれにうまく対応できなければならない（表1）。

2. 保険制度の破綻・診療内容のチェック

近年、保険財政の危機が伝えられる。現実に少なからぬ数の保険組合が赤字になり、国保などは破綻寸前というべき状態である。従来のわが国の公的保険は出来高払いが原則であり、それは医療者の裁量を広く認めるものである。医療の複雑さを考慮すれば、あまり厳密に診療を制約することは患者の利益にはならないが、財政的な問題から保険適応が厳しくなる傾向が強い。特に薬剤を中心とした「もの」に関する費用の査定は非常に厳しくなってきている。その中で入院時の診療方針の説明や服薬指導などに関して新たな点数が認められてきたことは大いに注目すべきことであろう。

かつての老人医療のように、自己負担がほとんどない場合には診療内容に特に関心をもたない人も多かったが、それなりの支払いが発生するとなるとどんな診療が行われたのかをチェックする患者も増えてきている。そのような動きに対応することも必要になっていく。いわゆる説明責任という考え方は医療にも当てはまるのではないだろうか。

3. 医療法改正

現在医療法には直接ICに関して規定している項目はないが、実質的それを意味している条文として第1条の4 第2項〔医師等の責務〕「医師、歯科医師、薬剤師、看護師その他の医療の担い手は、医療を提供するに当たり、適切な説明を行い、医療を受ける者の理解を得るよう努めなければならない」というものがある。現時点ではICを義務づける特別な法律はないといってよいが、個々の診療行為の中に、服薬指導や入院時の説明などのように保険の点数で評価する動きが少しずつみられてきており、これらは言い換えれば説明という行為が標準的な医療行為の1つとして公的に認められてきたことを示しているといえよう。

4. 患者の権利の尊重

民間団体である「患者の権利法を作る会」が「患者の権利法案」を提案しているが[25]、目下そのような法律が制定される状況ではない。法的にはそうであっても、現実の医療では患者の権利を尊重することが重視されるようになってきている。それまでの医療で患者の意向が反映されず、納得できないような診療方針が一部ではあっても存在したということの裏返しと考えるべきものであろう。

そのような社会の動きに連動して、各医療機関が独自に権利を尊重する宣言を出すようになってきた。当院の患者の権利宣言もその1つであるし、最近では東京都立病院が「患者の権利章典」をまとめている。このような動きが全国に広まってきていることはICの重要性が次第に浸透してきたことを示しているのだろう。

医師会も2000年に「医の倫理綱領」を発表している[43]が、6つある項目のうち3番目に、「医師は医療を受ける人びとの人格を尊重し、やさしい心で接するとともに、医療内容についてよく説明し、信頼を得るように努める」というものがある。その注釈でICの必要性や患者の人権などについて触れ、倫理、法律、社会的問題に配慮しつつも自己決定権を尊重すべきであることを明確にうたっている。

このように患者の権利を尊重した医療の在り方がいろいろな場所で議論されるようになってきている。時代の要請に対して各医療機関、各医療者がよりよい医療の在り方を模索し、少しずつその具体案が提案されてきたというのが現状であろうか。しかし、旧来の医療者の考え方と世の中の動きとの間にはギャップがあり、また患者の中にもさまざまな価値観の差があるため、いまだに混沌としている面がある。

5.「元気の出るIC」

これは厚生省（当時）の「インフォームド・コンセントの在り方に関する検討会報告書」のタイトルである[71]。柳田邦男氏を座長としてまとめられたもので、国がこのようなテーマで検討会を開き、その報告書が市販されるようになったということは時代の流れを反映しているというべきであろう。

その内容についていろいろ意見はあると思われ、TV番組のようなタイトルについて違和感を覚える向きもあるだろうが、好意的に解釈すれば患者側からのICを求める動きに対して、医療者は訴訟対策のような後ろ向きに対応するのではなく一緒によい医療を提供すべく積極的に明るく振舞おうというような意味ではないかと思う。

多くの良心的な医療者は基本的に患者に対してよい医療を提供しようとしているのに、自らの善意が空回りしてしまうような風潮にとまどいを感じている面がある。前述のようにICは患者にとって現実的な最善の医療サービスを提供するものであり、医療者と患者は本来同じ方向を向いてゆけるはずである。この報告書には全国の具体的な取り組みの例なども紹介されており、現時点で読んでも参考になる面は多いと考える。ともあれ、このような報告書を通じてICは確実に市民権を得てきており、国の方針としても認知されたといえるだろう。方向が決まってきたならば、さらにその精度を高めてよい医療を実現していくことが今後の課題になる。

③ ICにまつわる誤解

ICは訴訟などの紛争を防ぐ手段だと考えている人は少なくないようだが、これは大いなる

誤解である。結果としてそのような効果があるということと、それを目的にしているのとでは根本的な違いがある。あくまで基本は患者の権利の尊重だということは再確認しておきたい。

1. 医療機関を守るもの？

　今日ICは医療を語る際の一種のキーワードのように考えられており、これをはじめから無視することはほとんどないはずである。しかし、きちんとICを実践しているという人たちが本当にその主旨を理解しているだろうか。

　どうもそのようなことを主張される方々は、危険性について十分説明したうえで同意書を書いてもらったという意味でICが完全だと考えているように見受けられる。

　もちろん医療行為に伴う危険性を説明することは重要であるが、同意をもらったからといって患者の権利が尊重されているとは一概にいえない。実情としてはある種の脅しのように、説得しているに過ぎない場合も少なくないようである。これはあとでも述べることになるが、訴訟対策としてのICである。

　訴訟などのもめごとを回避させるのがICだとしたら、それはいったい誰のためのものであろう。いうまでもなく本来は患者の権利を守る概念であるはずだが、医療機関を守るものになってしまう。さも患者のためによいことをやっているようなふりをして、実は自己防衛に走っているようであれば欺瞞的な行為というべきかもしれない。意図的ではないとしても、かなりの医療関係者は誤解している可能性があり、本来のICが何を目指しているか、その基本はしっかりと押えておきたい。目標が明確であれば、いろいろな場面で勘違いの対応をすることは少なくなるはずである。

2. ICの普及で消極的な医療になる？

　ICが定着すると訴訟を恐れて診療が消極的になるという懸念があるようだ。実際にそのような傾向があるとしたら、これも防衛的な医療の一面ということになる。しかし、消極的になることが紛争防止になるのだろうか。必要な診療を、危険が伴うということで回避するようになれば結果として助かるはずの人のチャンスを奪うことになって、決して患者の利益にならない。多くの患者は本来そんなことを望んではいないはずである。もちろん、稀にではあっても死亡するかもしれない可能性のある診療は受けたくないという人もいるだろう。しかしほとんどの人は、ある程度の危険は不可抗力的につきまとうということは理解されるはずである。

　とかく何かを実施するというときに初めてリスクを考えがちだが、現実に病気があれば既にリスクを背負っているのであり、消極的になることの危険性も十分考慮したうえで冷静に判断してもらうことが必要である。

　ICにより過誤が免責されるものではないが、危険を理解してもらっての同意であれば不可抗力による悪い結果は許されるであろう。その一方でやるべきことをやらないという不作為も過誤になりうることは医療者もよく知っておくべきである。したがって合理的な根拠もなく、危険性があるという理由だけで積極的な方針を提案しないのであれば後で問題になる可能性は

表2. IC の観点でみた積極性

	危険は少ないが効果も限定的な治療	危険を伴うがより優れた効果が期待できる治療	効果はあり得るが、伴う危険が大きすぎる治療
IC に立脚した医療	効果が限定的であること、他により効果のある方法があることを示したうえで提案	効果が期待できるが、相応の危険があること、他により危険の小さい治療法があることを示したうえで提案	本来の適応とは考えられず、提案しない
不当な医療	より効果が期待できる治療があることを示さずに提案	危険が伴うことを十分に説明せずに提案 必要以上に危険を強調して説明し、危険を伴う治療の選択をしないように促す 危険を強調し、悪い結果の場合の予防線を張る	わずかな可能性を強調して実験的な医療に誘導する

ある。したがって、本来 IC を重視するということで消極的になる理由はないはずであり、もし IC を理由に提案をためらうような場面があるとしたら、それはもともと正当性のないものだったということになるのではないだろうか（表2）。

　医療を担当する以上、常に危険とは隣り合わせの仕事をしていることになる。それでも常に医学的に合理的な診療を心がけてゆく必要があり、本来 IC はそのようなリスクを伴う医療の現実的な側面を認識してもらうチャンスにもなるはずだ。

3. IC の目的は訴訟を防ぐこと？

　IC の考え方はアメリカでの訴訟を通じて判例として定着してきたという面があり、この概念が普及した背景には多分に訴訟対策の要素があることも否めない。IC は結果的に訴訟を予防する効果はあるが、本来の概念はそれを目的とするものではないのであり、この点は必ずしもアメリカの真似をする必要はない。患者の自己決定権を尊重し、患者個々にとってベストの診療を目指すというように考えていけば訴訟問題は二の次であることは容易に理解されるであろう。

　診療の節目で患者と話し合って方向性を確認し、それに伴うリスクも理解したうえで自己決定が行われたのであれば、もちろん結果が思わしくなくても紛争になる可能性は相当低くなるはずである。しかし、悪い結果をもたらした原因が明らかな過誤であれば、それは訴訟になってもやむを得ないし、IC とは別の次元の問題である。IC の普及とともに情報開示が進み、ちょっとした問題を隠蔽して丸く治めるというような手法が使えなくなってきたことは事実であろうが、それは本来不当なことというべきであって、医療の世界に限らずに専門家としての仕事の質を問われるようになっているのである。

　ともあれ意思の疎通が十分でないための訴訟は IC を徹底することによって回避されるであろうが、それ以外の問題では IC と医療訴訟はあまり関係がないと考えるべきであろう[4)20)27)]（表3）。

表 3. 訴訟対策の IC と真の IC

	訴訟対策の IC	真の IC
病名	理解されているかは別として、必ず正しい病名	正しい病名が原則だが、患者に理解できるもの。時には厳密さに欠ける場合もある
病状	考えられる最も悪い状態を説明	最も可能性のある経過と、変動の幅を説明
診療方針	純粋に医学的に合理性のある方針	標準的な方針を原則とし、患者固有の事情を配慮
危険性	通常考えられる最も悪い場合を説明、可能性のあるものは網羅的に例示。技術的な未熟さによる危険も不可抗力のように説明。	通常考えられる危険性と、稀にある危険を整理して説明。技術的な問題については実績を説明。
他の選択肢	提案しても形式的	例示したうえでセカンド・オピニオンを勧める
署名、捺印	非常に重視	記録が残れば形式にはこだわらない
診療録への記載	危険に関する説明の記録を重視	自由な意思表示であることを記載
患者の自己決定への姿勢	説明したあとは患者に任せる	自己決定が正しくできるように支援する

4 医療のサービス業としての側面

　医療を消費ととらえることを感覚的に拒否する医療者は少なくないようである。しかし、医療がサービス業に分類される業種であることは既に浸透している。サービス業にとって利用者はそのサービスを消費するのであり、これは経済上の共通の言語というべきであり、「消費」という字面にとらわれずに、サービス業としての医療を考えるべきである。もちろん「サービス」が無償の労務提供を意味するものでないことは当然である。

　従来、医療は特殊性を主張することが多かったし、そうでなければいけない面も少なくない。しかし特殊性が真に考慮されるべき場面かどうかは慎重に検討すべきであり、医療も基本的には一種の経済活動として存在していることをもっと自覚して、むしろ共通性を認識した方がよいように思う。

1. 医療サービス

　医療をサービス業と考えれば、医療行為がまさに商品というべきものである。「商品」などというとまた「医療は品物」ではないといわれるかもしれない。しかしこれは抽象的な概念であって、品物ではない商品はいくらでもある。そもそもサービス業というのは一般的になんらかの行為を提供するのであり、それが製造業などと決定的に異なるのではないだろうか。例えば弁護士の弁護活動なども崇高な理念に基づくものであると同時に立派なサービス業の一例である。あまり医療を特別扱いして考えない方がよい。

　結局医療における商品は診断、治療、ケアというところに集約されるのではないだろうか。

滞在する場の提供や食事の提供なども当然含まれるが、これは医療の本質的なものとはいえない。また薬を投与することは治療の一環であるが、これは決して薬という品物を売っているのではないはずだ。

サービス業はサービスを利用してもらうために工夫をすることが多い。現在医療を取り巻く経済的な環境は厳しく、医療機関の間では患者の奪い合いのような競争も現実にある。そのためアメニティーの面で愛想よく振舞うことが重視されたりする。接遇の改善といったテーマはしばしば話題になるが、このようなところにも若干の誤解があるように感じられる。

官僚的な無愛想な応対でよいということではないが、まず何より診療という医療特有のサービスが円滑に進むようにすることが優先されるべきである。そして患者の権利が尊重されて、自分の望むような医療サービスが受けられるようになることに重点を置くことが大切であり、その点をいい加減にして笑顔で批判をそらすようでは本末転倒である。快適に医療が受けられることは重要だが、それは実質的な意味での診療内容で判断されるべきことである。愛想のよさといった面は付加価値のようなものであって、本質的なところが不完全なのに接遇でよい評価になることはないはずである。

2．商店と比べた病院の実情

国民皆保険が前提としているのはどこへ行っても同じレベルの診療が受けられるということである。また、経済状況が違っても受ける医療は同じということも目標であろう。実際どのような保険に加入しているかにかかわらず、1つの医療機関の中では診療の中身は基本的に同じである。違いはせいぜいアメニティーであって、貧しい人だからといっていい加減な診療をするという医師は原則的にはいないはずで、これは日本の医療制度のよい点の1つと考えている。

しかし、どの医療機関でも同じレベルの診療が行われているとはいえない。建て前は同じであっても診療水準の差は歴然としてある。たまたまかかった医療機関の差によって大きな結果の違いが生ずることはしばしば聞かれることである。また水準の差という意味ではないが、同じ疾患に対して診療方針が異なるということも現実にしばしばある。言い換えれば、医療機関ごとにサービスの品揃えは異なるのであって、どこでも同じレベルの診療が受けられるという前提は幻想である。

ともあれ一旦ある医療機関を受診したら、よほどのことがなければよそへ行くことはない。よほどのこととは、不信感が芽生えたときであろうか。多くの場合、多少の不信感があったとしても転医という行動に出る人は決して多くはない。だからといってみんなが満足しているわけでもないのだが、遠慮や、かえって不利な扱いを受けかねないといった不安があるために行動に移せないでいる。

通常の商店ならちょっとのぞいてみて、「また来ます」ということは比較的容易にできる。それに比べて医療機関は自由な出入りがしにくいのである。商店は客と話をしたりして商品を勧めても結果として買ってもらえなければ収入にはならない。それでもある程度無報酬のつき

あいはしているわけであるが、医療機関ではそうはいかない。話をする以上は必ず支払いを求めることになる。

このように医療はサービス業としての特徴を備えているが、もちろん特殊な面も多い。従来その使命から特殊であることをそのままにし、閉鎖的な社会の中の論理が優先していたように思われる。今後は特殊性を考慮しつつ、サービスの利用者である患者の権利を尊重した医療を提供する工夫をしていかなければならない。

(宮本恒彦)

3. ICが成立している状態とは

さてICが成立している状態とはどんなことなのであろうか。わかっているようで案外不明瞭ではないだろうか。

① 手続きか？

ICを手続きと考える人にとってみれば、書類が整っていることが最も重要なことになるが、それが本質とは思えない。

手続きを重視する立場からすれば説明をした記録、患者がそれを聞いた記録、理解したという記録そして自筆の署名など、あとで同意を得たことに疑念が残らないようにきっちり書類にしておくことが重要になるのかもしれない。実際アメリカなどのこの種の書類の例をみると訴訟対策の色が濃く、瑣末な合併症などもことごとく列挙してあるものが多い[4]。現実問題として、揚げ足取り的な訴訟が多いのかもしれないが、こんなことを見習いたくはない。

もちろん同意を得るに至った経緯を記録しておくことは重要であるが、形式的に書類が整ったらICが成立したということにはならない。民法で契約書があっても公序良俗に反するものであれば契約自体が無効だとされるように、実質的に患者の自己決定権が尊重されていなければならないはずである。

② 実体として

医療行為を行うにあたり、患者が病状を理解し、取りうる方針の中から自由意志としてそれが選択されているということが最低限保障されていなければならない。もちろんそれに伴うリスクや治療の限界なども理解されている必要がある。

これは結局、患者自身が望む適切な診療方針が選択されているということであり、それが医療者の押しつけではなく、患者の意志によって決定されているということが重要になる。結論が同じであってもそこに至るプロセスも重要である。ただ実情として患者が本当に理解したうえで選択をしているかどうか、疑問はある。その理解がどの程度であればよいのか、基準は明確ではない。

主治医の説明を聞いて、内容はよくわからないが信頼できそうなので任せることにした、という場面は現実にはかなり多いはずだが、このような生き方をICの精神に反すると考えて排除してしまってよいかどうかは疑問がある。十分に自分で判断できる人に適切な説明と自由な意思表示は保障されていなければならないが、医療者に任せることで納得できる人に同じよう

な手順を行っても形式的になってしまう。

　本来ICが目指すものと現実的な目標との間にはある程度のずれがあって、それも患者の選択であれば、あながち否定すべきものではないと考える。患者の価値観の多様性を尊重するということは診療行為だけでなく、そこに至るプロセスについても当てはまり、決して一様でない。もともとICとか患者の権利といった概念に馴染んでいない多くの患者に、一律の対応をすることは適切ではない。

❸ 病名告知が即ICではない

　悪性腫瘍におけるいわゆる「がん告知」のことはICを語るときにしばしば話題になる。最近までがんという病名は患者に告げないのが通例であったため、患者の自己決定を重視する考えと相容れない面があるからである。この習慣がかなり根強くあったためか、病名告知ということが非常に重大なことのように考えられがちで、結果として病名を伝えることがICの本質であるかのような誤解が生じている。ICでは正確な情報提供が基本になるので、当然病名を伝えることは重要だが、それによって自動的にICが成立するわけではない。

　実際の臨床の場面で、例えば脳転移のある患者を紹介されて主治医から「この患者さんにはICはしています」といわれることがある。どうやら「がんであることは伝えてあるので、本当のことを話してもよいですよ」という意味でそう表現しているようだ。これは文字通り「病名は告げてあります…」といっているに過ぎないのだが、それがICだと勘違いしているのである。こんな使い方はしないようにしたいものである。

　通常は病名を明らかにすることはICの入り口の段階に過ぎないことが多いが、逆に病名は明らかにされてなくても十分病状や治療に伴う危険性などを理解されているという状況はありうる。あるいは患者が積極的な意思として医療者に任せるという姿勢を取った場合、ICがその患者にとって最善の医療を提供することと考えるのならば、病名が告げられていないことをもって必ずしも不当とはいえないように思う。

●病名告知が問題になった事例●

症例の概要
　初診時36歳・男性　肺癌の脳転移があり、脳および肺の外科的治療を行った。その間に徐々に病名を告知された。その後転移の再発、新たな肝転移なども生じたが、その事実は知らされていたものの、夫人の意向もあり予後に関する正確な説明は行われなかった。そのため治療方針に関して納得できないような面もみられた。最後まで病気と闘う姿勢を示しながら、突然合併症のため死亡した。

92.4　脳腫瘍をX病院で手術。病名は腫瘍とのみ告知されていたが、実際には転移性脳腫瘍であり、原発は肺癌であった。脳腫瘍との関連が明らかにされないまま当院へ肺癌の

治療のため転院し、肺癌の手術が行われた。

　脳腫瘍の経過観察はX病院で行うことになり、その後腫瘍の再発があり、ガンマナイフ治療を行ったがあまり改善はしなかった。この頃までに脳の腫瘍が肺癌の転移であることが告知されている。

93.1　肺癌の化学療法のため当院に入院。その際、脳転移の再発についても手術を考える方向でX病院の医師より説明があり、後の治療に関しては当院で実施するよう要請された。しかし、転院時の状態では原発巣の進行のため開頭術が行える状況ではないと判断された。

　脳の手術は考えられない旨を説明するも、夫人の強い反対で原発巣の状態、特にそれによる予後についての説明が本人にはされていなかったため、われわれの結論が納得できない様子であった。言葉を選んで説明を試みるも、本来理解力があり、治療のためにはできる限りのことをしたいと望んでいた人なので理解してもらうのは困難であった。

93.2　その後、繰り返し現状では手術を行うリスクが高いことを話すが、具体的な予後については説明しないままであった。「いつまでも病気と闘うという姿勢だけでは無理があり、どこかで方針を転換する必要もある」というような言い方で間接的に予後が期待できないことに気づかせるように努めたが、こちらの意図はあまり伝わらず、納得のいく説明がないことに不満そうであった。

　外来で話をする中で、「身辺整理をすることも必要ではないか」と予後が悪いことをほのめかしたところ、自分としては家族に何をしてやるのが一番よいのかわからない、と本心をのぞかせるような発言もみられた。

93.3　そのうちに脳浮腫が進行し、ステロイド投与を始めることになった。その事実は伝えたが、治療らしい治療が行われたという意味で実際には悪化しているのにむしろ満足するような様子もみられた。

93.4　原発巣の再燃のため入院。その間に随時脳の検査もする旨話をしていたが、症状の悪化はある程度自覚していたようで、体調が整うまでは待ってほしいとの声が聞かれた。

93.5　入院中起き上がって伸びをした際、突然苦悶を訴え意識消失。心肺停止状態となる。剖検は拒否されたが肺塞栓が強く疑われた。

　この症例をめぐって、告知の在り方などを討論した際、①徐々に真実を告げる方法の是非、②夫人の意向をどのように尊重すべきか、③治療方針を説明する際に客観的な正しい情報が与えられていたか、といった点に議論が集中した。

　ただこのようなことは決して特異な例ではなく、比較的しばしばみられるのではないだろうか。

　当時はこのような進行癌で病名を告知していることは少数であり、せっかく病名を告知していながら、そのことが患者のターミナルの過ごし方ということに十分役立てられなか

ったという悔いが残る事例であった。夫人の反対があったとはいえ、本人の性格や判断能力を重視すれば夫人を説得してでも予後が短いことを伝えるべきではなかったか、と思われる。この頃はまだ本人に伝える前に家族に真実を話すというのが通例であり、そこにそもそも問題があったというべきかもしれない。

❹ 危険性を説明してもICにはならない

　訴訟対策という誤解とも関連するが、ICというとリスクに関する説明をすることだと思っている人も少なくない。もちろん定義としてそう思っている人はいないだろうが、実質的な行動としてはそう考えているとしか思えないような説明をする医師がいるのは事実である。

　彼らの説明は一種の脅しのようになる。治療するためには、手術をしなければならないが、それにはこんな大きな危険が考えられるといった調子で最悪のパターンを説明するのである。そこまで話して同意を得たならば、実際に悪い結果が出ても問題にはならないと考えているのだろうか。

　もちろんリスクは正確に説明しなければならないが、不可抗力による危険と過誤による危険とは本来明確に区別すべきものである。難しい手術を行うにあたって、自分の未熟さを取り繕うかのようなリスクの説明はICとはいえない。

　最悪のことも考慮するにしても、その確率がどれくらいなのかをきちんと説明すべきである。症例報告ものの稀な死亡例を示して、その危険もあるから覚悟しておくようにといった説明は脅迫に近い。

❺ 環境の整備はICに必須の条件ではない

　どうせ入院するのなら環境のよいところにしたいというのは人情である。それは病院の在り方として常に心がけなければいけないし、できるだけ気分的にも落ち着く環境で、特にプライバシーについても配慮されていることが求められる。

　しかしアメニティーと呼ばれるような快適さはICにとって必須のものではない。それぞれ重要なテーマであるが別のことであり、このあたりを混同していることがしばしばあるように思われる。ICは極めて現実的なことをいっているのであり、入院時の環境について誤解のないように説明をしておくことは必要であろうが、夢のような療養環境の提供がICに必要なわけではない。

　これと多少関連するが、医療をめぐる苦情の中に、いわばマナーの問題が少なくない。これは当然改善すべき課題であるが、ICの本質的な問題とは区別して考えるべきものである。もちろん患者と接する態度の善し悪しが、説明の理解度や納得に至るプロセスに大いに関連はする。しかし、マナーや愛想のよさで患者の権利が守られるものではないことはきちんと確認しておきたい。

6 ICは結果を保証するものではない

　既に何度か触れているように、ICは結果を保証しているものではなく、またICを得たからといって過失による悪い結果を免責するものでもない。真にやむを得ない原因によって生じた悪い結果は、きちんとICが成立していたならば事情を説明することで何とか受容されるだろうが、不適切な診療によって生じた障害で責められるのは当然である。まして本当は過失があったのに、事前の説明で重大な合併症の危険を指摘してあるのでやむを得ないことだと弁解するようなことは、ICに名を借りた詐欺的な行為というべきである。

　そもそもICは現実的な選択肢の中から相対的な意味で最もよいものをみつけていくのであって、ICが成立したからといって夢のような医療が得られるものではない。お互いに現実を見据える姿勢が重要である。

7 紛争になっていなくても問題はありうる

　ICが不徹底であるための紛争はしばしばあるが、逆にもめごとになっていなくてもIC上の問題が存在する場合は少なくない。

　典型的な場合は、やらなくてもよい手術をして、特に問題なく済んだというようなケースである。患者は医師に感謝するかもしれないが、正確な情報があったならば受けなかったような手術だとしたら、表面的には何もなくても極めて由々しいことである。これまでの医療ではパターナリズムが横行していたので、医師を疑わない人も少なからずいる。このような医療行為は本来許されるべきではないが、程度の差こそあれ、しばしばあるパターンであろう。

　このような明らかに不適切なものでなくても、ICの考え方からすれば問題のある場面は数多くある。代替手段を説明せずに説得するようなパターンは患者がなんら疑問を抱かず納得していたとしても適切な説明ではない。文字通りの説明と同意という形で診療が進み、よい結果が出ているとしたら誰も苦情をいうことはないであろうが、本来のICとはいえない。

8 ICは医療行為

　この項でいうICは、あくまで患者の自己決定を経て診療行為に同意を得るプロセスを指している。このような意味でのICは治療や検査の手技ではないが、重要な医療行為と考えるべきであって、単なる努力目標やマナーの問題ではないことを認識する必要がある。

　当然ながら説明をして、患者の自己決定を促すことは医療の本質的なことであって、決して「おまけのサービス」などではない。一部の先進的な考え方の医療者がやることではなく、すべての医療者が心がけ実践してゆくべきものである。これらは本来行われているべきものであったのだが、その重要性に気づかれていなかっただけである。侵襲のある医療行為を実施する

にあたって患者の同意を得ることは必須なのであって、実行行為と同レベルに位置づける必要がある。医療行為である以上、その実践については責任も伴い、その場しのぎのような「ムンテラ」ではいけないのである。

❾ 説明と同意の記録は重要

　説明と同意の過程を記録に残すことは非常に重要であり、同意の記録があることも IC 成立の条件の 1 つと考えた方がよいだろう。

　一部には同意書、承諾書のようなものは法的には無意味だという誤解があるようだ。これはかつて「同意したからにはどのようなことがあっても異議は申し立てません」といった類の同意書の有効性に関しての法的な意義をいっているのであって、患者が同意したという事実を明らかにすることの重要性はなんら変わるものではない。高田によれば前述のような書類は同意書というよりも損害賠償の請求権の放棄書とでもいうべきものとされ、もとよりその役割が異なるものである[36]。

　本来の同意書は訴訟対策のような意味ではなく、文書を書く、署名をするというプロセスを通じて患者の意思表示を促すという大きな意義がある。なんとなく結論が出たというような曖昧なムードで診療が進んでゆくのは好ましいことではない。どこかできちんと話し合い、その都度はっきりと結論を出してゆくことが患者の自己決定を促すことになり、自分の目指す医療の実現に近づくであろう。また、医療者にとっても自分の勧める診療を理解してもらうよいチャンスになるはずである。もちろん結果的に紛争の防止という効果があるのも事実であるが、それが主たる目的ではない。

　また記録を残すということは、かかわる多くのスタッフにとって患者の意思表示の内容を確認する手段にもなり、非常に重要なことである。単に同意したという事実のみではなく、できれば説明の内容も要点を記録しておきたいものである。中には何に対して同意したのかわからないような書式もあるので注意したい。最低限、どの診療行為についての同意書であるのかは明記し、その日時も明確にしておく必要があるだろう[4]。

　もちろん法的に同意書という書面が必須ということではなく、診療録にどのような説明をしたのか、どのような形で患者が意思表示をして結果としてどのような方針になったのかが記録されていればよいはずである。森岡によればフランスなどでは同意書という書式は一般的にはないという[69]。しかし前述のような自己決定を進める意味とともに、事実関係が一方的な記載にならないように患者の署名のある記録を残す方がよいと思われる。わが国では定着している習慣であり、説明の 1 つの手段として活用すべきであって、敢えて廃止することはないだろう。

　ところで署名を求めるタイミングは一定しないが、説明を聞いたというだけの内容であればその場で書いてもらえばよい。しかし、なんらかの意思表示を求めるものでれば、なるべくじっくり考えられるような配慮がほしい。

（宮本恒彦）

4. ICが問題になる場面

　ICが問題になる場面は非常に多く常に意識しなければいけないといってもよいが、それでは実務上の指針にならず、もう少しポイント絞って考える必要があるだろう。
　まず医療が危険と隣り合わせの、かなりきわどいことをしているものだということを知ってもらうことが重要である。とかくマスコミは何かあると、とんでもないことをしでかしたかのような取りあげ方をしがちだが、単純な行為といっても身体を扱うことには常に重大な身体障害や生命の危険が隣り合わせているのである。診療は本質的にこのような性格をもっていることを、医療者も患者もお互いに認識して方針を決める必要があるのではないだろうか。
　それは特別な過失がなくても結果が悪いということが生じうるということでもある。医療行為は工学的な精度管理とはまったくけた違いに低い精度で行われている。そのことを医療関係者は当たりまえのように知っているわけであるが、一般の患者はそうは思っていない。もちろん人間を扱う以上間違いもあるという程度の理解はあっても、多くの人にとって品物の管理よりずっと低い精度であるという認識はおそらくない。言い換えれば医療に対する期待値は高いのであるが現実はそうではなく、その落差は大きいため、説明によってそのギャップを埋める必要がある。

① 一般的に説明すべきこと

　診療に際し患者に説明すべき内容に関してはいろいろな基準が考えられている。1つは医学基準と呼ばれるものであり、医師の判断で医学的に重要と思われることを説明するという考え方である。もう1つは患者基準であり、患者が求めるものを説明するということである[51]。患者基準もさらに合理的患者説、具体的患者説と分類する考え方もあるようだが[57]、このような分け方は、実はアメリカにおける訴訟において説明が十分であったかどうかを判断するために理論化されたような面があり、実体としての両者の区分はあまり明確でないように思われる。患者基準といっても、想定される「合理的な判断ができる人」という概念自体が抽象的であり、客観性があるとは言い切れない。法的な説明義務については諸説あって確定したものはないというべきであろう[24,39]。
　現実的には概念としての基準などあまり重要ではなく、医師は自分が大切だと思うことを説明し、患者はそれに対して自分が知りたいことを尋ね、医師はそれに答えるというだけでもよいのかもしれない。その場合医師はなるべく患者がどのような点に関心をもつかという面に配慮することは重要である。ともあれ目安になるものがないと実務上は困るので、常識的な意味で説明しておくべきことを検討してみたい。具体的な診療の場面については後述する。

1. 病名・病状

　病名は説明すべき代表的なものであり、診断がある程度はっきりすれば、それを説明することは当然である。ただ誰でも知っているようなものならともかく、病名を口頭でさらりと告げても伝わるとは限らない。できればメモでもよいから書いて示すとよいだろう。

　また医学的に正確さには多少欠けても、包括的な名称を用いた方がよい場合もある。例えば肺癌の細かい分類を告げるよりも、まず「肺癌」であることを告げて、病状の説明の中でその性質を理解してもらう方が実際的であろう。同様に正確な病名が難しいものの場合などには、病状や具体的な診療内容を明らかにすることで代用される場合もありうる。例えば神経難病といわれるような特殊な疾患では、患者がわからないような正確な病名を告げられても実質的な意味はあまりないだろう。機械的に処理するのは危険である。

　もちろん病名だけで病状は決まらない。現在どんな状態にあって、問題になっている症状はなんなのかまず説明しなければならない。自覚症状が強い場合はわざわざ指摘しなくてもよいことがあるが、高血圧や糖尿病のようにさしあたって何も症状がないような場合に、それがなぜ病気であるのかを説明する必要が出てくる。いずれにせよ、現在、既に生じている問題とともに、将来どんな危険が潜んでいるのか、生命の危険があるのかといった点はぜひ説明すべきことである。その後の治療方針を患者とともに検討するためにも、なるべく病態がわかるような説明のしかたが求められる。

2. 診療方針

　診療の方針は、当然自分が適当だと考えるものを提案することになる。検査計画、治療計画などできるだけ具体的に説明する。名称だけでなく、具体的にどのようなものなのか、患者にとってどの程度の身体的、心理的負担があるのかなどを説明する必要がある。見通しについても、自然経過と標準的な治療をした場合の平均的な予後を示す必要があるだろう。そして今後予想される新たな症状や、生活に変化をきたしかねないような病状については予めきちんと説明しておいた方がよい。この場合、医学的に正確であることも重要だが、患者にとってどんな変化があるのかという観点で具体的に説明するのがよいように思う。

3. 誰が実施するのか

　例えば手術が必要だということになった場合、患者にとって誰がそれを実施するのかは非常に関心のあるところであるが、現実にはそのような情報提供は少ない。駆け出しの研修医に手術をしてもらいたいと望む人はまずいないが、現状ではこれらはあまり明確にしないまま、科の中の都合で術者を決めていることが多いのではないだろうか。本来は手術の難易度などによって適切な人員配置をするのが筋である。

　全身麻酔で患者にはどうせわからないと思っても、誰が手術するのかはある程度はっきりさせておいた方がよい。特に若い医師に担当させるときには、その術者が実施できる難易度の手

術であることを説明したうえで、上司が責任をもって実施させることを約束するなどして、余計な不安を与えない配慮も必要である。内視鏡など術者の技量によって苦痛が異なるようなものも問題になりやすく、手術と同様に考えるべきであろう。

医師も実際の仕事をしながら学び成長するものである。当然未熟な時期はあり、初めて手がける手術や検査というものもあるわけだが、そのような実情を事細かに説明する必要があるかどうかは現実には難しいところである。本来の趣旨からすれば誰が術者になるかは事前に説明すべきであり、患者の多くもそれを望んでいる。それはとりもなおさずその人の実績を知りたいということである。ただ、そのような実情を説明し過ぎると余計な不安をかきたてるという面もないではない。

これは新人に限らないが、比較的数の少ない疾患の手術というのは当然経験が少なく、ある程度のキャリアになって初めて接するということは珍しくない。そのような場合でも、それまでの総合的な実績から考えてきちんと行えるという判断をして実施するのであるが、「私はこの手術を行うのは初めてです」と話すことが最善かどうかは議論のあるところだろう。情報開示が大切であっても、不用意にそのようなことを話せば患者は不安になってしまう。いたずらに不安にさせないような配慮をする必要はあり、それは言いくるめるということではなく事実に基づいて説明し、その体制でも特に問題がないと考えている根拠を示すということである。

その術者の技量に見合った手術しかやらせるべきでないのは当然であるが、初めての手術というような場合には、事前の説明の段階で上司が説明に同席すべきであろう。そのうえで責任者としてその術者に行わせることの正当性を説明し、さらに実施時には自らきちんと指導して水準を下回らないような配慮をすることを約束する必要がある。もちろん実施時になんらかの問題があれば、直ちに交代できる体制を用意しておくことは当然である。そのような配慮をしても納得されなければ、診療体制そのものに同意が得られないということであり、場合によっては転医を勧めることも必要になるかもしれない。

同じような配慮は学生らの実習の場合にも当てはまる。大学病院はもちろんのこと、市中の一般病院でも大学の関連施設として学生が出入りすることは少なくない。医学生だけでなく看護学生、理学療法関連の学生、あるいは救命救急士の実習なども多くの医療機関で受け入れられている。大学病院での実習についてはある程度患者も理解しているであろうが、市中病院でも同様のことが行われていることはあまり知られていないのである（図4）。

このような人たちに現場での教育を行うことは重要であり、きちんとルールを作って対応すべきであることはいうまでもない。医療機関として彼らに許可する医療行為の範囲を明確に示し、患者にもそのことを伝えて同意を得ながら資格のある者が必ず監督して実施するべきものである。身分を隠して実施するようなことがあってはいけないし、同意が形式的になって事実上"no"といえないようではまずい。

何はともあれ、このような実習の際に患者の意向を無視することがないように注意したい。本来資格のある職員が実施することでもさまざまな形で患者の同意を得ながら行うべき行為について、実質的に強制に近い形で実習の同意を得ているとしたら問題である。

当院の医療への取組みについて

開放型病院の指定を受けています

当院は地域の診療所（医院）と連携を進めるために、施設・設備等を開放し、かかりつけの先生に入院診療に加わっていただいています。ただし、以下のことを御留意ください。

※共同で診療や指導が行われた場合は共同指導料が、退院時に行われた場合は退院時共同指導料が加算され、保険請求されます。（自己負担金が発生します）

※院外主治医の診療所からも指導料が別途、保険請求されます。（自己負担金が発生します）

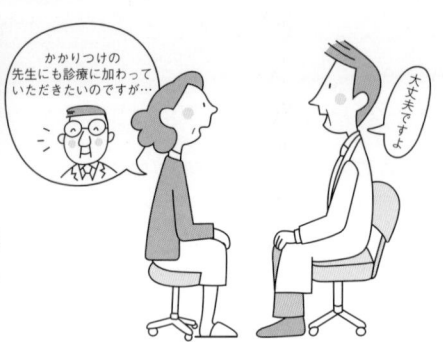

（かかりつけの先生にも診療に加わっていただきたいのですが…）
（大丈夫ですよ）

研修医がおります

当院は厚生労働省、各種学会の研修指定施設となっており、医師免許取得後2年間を当院で研修する医師が多数おります。それら医師は診療に従事いたしますが、指導医または各診療科の部長が責任をもって監督、指導を行います。ご協力お願いいたします。

学生実習が行われます

医師をはじめ、看護師・医療技術者・事務など様々な職種の学生が臨床実習を行います。
患者さんの了解を得た上で、実習生が指導者の下に処置等を行う場合がありますが、臨床教育にご理解の上、ご協力をお願いいたします。もしあなたがお断りになっても、それによって不利益を受けることはありません。

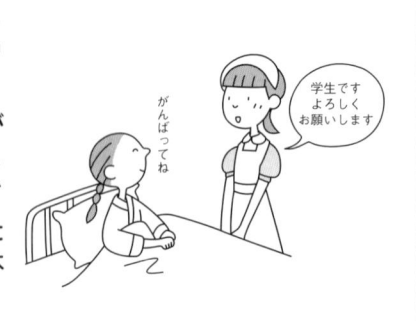

（がんばってね）
（学生ですよろしくお願いします）

図4．入院案内・実習の説明

4．期待される効果

その診療行為によってどのような効果が期待されるのか、つまり検査ならそれによって何が

わかり今後の診療でどのように役立つのか、あるいはそれをしないとどのような不利益があるのかといった点を説明する。治療であれば治癒させることができるのかどうか、それとも対症療法的なものなのか、患者にとって関心のありそうな点を説明しておく必要がある。

　症状がどのようになるかを具体的に説明することも大切である。中には目に見える症状としてはかえって悪くなることが予想されるが、総合的に考えるとよりよい状態になるというような場面もあるので、なるべく具体的に説明するようにしたいものである。

5. 必要な期間

　この点も無視できないことである。入院が必要なのか、その場合はどれくらい入院していなければいけないか、入院中に外出することができるかといったことは社会生活をしている以上関心のあることである。特に企業の経営者、壮年期の勤務者や小さい子どもを抱えた母親、あるいは介護を要する老人がいる人などの場合、自分が留守にすることが極めて大きな影響を及ぼすことになり、詳細な情報を提供しておくことが重要になる。場合によってはそのことが治療法選択のカギになることもあるので、予想可能な範囲で説明するようにしたいものである。最近はクリニカル・パスが普及してきて、これによって疾患ごとの標準的な流れを予め示すことも可能である。このようなツールを積極的に活用してゆくべきであるが、この点は別項を参照されたい。

6. 費用

　入院期間などとも関連するが、費用の見込みも本来説明すべきことである。実際にはほとんどの患者はあまりそのようなことを口にはしないが、実際に請求があるまでどれくらいになるのかまったく見当もつかずに不安である場合も少なくないはずである。公的な保険制度が広くカバーしているので、法外な請求がくることはまずないであろうが、高額療養費の制度があるとはいえ、一時的には支払わなくてはならない金額は決して少なくはない。また近年、診療報酬が改訂になるごとに、特定療養費という名目の自己負担が増える傾向が強く、これまで以上に医療費に対する関心は強まるはずで、この点での説明の在り方は重要である。

　また、一家の働き手である人の入院ともなれば収入源がなくなるわけで、影響は甚大である。従来見積もりを出すことは出来高払いという制度上の問題もあって難しい面があるが、今後DRG／PPSが普及するのを待たなくても実績を積み重ねれば、ある程度の目安を示すことは可能であろう。病院ごとにデータを蓄積することで、入院時の状態によっておおよその医療費を推定することも具体化できるのではないだろうか。

　ともあれなんらかの目安を示すこと、また経済的な問題を抱えている場合の対処の方法などについても積極的に情報提供をする姿勢が求められる。治療が必要なのに経済的な問題でそれが受けられないということは原則的にはないと思われ、治療を優先して費用問題は別個に並行して検討するという方法も現実的な対応である。

　また、公的保険制度があるとはいえ未加入者も決して少なくはないし、雇用が不安定になっ

ていることもあって、意図的ではなくても切り替えが行われていないままになっていることはしばしばある。外国人労働者の問題もある。お金の問題は非常に現実的なので、もっとオープンに話せる雰囲気をつくる必要があると思われ、この面での話題を医療者側から持ち出すことも時には必要であろう。変に同情するような姿勢ではなく、事務的に相談の方法を伝えておくというのもよいかもしれない。ともあれ診療を行うことを前提にして、支払能力に問題があるならばその対策を考えるという姿勢が必要である。このようなことは医師が自ら行うというより、メディカル・ソーシャルワーカー（MSW）らが積極的にかかわるべきテーマであるが、職種によらず問題点に気づいた人が彼らに情報を提供する姿勢をもつことが大切である。

7. 付随する危険性、苦痛

　このような点の説明が重要であることは改めていうまでもないだろう。しかし現実にはその範囲をどのように考えるか、またどのように伝えるかに関しては課題も多い。

　診療行為に伴う危険といっても実は2種類ある。1つは不可抗力的なもので、例えばある薬を投与した場合に特定の副作用が何％かに発生するというようなものである。これはもちろん過誤ではないが、危険に関して注意を喚起しておくことは重要である。その点が不十分であると過誤とされる可能性もなくはない。

　もう1つは手術などの手技に関することで、傷つきやすい部分を扱う関係でちょっとした失敗が障害をもたらしうるというようなものである。これをやむを得ないと考えるか、一種のミスと考えるかは微妙なところもある。

　例えばくも膜下出血で脳動脈瘤のクリップをかける手術で、脳動脈瘤付近の操作中に術中破裂をきたすことがある。恐ろしい場面であるが、このようなものをミスと判断されるのは手技の難しさを考えると酷なことである。専門家同士であれば破裂したことが即過誤とはみなされないと思われるが、一般の人からは技術がよくなかったからではないかと言われるかもしれない。このようなことは事前に十分説明しておく必要があるし、実際に起きたのであればその都度説明して理解を求めるしかないだろう。

　危険性を説明するとき、痛みとか外見が変わることなどは単純で理解されやすいであろうが、医学的な現象をこと細かに説明してもあまり具体的なイメージは湧かない。障害が出たときに結果として患者の生活にどのような影響が出るのか、具体的に食事、移動、排泄といったADLがどう影響するのかを示すと理解されやすいであろう。そして仕事が同じようにできるのかどうか、あるいは性機能などへの影響も年齢によっては非常に大きな問題になりうる。神経疾患などでは治療をすることで運動麻痺などの新たな障害が確実に出現するという場合もある。あるいは上顎癌や乳がんの摘出などでは明らかに外見が変化するであろうし、子宮摘出となれば確実に出産は不可能になる。

　このようなものも危険性の一種とみなすこともできるだろうが、治療の目的とはいえ術前になかったものが生じてくるということは、かなり大きい精神的なショックになる。場合によってはそのような障害をできるだけ少なくするために治療で妥協をしなければならないこともあ

りうるので、十分な説明を事前にしておくことは非常に重要である。起こり得る障害をどのように受け止めるかは患者自身の考えを聞かなければわからないことである。

8. 代替手段

　提案した方針に代わるものがあるかどうか、この点は患者の選択権を保障するという意味で非常に重要である。主治医は自分の考えるベストの方針を示す以上、ほかの方針を熱心に説明することはあまりないかもしれないが、それしか方法がないのか、ほかにも医学的に一応考慮しうるものがあるのかは必ず示すべきである。常識的にほとんど唯一の方法と考えられても、最低限それをしなかったらどうなるかということは説明しなければならない。

　代替手段といっても民間療法などの、いわゆる代替医療まで説明すべきかどうかは疑問もある。一般に多くの医師はそのようなものの具体的な中身を教育されてはいないのであり、個々の内容を知らないのであれば、敢えて論評する必要はないと思われる。通常は医学的な合理性のあるものについて説明すれば十分であろう。尋ねられてもわからないものはわからないとはっきりいうべきであるが、根拠もなく代替医療を否定してしまうことは避けたい。

9. 自由に意思表示してよいこと、またその重要性

　このことはあまり説明されていないだろうが大切なことである。主治医が熱心に説明して同意書を渡されたら、ほとんど"no"とはいいにくいものである。この現状をそのままにしておけば、自己決定をうたいながら結局は主治医の考える通りの診療でしかない。

　"no"といってもよいのだということは自明のことのようだが、患者という立場では意外に難しいのである。そこで説明したあとに、提案はしたがどうするかは自由であるということを必ずつけ加えるとよい。もちろん、その言い方にも注意が必要で、なげやりなトーンであればますますほかの選択はしにくくなってしまい、目の前の医師の機嫌を損ねないようにすると

表 4. 説明すべき項目とその担当者

説明すべき項目	説明をする適任者
病名	主治医
病状	主治医（および必要に応じて上司）
診療方針	主治医（および必要に応じて上司）
誰が実施するか	主治医または科の責任者
期待される効果	主治医
治療期間	主治医
費用	医事課担当者
危険性、苦痛	主治医、看護者
代替手段	主治医
自由な意思表示の保障	主治医、看護者
セカンド・オピニオンの保障	主治医、看護者
看護ケアの内容	看護者

いう観点で選択をしてしまうことも十分ありうる。

　そこで患者自身にとって何がよいかは自分がよくわかるはずだから、じっくり考えて自由に選択してよいのだ、という主旨が伝わるように心がけたいものである。さらに患者自身の自由な意思表示によって診療側も対応しやすくなり、結果として患者にとって適切な医療が提供できるようになるということを知らせることも積極的に行うべきであろう。自分のことを大切に考える患者であれば、そこまで説明すれば自分の意思表示をためらうことは少ないと思われる。

　セカンド・オピニオン（second opinion；以下 SO）についてはあとで述べるが、自由な意思表示の保証としてその点も予め方針を示しておくとよい。意思決定にあたっていろいろな意見を聞いたうえで結論を出し、結果としてよそで治療を受けてもよいが自院に戻って患者自身の望む診療方針を実施することができるということを説明しておくと、患者はより自由に振る舞えるのではないだろうか。SO を聞きに行くことが現在の治療関係を断つことだと誤解する人は少なくないので、このようなことはきちんと説明しておくべきである（表 4）。

❷ 場面ごとのポイント

　では実際の診療のいろいろな場面でどのような説明や配慮が必要かをみてゆこう。考えてみると非常に多くの場面で説明が必要である。極端にいえばあらゆる場面で説明をしながら患者の意思を確認すべきかもしれない。もちろん比重の置き方は一様ではなく、じっくりと話す場面と比較的あっさりと処理してよい場面とがあるはずで、力の加減を考えないと実際的ではない。

1. 初診時

　初診の意味もいろいろあるが、その病院に初めてきた患者という意味もあるし、別な疾患で初めて受診したという場合もある。ここでは前者を中心にして考える。

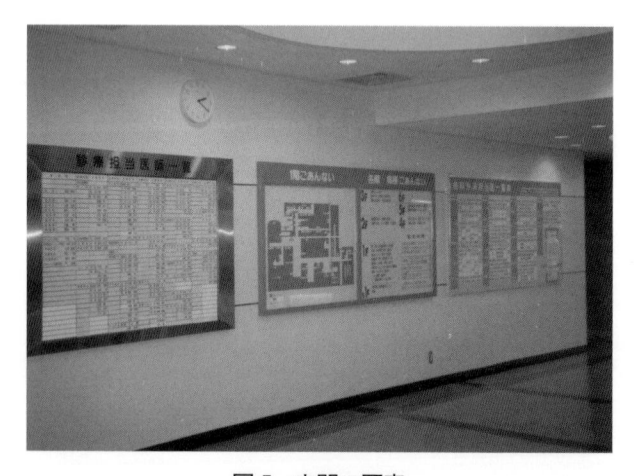

図 5. 玄関の写真
医療法（第 14 条の二）により管理者名、従事する医師名、診療日時などの院内掲示が義務づけられている。

IV. ICが問題になる場面

❶ その医療機関、医師の基本姿勢

　その医療機関がどのような性格をもっているのか、一般の人たちは必ずしもよく知っているとはいえない。また、この種の情報は必ずしも診療担当者が説明しなくてもよいものである。行政上の医療機関の区分など知らなくて当然というべきであるが、同じ診療行為をしながら保険点数で病院と診療所とで差があるという事実など患者に直接影響する違いもある。

　また急性期疾患を扱う病院なのか、慢性期疾患を扱うのかによって診療体制に大きな違いがあることも本来なら知っていてほしいことである。この種の区分は頻繁に変わるので医療関係者でも正確なところを知らない場合もあるが、医療機関の性格を知らせることは重要である（図5）。

「患者の権利」に関する宣言

私達聖隷三方原病院職員は、当院の医療において、患者さんが真に人間として尊重され、よりよい信頼関係の深まりと共に安心して治療が行われてゆくようにするために、患者さんの権利に関する宣言をかかげます。これは1981年に採択された「患者の権利」に関する世界医師会の「リスボン宣言」を主に参考として当院用に作成したものであります。

1）患者は、医師の能力及び人格を基準として、自由に自分の医師を選ぶ権利を持っている。
2）患者は、十分な説明を受けた後で、治療を受ける権利、あるいは治療を受けることを否定する権利を持っている。
3）患者は、医師及び医療従事者が患者について知りえたすべての医療上の秘密および個人的秘密を尊重することを期待する権利を持っている。
4）患者は、いかなる状態にあっても人格的に扱われ、尊厳をもってその生を全うする権利を持っている。
5）患者は、その社会的経済的地位・国籍・人種・宗教・年齢・性別・病気の種類によって差別されることなく、平等な治療を受ける権利を持っている。
6）患者は、医療費の明細の報告を受けるとともに、医療費の公的援助に関する情報などを受ける権利を持っている。

私達職員の真剣な長期にわたる討論の結果、当院の医療において、この宣言の主旨を充分尊重して、その完全な現実に向かって一歩一歩努力をしていかねばならないという共通認識に至りました。字義どおりの実践は困難かもしれませんが、私達職員の到達しなければいけない実現目標としてこの宣言を公表したいと思います。
今後、上記宣言の精神にもとる行為や態度が私達職員にあると思われたときは、どんな事でも遠慮なく職員に申し出て下さい。特に、患者さんの立場になってお話をお聞きし、病院側に患者さんと共に働きかけ、その権利を守ることを職務とする患者の権利擁護委員（権利を守る委員）を設定しました。窓口は医療相談室です。

相談時間　月～金AM10:00～PM2:00　土AM10:00～AM12:00

平成4年9月1日　聖隷三方原病院
病院長　新居昭紀

図6-a. 権利宣言

診療体制がどうなっているか、特殊な診療科があるのかどうかも知らせるようにするとよい。自分の病気がどのようなものかわからずに受診する人も多い一方で、特定の科の診療を望んでくる人も少なくないからである。最近は診療担当者の名前を掲示することが義務づけられているが、これだけでは診療科のリストとしての役割程度であろう。

また、医療機関によってはその基本姿勢に特徴をもたせている場合がある。例えば悪性疾患であっても病名は告知を原則としている、といったことである。診察室でも医師によって特に診療に特色があるのであれば、はじめからそのことを告げておくべきである。

❷ 患者の権利

患者にはどのような権利があるのか、そのような点を明らかにしておくことも今後重要になってゆくはずである。しばしば紹介されるように、アメリカの病院では入院時に患者の権利に

合言葉はインフォームド・コンセント

患者さんが主体となる治療

- 患者さんには知る権利があります。
- 医師と患者さんは対等な立場で話し合いができます。
- 分からないことは納得がいくまでお尋ねください。
- 治療に関する自分の意志を病院側にはっきりとお伝えください。
- 最終的な治療方針の決定をするのは患者さん自身です。

セカンド・オピニオンをすすめています

現在の担当医からの説明に対し、他の医師の意見をセカンド･オピニオンといいます。他の医師の意見を聞きたい方は、担当医･担当看護師･あるいは医療相談室にお知らせください。必要なデータや紹介状をご用意いたします。ただし、病状によっては時間的な余裕がなく、ご希望に添えない場合がありうることを御了解ください。

図 6-b．入院案内での IC とセカンド・オピニオンの説明

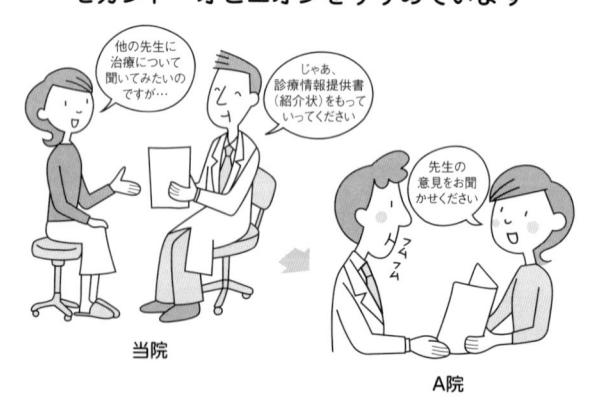

関する詳しい資料が渡され、もしその権利が侵害された場合にどこに訴えればよいかが説明されるという。国民性の違いもあって、わが国で同じように実施するのが適切かどうかは議論の余地があると思うが、不満をもっている患者は少なくないのであり、今後はなんらかの形で患者の権利と院内での義務といった面での説明をする必要がある[5)26)55)]（図 6）。

❸ 専門と常勤・非常勤

その医療機関で専門的に対応できるものとそうでないものがあるはずで、対応できないことがはっきりしているのであれば、はじめからそのことがわかるようにしておくべきであろう。

もちろん専門性というのはどこまで細分化するかについて基準はないだろうから独立した外来がなくても構わないのだが、小児科や婦人科、眼科、耳鼻咽喉科、精神科といったかなり専門性が明らかな分野については専門的な対応が難しい場合にはその旨を告げておく方がよい。このようなことは夜間など時間外に問題にされる場合もある。診てくれるというのでわざわざきたのに、専門医がいないのかというようなクレームがつくことが実際にあった。

また、専門の外来を開いていても専門医が非常勤という場合が少なくない。それでも通常は困らないだろうが、手術を要する場合に非常勤医の都合に合わせるために機会を逸するというようなことがあると問題になることがある。その意味でも非常勤医で対応している分野は、そのことを明示しておいた方がよいだろう。

❹ 保険の種類

保険に対応しているかどうか、通常は改めて説明をするようなものでもないが、労災保険では必ずしもすべての医療機関が対応しているわけではなく、もしそのような患者が来院した場合にはきちんとその旨を伝える必要があるだろう。

また、交通事故で自賠責保険や自動車保険を利用するときの単価の計算や、責任の負担割合など、あとでもめることもあるので、なるべく早い段階で協議しておき、医療機関としての姿勢を明らかにしておくことは重要である。あるいは退職により継続療養になっていて、新たな疾病で受診した際など病名によっては適応外になり、そのことがトラブルになることもありうるので受診時に保険を確認しておくことは双方にとって大切なことである。

❺ 診断のプロセス

当然なんらかの病状で受診するわけであるから、それに関して説明することになる。初診時に必ずしも診断が確定するわけではないが、まったく見当がつかないというのでは患者は困ってしまう。不安を取り除くことも重要な役割であるから、ある程度考えられる病名を示すことは最低限必要である。確定しにくいものであれば、どのようにして診断を確定させるのか、そのプロセスを説明するべきであろう。

それを含めておおよそのスケジュールを示したいものである。ずっと通院が必要なのか、いずれ入院治療が必要になるのか、あるいは手術をしなければならないのか、といった患者にとっ

て重大な関心事について一応の答えを出す必要がある。医師によっては確実でないことはなるべく言わないという人もいるようだが、確信のもてる正確なことのみを伝えるという方法は理論的には正しくても患者にとって好ましい姿勢ではないだろう。将来変わるかもしれないが、現時点での見通しという意味で説明しておくのが親切である。もちろん、事情が変わったらその都度説明を要することはいうまでもない。

2．診察、処置

　問診などは当然のことであり特に説明はいらないはずだが、診察前に担当医以外のスタッフが質問するような場合には説明が必要になることもありうる。診察の際の資料にすることや、回答の内容によっては順番への配慮などをするということを説明すればほとんどの場合には納得されると思われるが、中には細かいことやプライバシーにかかわるようなことは直接医師に話したいといわれる人もいるので、強要はしないようにすべきである。

　最近では中待ち合いを廃止するところが増えており、新しい施設では常識になりつつある。診察室での会話は重大なプライバシーであり、他の人に聞かれないような配慮は絶対に必要である。構造的に診察室が簡単なパーテーションのみで区切られている場合、隣の声が聞こえるのは好ましいことではない。しかし、それぞれの部屋で医師と患者が会話をしている場合には、よほど大きな声で話すのでなければ案外内容は聞こえないものであるが、中待ち合いにいる患者はじっと耳をそばだてていることになり、ほとんど筒抜けになってしまうので、最低限これは止めたいものである。

　診察という行為については、ごく常識的な身体所見をとるためのものであればあまり問題にはならないが、強く圧迫したり痛み刺激をしたりというような行為もあるので、実施前にはひとこと断るのがよい。また、婦人科や泌尿器科のようにほとんど必然的に泌尿生殖器の診察が必要になる科もあり、その場合には患者もある程度覚悟しているであろうが、どんな理由があるにせよ裸体をさらすことに羞恥心が伴う。そのような診察や処置が必要になることを簡単に説明し、一言「よろしいですか」と声をかけるくらいは最低限行うべきである。

　そのほか痛みを伴う処置や特殊な体位をとる検査など配慮を要するものは数多くある。とかく職員は自分たちにとっての日常的なものを当たりまえに考えてしまいがちで、流れ作業のように指示することが多いように思うが、それらを初めて体験するする患者が不安になったり戸惑ったりしないような対応を心がけたいものである（表5）。

表5．診察の場合での配慮

	患者	医療者が配慮すべきこと
外来の構造	プライバシーが気になる	必要以上に人と接しないで済む構造、運用中待ち合いの廃止、独立した診察室、待合室で病状に関する会話をしない
診察	何をされるのか不安 苦痛がないか不安 身体を見せるのが恥ずかしい	診察の方法を説明しながら実施 診察の必要性を説明したうえで了解を求める

3. 通院・再来

次の受診はどうするのか、その点を明確にしておくことも重要である。通常は検査などの予定を組みながら治療も並行して行うことが多く、ある程度の期間通院が必要なことが多いが、初診だけで問題が解決する場合もあるし、投薬を始めたものの症状が改善すれば再来は必要ないという場合などもあって再診の必要性は一様ではない。そのため患者は不安になりやすいので、できるだけ具体的に指示した方がよい。

予約をすれば当然再診が必要だと考えられるはずだが、逆に予約以外では具合が悪くなってもかかれないと思う患者もおり、症状の悪化が予想される場合など、どのような状態になったら受診した方がよいのかを具体的に患者にわかるように説明しておくべきである。この点を抽象的に説明しただけでは患者は必要以上に我慢したりすることもあり、専門家でない患者が戸惑わないように配慮が必要である。

4. 入院時

医療者にとっては入院というのは日常的なことであるが、一般の人にとっては一大事である。当然その説明が必要になる。逆に患者側が入院を希望してもその適応ではないという場面もあり、そのときにはさらに丁寧な説明が必要になる。これは通常患者が不安を感じているのであるから、その不安を取り除くことが大切である。病状や、何か変化があった場合の対処法などをわかりやすく説明しておくべきであろう（**表6**）。

❶ 入院が必要である理由

当たりまえのことであるが、外来診療ではだめである理由が明らかにされなくてはならない。言い換えれば入院して何をするのかを説明することになる。外来ではできないような治療

表6. 入院時の説明

	注意すべき点
病名	入院時点で考えられている病名
入院期間	予想される範囲で
入院の目的	治療のため、検査入院か、分娩やターミナルケアということもある
かかわるスタッフ	主治医が誰か、他の医師がどのように関与するか、担当看護婦は、看護の体制はどうなっているか、リハビリテーションのスタッフなど
診療計画	具体的な検査の予定、治療の内容、リハビリテーションの内容など
看護計画	どのようなケアが必要になるか、安静度はどうなるか、ADLの介助はどうするか
退院の見込み	どのような状態になって退院になる見通しか、もとの生活に戻れない形の退院がありうること
入院生活での制約	日常生活の何が可能で、何が不可能か（例えば電話、テレビ、新聞、外出、面会、洗濯といったこと）
必要なもの	自分で用意しなければならないものは何か

的な行為があるのか、観察が主なのか、あるいは検査が必要なのか、といったことである。観察を目的とした場合などよく説明をしておかないと、入院したのに何もしてくれなかった、というようなクレームが出ることがある。

時として患者は入院を拒否することがある。病状から考えて入院治療が必要であるのに患者の同意が得られない場合、提案に同意しないからといって簡単にキャンセルしてしまうと患者にとって多大な不利益を生ずることがあり、注意が必要である。

患者はその時点で十分な理解ができていない可能性もあるし、必要性は理解していても確信的に拒否する場合もある。もちろん強制することはできないが、説得を試みることはしなければならない。このような場合、一緒にいる家族がなんらかの妥協案を提示することで収拾するのが現実的であろうか。もちろん精神疾患で自傷他害の危険があるような特別な場合には強制入院という手段があるが、これは例外であり、この場合には法的な手続きが必要になる。

❷ 誰がどのようにかかわるのか

規模の大きい病院などでは外来で入院指示を出した医師と、入院中の主治医が異なる場合は珍しくない。こんなことでも患者は不安になることがあるので、だれが主としてかかわるのかをはっきりさせておいた方がよいだろう。

また、入院中はチームとして関与する場合も少なくなく、主治医以外の医師が診察したり、処置をしたりすることも多いので担当者が複数であることははっきりさせておくべきである。特に患者から何か申し出がある場合、誰が窓口になるのかは重要である。また他の科に診察を依頼する場合もしばしばあるが、かえって入院中の方が事務的にされてしまう危険もあるので、なぜその科の診察を受ける必要があるのかを事前に話しておく習慣は是非つけたいものである。

また近年、病診連携が叫ばれ、院外主治医としてかかりつけ医が共同診療を行うことも増えてきた。このような場合に紹介医であれば自動的に院外主治医になれるというものではなく、患者の同意が必要であることに留意したい。紹介医が真の意味でかかりつけ医であれば通常問題は起きないであろうが、なんらかの不満を感じている場合もないわけではない。院外主治医が診察にきた場合、入院中なのに外来診療の費用もかかることになり、このようなシステム自体の説明が必要であり、共同診療を求めるかどうかも確認しなければならない。

❸ どのような状態になったら退院か

こんなことは当たりまえのようで実はそうではない。そのことを医療関係者は知っていても一般の人たちは知らないのである。患者の常識では退院するときには特別な診療はする必要がなくなり、通院治療が可能な状態になっていると考えるであろう。つまり病気になる前と生活のしかたが大きくは変わらない状態になったら退院と思っている人が多いはずだ。少なくともADLが自立するまでは入院が続くと考えている人がほとんどであろう。

しかし、現実的には障害が残っても急性期の治療が終わったら、退院してもらうということ

はごく普通にある。その背景にはいろいろな事情があって、それを論ずるのが本書の目的ではないが、一般の人たちの感覚と大きなずれがあるのでその点を予め説明しておくことは実務的にも重要である。特に高齢者などでは問題になりやすい。

❹ 入院診療計画説明書

入院時に病名や予想される入院期間、入院診療の概略などを文書で説明することに保険点数がついたのが1996年の春である。この意義については別のところで論ずるとして、実務的にはこの書類は今や必須のものになり、現在では書かれていなければ減点という扱いになっている。

考えてみれば入院するときに、その入院の目的がはっきりしていないとしたらとんでもないのだが、従来は口頭での簡単な説明だけで済まされていたのが実情である。しかし厚生省（当時）の提示するひな型程度の内容はごく簡単なものであって、それを手渡されてもどれほど患者にとって役立つのか疑問もある。それでも従来よりよいということならば、それ以前の説明の水準が低かったということになるのだろう。

02年の診療報酬改定に伴い、急性期病院が提供すべき情報の基準が厳しくなった。当然の流れであるが、それに縛られ過ぎて単に情報量が多いだけのあまり役立たないものにならないように注意したいものである。当院では入院の目的や予想される退院後の状態といった欄を設けて、できるだけ入院の目標に関する認識にずれがないようにしている（図7）。

今後、クリニカル・パスの応用で患者にも入院のスケジュールを示すことが普及すると思われ、その意義などについては別項を参照されたい。

❺ 包括的な同意の是非

検査入院の場合や手術が目的で入院になった場合など、入院の目的を明らかにして入院の同意を得ていれば個々の診療行為、つまり検査や手術について改めて同意を得なくてもよいのではないかという疑問があるかもしれない。あるいはもっと包括的に入院中の目標のようなものを提示して、それについて同意を得ておけば入院中のあらゆる診療行為について任されたというような考え方もありうるが、このような包括的な同意はあまり勧められるものではない。

包括的な同意を有効と考えると、極端な場合「この治療をよろしく」というだけですべてを委任してしまうこと、つまり従来の「お任せ医療」が可能になるが、仮に患者がそのように依頼したとしても安易に認めるべきではない。加藤は包括的な同意はICと矛盾するものではないというが[47]、大まかな方針で入院の同意を得たとしても、個々の診療行為はそれぞれ特殊性をもっているので改めて同意を得るようにするのが正しい方法だと考える。

5. 治療開始時

治療という行為はある意味では医療のメインの場面であるが、侵襲を伴うこともまた多い領域である。したがって治療を始める場合にはできるだけ具体的にその内容を説明しておく必要

入院診療計画書（その①）

```
患者番号                    1枚目：患者さん用 2枚目：医事課用 3枚目：カルテ用
                           ［説明医師名］_____ 科
            様             ［入院予定日］_____年_____月_____日
                           ［入院病棟］_____病棟（_____号室）
                           ※入院病棟（病室）については変更になる場合があります。
                           ［看護婦名］_____
書類作成日：                [        ]
```

［入院予定期間］
　いまのところ_____日間・週間・ヶ月間くらいの入院期間を見込んでいます。

［症状］
_____

［現在考えられる病名］
　1._____　2._____　3._____

［今回の入院の目的］
　1．治療のため・・・手術の予定（ あり ・ なし ・ 未定 ）
　2．検査のため
　3．出産のため
　4．その他（_____）

［治療および検査・手術の計画（簡単なスケジュールなど）］
_____
_____
_____

□ 検査・手術の内容、日程については、「診療方針の説明」にて説明します。

［その他の計画（看護・リハビリテーション等の計画）］
　□ リハビリ　□ 服薬指導　□ 栄養指導　□ その他（_____）

＜看護の予定＞
　1．入院生活上のお世話を予定します。
　2．検査・手術が安全で安楽に行われるよう援助を予定します。
　3．リハビリテーションの援助を予定します。

［現時点で考えられる退院後の状態］
　1．軽快、あるいは通院治療が必要となる見込みです。
　2．転院、または訪問医療を必要とする可能性があります。
　3．検査、手術施行後、または経過観察後、あらためて説明いたします。
　4．その他（_____）

※ この説明書は、あくまでも現時点で考えられる計画であり、治療や病状の経過により変わる場合があります。

以上の説明を聞いて　　　　　　（1～3のうちあてはまる項目に〇をしてください。）
　1．診療計画に同意のうえ入院します。
　2．入院には同意しますが、診療計画はあらためて相談させてください。
　3．同意できません。入院するかどうかもう一度考えます。
　_____年_____月_____日　署名_____
　　　（本人以外の場合は患者さんとの関係：_____）

この内容に不明な点がございましたら、主治医あるいは看護婦にお申し出ください。
入院中や退院後のことについて不安をお持ちの方は、遠慮なくお知らせください。

　　　　　　　総合病院　聖隷三方原病院

図7-a．入院診療計画書（その①）
「今回の入院の目的」「現時点で考えられる退院後の状態」といった独自の項目がある。

IV. IC が問題になる場面

入院診療計画書（その②）

　　　　　　　　　　　　　　　　　　　　年　　月　　日

患者氏名　　　　　　　　　病名

　　　　　　　　　様

　　　　　　　　　　　　　　　　□クリニカルパス説明書で説明します。
　　　　　　　　　　　　　　　　□下記をご覧ください。

経過		1日目	2日目	日目	日目	日目
日時（手術日・退院日などを書き入れる）						
治療薬剤（点滴・内服）						
処置						
検査			□入院時検査			
患者さん及びご家族への説明			主治医が診療方針を説明します。看護師が入院生活の説明をします			
服薬指導, 栄養指導						
安静度			□制限なし □安静			
排泄	留置カテーテルの挿入管理をします					
	ベッド上介助をします					
	ポータブルトイレでお世話します					
	トイレ歩行が可能です					
食事	治療食（　　　　）					
	絶食					
	開始 段階的に食事形態をあげていきます					
清潔	体拭きをします					
	シャワー介助をします					
	自由に入浴ください					
リハビリ（OT・PTによる指導も含む）		OT　PT　ST				

　　　　　　　　　　主治医：　　　　　　　担当看護師：

注1　病名等は、現時点で考えられるものであり、今後検査等を進めていくにしたがって変わることがあります。
注2　入院期間については現時点で予想されるものであります。

図 7-b．入院診療計画書（その②）
患者用のクリニカルパスが用意されている疾患の場合にはそれを利用する。

がある。また治療の目標を明確にし、どんな状態になれば終了かを説明しておくことも重要である。慢性疾患ではずっと治療を継続しなければならないことも少なくなく、目標が治癒ではないことを理解してもらうことが大切になる。

6. 一般的な検査をオーダーするとき

　採血や検尿といったあまり侵襲の大きくない検査を行う場合、その必要性をことごとく説明するということは実際的ではないが、外来などで黙って検査をオーダーするのはよくない。最低限何を調べるためにどのような検査をするのかくらいは説明すべきである。

　生理検査の類は、体験したことのない患者にとってみると、どんなものなのかわかりにくいはずである。一般には心電図や脳波、エコーなどのように電極やプローブなどを体表面につけて記録するというものが多いが、実施時に説明をしないといったい何をされるのかと不安になることもある。眼振の誘発などでは実施時にめまいを生じて気分が悪くなることは日常的であり、いたずらに恐怖心をあおってもいけないが、事前に説明がないと実施中に不安がつのるであろう。

　また、筋電図や誘発電位では電気刺激を行うこともあるし、負荷心電図やスパイログラムでは患者の協力がなければ実施できないといった具合にそれぞれ特性がある。こういった点はオーダーをした医師も説明すべきだが、実施時に技師がきちんと説明をすることが大切になる。一般に医師は主になぜそのような検査を行うのかという点を主に説明をするのに対し、担当の技師や看護師は具体的にどのようなことを行うのかという面に力点をおくことになるだろう。このような面でもチームワークが重要になり、予め関係者で協議しておくとよい。

　内視鏡による検査などはもはや特殊な検査とはいえないが、ある程度の苦痛を伴い、時には重大な事故も起こり得るものである。ルーチンの検査になっているということで、流れ作業的に実施されている傾向も感じられるが、十分な説明、特に実施前からの準備などに関してもよく理解してもらうことが重要であろう。

　検査に限らないがオーダーした者と実施者が異なる場合には、院内で誰が何を説明するのかをきちんと確認し、分担することも重要である。説明の文書なども院内で共通のものを用意し、それを渡したうえで口頭での説明を加えるのが実際的である。

7. 手術・観血的検査

　手術や血管撮影などの観血的な検査は侵襲の大きい医療行為の代表的なものであり、このような診療に先立って説明をして同意を得るというのは常識といってよい。その意味では説明の必要性を論ずることはないだろう。ICといえば一般にこのような場面を想定しているのである。しかし、どのようなことを説明しておくべきかについてはいろいろ問題が残されている。手術も観血的な検査も説明の在り方としては特に大きな差はないと思われるので、手術を例にして述べることにする（表7）。

表 7. 手術前の説明のポイント

手術名	術式の正しい名称
手術内容	実際にどのようなことをするのか
手術の目的	どのような治療効果を期待しているのか
期待される効果	どれくらいよくなるのか、その確率など
予想されるバリエーション	実際に行うときに考えられる変動の幅は
リスク	主要な合併症
所要時間	入室から退出までの時間、正味の手術時間を区別して説明
輸血の有無	その可能性があるのか、それに伴う危険性は
麻酔	局所麻酔か、全身麻酔かなど具体的な麻酔方法、それに伴う危険性、誰が実施するのか
代替手段	もし手術をしなければどうなるのか 他の治療法はないのか
術後の状態	どんな状態で戻ってくるのか いつ頃起きられるのか 食事はいつからできるか

❶ 実施前

　予定手術ではもちろん、緊急手術でも実施前になんらかの説明をしておくのは当然である。何よりこのような診療行為は最も侵襲が大きいものであり、医療でなければとうてい許されるはずのない行為だからである。治療効果もあがる可能性が高い一方で実際に危険も伴うのであり、IC の意義が問われる場面である。

　まずどのような手術を予定しているのかを説明することになるが、術式を正確に説明しようとすると当然のように専門用語が必要になるし、基礎的な医学知識がないと理解してもらうのは困難である。そこである程度正確性は犠牲にしても、素人で理解できるレベルでの説明になるのはやむを得ない。しかし術式の違いが問題になるような場面では、図示などを利用してある程度専門的なことも説明せざるを得ないこともある。例えば乳癌の術式などはしばしば問題になるものであり、具体的な違いを理解してもらう必要が出てくる。

　これは外科系のそれぞれの科によって事情は少しずつ異なるであろうが、同じ目的でもどのような術式をとるかという問題はまさに医学的な問題であって、一般の人に理解してもらうのは非常に困難である。尋ねられればある程度のことは説明するとしても、そのレベルの話は割愛してよいことであろう。説明するにしても術式の違いによって合併症の差が出るのか、治療効果が変わってくるのかという患者にとってどのような具体的な影響が及ぶのかという形で話した方が実際的である。

　そのほか、全身麻酔か局所麻酔かというレベルでの麻酔の方法や、輸血の可能性なども触れておくべきである。所要時間も変動しうるものであるが、目安を示すことは重要である。ただその場合正味の手術時間よりも麻酔の導入覚醒などの前後の時間を含めた時間、あるいは病室に戻る時間を示した方が変な誤解を生まないように思う。

しかし予定はあくまで予定であって、実際に始めてみると状態が異なるということはしばしばある。はじめから予想されるバリエーションについては予め了解を得ておいた方がよい。例えば腫瘍の手術で迅速診断の結果により摘出する領域が大幅に異なるというようなことはしばしばある。

❷ 実施中

検査や手術を実施している最中に、説明をしたうえで患者の意志を確認しなければならないようなことは少ないだろうが、あるとしたらかなり重大な場面である。全身麻酔で手術中ということになると患者自身に聞くことは現実的にできない。本来はそのようなことのないように事前にいろいろ話を煮詰めておくのがよいのだが、医療ではいろいろ不測の事態は起こり得るので、そのような時に慌てずに冷静な対応をしたいものである。

実施中に説明を要することはめったにないと思われるが、想定外の出来事が起こった場合などには、臨機応変に説明の機会を設けることは望ましいことである。すぐ思いつくのは手術中の事故のようなものである。大量出血とか、突発的な合併症などは時に起こり得ることである。もちろん説明よりもまず適切な処置を行うのが先であるが、手を離せる状態になったところでできるだけ速やかに説明する方がよい。

そのような事故でなくても予想とまったく異なる事態が判明した場合、それによって術式が大きく変わるというようなときには途中で説明して意向を確認するという必要が出てくる。緊急性のない場面で意志の確認がない医療行為は許されないという趣旨の判例もあり、想定外のことが発生した場合には、緊急の処置が必要でない限り面倒であっても一旦処置は止めて、場合によっては再手術を考える方が適切である。もちろん予め予想された範囲のことで、事前にそのような場合の方針を確認していれば問題はないであろうし、手術中の判断を誰か指定した人に委ねるという事前の意思表示があれば、それに従うのがよいと考える。

病院によっては同意書などに、このような場合には医療者に適切な処置を任せるという趣旨の文言が印刷されている場合があるようだが、緊急の場面以外ではなるべく患者の意志を確認するようにしたいものである。もとより本当に緊急の場合には速やかに適切な処置を行うのが当然であって、そのようなことを改めて約束したり了解を求めたりしなければならないものとは思えない。

また、手術が予定より大幅に遅れるという事態は待つ人には非常に不安を与えるものである。進行状況を逐一知らせる必要はないだろうが、もし何時間も遅れるようなことがあれば事情や終わる目安などに関して、人を介してでも連絡するのが親切である。実際に何かが起きて慌てている場合など術者はそのようなことまで気が回らないことが多いので、周囲にいる人たちが適宜気を利かせてこのような情報を伝えるように配慮したいものである。

❸ 実施後

特別なことがなく予定通り終了した場合でも、直後になるべく早く結果を説明するべきであ

る。医師は説明した通りになったのだからどうということはないという気分かもしれないが、本人や家族にしてみれば不安な時間を過ごしていたのであり、速やかに説明の場を設けるのがよい。

術後の処置や指示などで忙しいとしても、ひとこと「予定通り終わりました」ということを伝えるだけでも十分意味がある。むしろそれくらい単純な方がよい。あとでゆっくり説明をするとしても、そのひとことでみんな安心するのである。もちろん落ち着いてからじっくり説明することに意義があるが、それまで何も説明がないのは感心しない。

もし何か特別な予定外の出来事があったならば早めに説明するのは当然である。このような場合には、処置などはほかのスタッフなどに任せながらまず状況を説明するような心がけが重要である。その場ですべてを詳しく説明することは現実的ではないだろうが、何か重大な変更があったという事実は伝えておくべきである。そのうえで、処置などがあるのであとで改めて時間を取って説明するということを伝える習慣をつけたい。

ところで、術直後の説明というのは実は患者本人でない人に行われることが多い。全身麻酔で行われるような大きな手術の場合など典型的であるが、これは案外注意すべきことであり、本人に説明される前に家族らに情報が提供され、場合によってはそこで何か方針が決定されてしまう可能性もある。

特に病理の結果で悪性であることがはっきりした、というような場合にはその後の診療方針が大きく変わることもあるし、なんらかの自己決定を迫られることになる。したがってそのような重大な決定が本人不在で行われるのは問題であり、術直後の家族らへの説明は基本的に報告だけで、それに基づく方針を検討する場は改めて用意して本人が参加できるようにした方がよい。

なお手術に関することとして、輸血を実施したか、特殊な材料を使っているかどうかなどに触れておくことも重要である。BSE（狂牛病）に関連して生体材料による人工硬膜が問題にされたし、血液製剤一般でも今後新たな問題が生ずる危険性は否定できないし、金属や合成線維などの工業製品であっても同様である。その種の問題が生じたときに責任を負うかどうかは別であるが、できるだけ事実は伝える習慣にしておくとよい。金属についてはMRIの検査の際には問題になることでもある。もちろん患者への説明とともに診療録にその事実を記載して必要なときに確実にチェックできるようにしておく必要もある。

❹ 麻酔に関するIC

手術には麻酔が必須といってよい。通常は外科系の主治医が麻酔に関することも一括して説明して同意を得ていることが多いと思われるが、麻酔科が独立している場合には専門の立場から彼らが説明することも増えてきており、本来その方が望ましい[19]。

麻酔医は手術中の患者管理全般を担い、手術が高度になるにつれその役割もより専門的になり、決して外科医の余技のようなレベルではなくなっている。その一方で時に重大な事故も発生しており、本来専門的な立場から術前にも問診や診察などをして、その患者に合った麻酔法

を検討すべきものである。それなのに通常患者との接点は乏しい。患者からみれば、自分の健康を左右しかねない重要な仕事をまったく知らない誰かが担当しているという不安があっても不思議はないのだが、そもそも麻酔医という存在を認識していないかもしれない。

　ともあれ、麻酔を含めた術中の患者管理は今や独立した領域であって、術者の片手間では済まされず、麻酔医による専門的な説明が望まれるようになっている。しかし少ない麻酔医が術中管理に追われて、術前診察が十分に行えないのが実情ではないだろうか。挿管に伴う歯の脱落などは、事前に患者を診て話し合っておけばかなり防げるであろう。

　現状では担当医が麻酔の説明もすることが多いと思われるが、どうしても外科医は自分が行なう手技についてのみ説明する傾向があり、麻酔に関しては形式的になってしまいがちである。できれば麻酔の専門医の指導によるマニュアル程度は用意して、重要な点を漏らさず説明するルールを作るのが望ましい。また術後の疼痛管理を引き続いて行うオプションとか、術前からある合併症のために呼吸管理を術後に行うといったことも予め専門家の立場で説明が行えるとよい。

8. X線検査

　X線検査はごく日常的な検査手段であり、この種の検査をする度にいちいち同意を得る必要があるかどうか疑問を感じる場合もあるだろう。もちろん単純撮影のような場合には検査の方法をこと細かく説明する必要はほとんどないと考えるが、放射線を使う検査であることは必ず告げるべきである。あまりにも日常的になっていてつい説明を省略してしまいがちであるが、案外X線検査にもバリエーションがあって、患者が理解できないものも少なくない。当院の画像診断部では患者に検査内容を理解してもらうための工夫をいろいろ行っており、実践例として別項を参照されたい。

　またX線の検査ではないがMRIでは放射線を使わないという利点がある一方、狭く騒々しい空間でしばらくじっとしているという制約があり、このような点を事前に十分説明しておかないと実際に検査を行う際に不安にかられるということが現実にある。

❶ 被爆の問題

　通常の検査での被爆はほとんど問題にならない程度であるが、特に若い女性や子どもなどでは当然のように被爆を気にする人がいる。X線検査であることは最低限告げるべきであるし、それに対して不安を示すようであれば丁寧に必要性や安全性に関して説明をした方がよい。もちろん大した必要がないのにX線検査をすべきではないのだが、医学的に必要があるのならたとえ妊婦に対してでも検査をする必要性を説明して実施しなければならない。

　時々問題なることとして、病棟でのポータブル撮影がある。関係者は撮影時に席を外しながら、同室者は置いておかれるというような場面がないだろうか。確かに実際の被爆量は問題にならない程度かもしれないが、職員が避難しながら患者は移動させないというのは合理性にかけるのも事実である。最低限動ける人には部屋を出てもらう配慮は必要だろう。

❷ 造影剤の使用

ヨードを主成分にした造影剤でショックなどの副作用が起こることはよく知られている。最近の造影剤は血管の刺激性や吐き気、蕁麻疹といった副作用はかなり少なくなったが皆無ではない。また、ショックなどの重大な副作用の危険性がなくなったわけではない。

かつてそのためのヨードテストの是非が話題になった。その有用性に関して疑問が出され、テスト時の危険も考慮するとテスト実施の合理性はないと考えられるようになったが、長い間添付文書には「テストを実施することが望ましい」といった記載が残っていたため、慣習としてテストが行われていたという時代があった。このこと自体が少なからず問題である。今日では添付文書も改訂され、テストアンプルも添付されなくなって、まずテストは行われていないであろうが、法律関係者の中には判例が改められない限りはテストをしておいた方がよいとする意見もあるようだ。問題はむしろテストをしたかどうかよりも実際に使用する場で何か問題が生じたときに対処できる体制があるかどうかである[53]。

ともあれ患者にも造影剤を使用する理由、副作用がありうること、その場合どんな症状が出るのかといった点をきちんと説明し、おかしいと感じたときには速やかに伝えるように説明しておく必要がある。検査でショックなどの重大な副作用が生ずることは、患者にとっては納得しにくいことである。稀とはいえ、ある程度の確率で重大な副作用が起こることは不可抗力であるが、その点を説明することの重要性とともに、その危険を配慮しても行うだけの理由があるかどうかを常に意識して説明できるようにしておかなければならない。

ことの重大性を考えると文書での同意をもらった方がよいかもしれないが、血管撮影ではもちろんそうしているものの、CTでの造影というような場合には省略しているのが実情である。このあたりは再検討の余地があるとしても、機械的に同意の署名をもらうというようなものでは訴訟対策の域を出ない。

9. 重大な影響をもたらしうる検査の場合

具合の悪いところがあって検査するのであれば当然その結果は気になるはずであるが、「知らぬが仏」ということわざがあるように敢えて知りたくないという場面は存在する。プライバシーの問題を含めて、HIVなどの感染症の検査や先天異常などの検査では検査を行うこと自体に慎重な配慮が求められる[22)45)]。

❶ HIV

これはいうまでもなく本人への心理的影響のみならず周囲の差別的な感情などに配慮すべき疾患である。その一方で、診療に伴う感染の防止という点で最近ではルーチンにチェックしておかなければならないことでもある。

通常手術や観血的な検査などでは事前にHB、HCV、梅毒などと一緒に検査することになる。これらは今やスクリーニング検査の一部として特に意識されずに実施される嫌いがある

が、HIVに関しては特にプライバシーへの配慮が求められ、旧厚生省もこの検査に関しては実施すること自体に同意を求めるように通知している。

　HIVのみを別扱いするべきかどうか議論はあるだろうが、ほかの感染に比べて予後不良と思われ、疾患に対する差別的な感情の無視できないことを考えればやむを得ないだろう。むしろこのような感染症のチェックをルーチンに行っていること全般を理解してもらうようにすべきではないだろうか。HIVに限らないことであるが、本来このような検査をするということがそれらの疾患であることを疑っているという意味ではないことを理解してもらう必要もある。

　なおHIVについてはもし結果が陽性であった場合、プライバシーや本人の心理的な面に十分配慮して結果を伝える必要がある。通常の検査報告と同じように扱うと、感染の事実が広く知られてしまう危険が大きい。

❷ 胎児の検査、遺伝子の検査

　近年の検査法の発展により、出生前診断がいろいろな面で可能になってきている。エコーのような非侵襲的検査は日常的な診察法であると同時に、奇形などに関する出生前診断の検査という側面ももっている。

　妊婦の検診で診察を行うということが、異常を早く発見して適切な対処をするという意味であることはお互いに了解しているはずであるが、胎児の奇形といった異常をはじめから意識しているとは必ずしもいえない。胎児の異常はたとえ確率が低くても現実にありうることであり、もし異常が発見されたらどうするか、その方針を医療者とともに妊婦およびその夫らと検査を行う前に話し合っておくことが本来なら必要であろう。もちろん妊娠という本来喜ばしい場面でいきなり異常の話を切り出すのは適当でないかもしれず、伝え方には工夫も必要である[30)70)]。

　より侵襲のある絨毛検査や羊水検査あるいは胎児の異常を積極的に調べる母体の血清マーカーの検査や画像診断などを行う場合、その結果がもたらす倫理的な意義を十分に考慮して実施すべきであろう。知らないでいる権利もこのような場合には積極的に提案する価値があるのではないだろうか。したがって、検査をする前にその意義を説明して同意を得る必要がある。患者側が希望した場合でも、その結果がもたらす意味がわかっているのかどうかを確認してから実施すべきである。したがってこのような検査を実施するに際し、もし異常が判明したときにどのように対処するかをきちんと考えておく必要があり、少なくともカウンセリングが十分にできるということが前提になるのではないだろうか。

　ところで異常が発見された場合の対応の一般的なルールというものは、特に存在しないのではないだろうか。当院でもこのテーマで議論になったことがある。産科のチームが、出生後に治療できるような軽度の異常に関しては夫にのみ伝えるという見解を示したことに対し、それはICの原則に反するものであり、事実を告げたうえで子どもの障害が受容できるように支援するべきだという反論があった。論理としてはその通りであり、事実を隠したところに自己決

定はあり得ず、重大な問題だから周囲が気を遣ってよいようにしてあげるというのはまさにパターナリズムの考え方にほかならない。

それに対し、親になるというプロセスで失敗すると回復が難しいという意見も出た。つまり事実を告げることで、生まれてくる子どもの親の責任が十分に果たせなくなってしまう危険があり、このような場合にはある程度情報をコントロールするのもやむを得ないのではないか、というものであった。

結論が明快に出るものではないが、形式的な IC を目指すことで関係者が不幸になるような事態は避けなければならない。当事者がじっくり考えるべきことであるが、パターナリズムの考え方をすべて排除することが適切とは言い切れないような現場が存在するように思う［6-7.「患者に自己責任を負わせることの是非」（128頁）参照］。

10. 内服薬の処方

薬を処方することはごく日常的な診療行為であり、あまり意識することなく行われている。患者の方も薬だけ出してくれればよいといった希望を述べることも少なくない。しかし内服薬でも時には生命にかかわるような重大な副作用が出現することもあり、本来もっと危険性を知ったうえで納得して服用してもらいたいものである。しかし病院で処方された薬の解説書が多数市販されていることをみると、患者の関心があるのに十分な説明がされていないというのが実情なのであろう。あるいは医療者が考える説明の在り方と患者のニーズとのギャップがあるということかもしれない。

近年保険の点数が認められたこともあって、服薬指導が広く行われるようになってきた。また院外処方も普及し、院外の調剤薬局で服薬指導をすることも増え、複数の医療機関での薬歴を一元的に管理することも徐々に多くなってきている。これは望ましいことであり、薬剤に関する情報提供を薬剤師が責任をもって行うことで、その質が向上することが期待される。その点で薬剤師の責任も大きくなってきているのだが、現状では処方医とのコミュニケーションなどの点で課題も多く、必ずしも十分な効果があがっていない。服薬指導の実際に関しては別項を参照されたい（表8）。

表8. 投薬の際の説明

薬が必要になる理由	病名・病状などの説明の中で
投与する薬剤名	具体的な名称あるいは分類
期待される効能	症状がどのように変わるのか
予想される副作用	頻度の高いもの 頻度が低くても重大なもの もし副作用が生じたらどうすればよいか
服用方法	投与経路 服用の時期
常用薬の有無	配合禁忌の説明
過去の副作用歴	積極的に問う

❶ 使用目的

　処方薬のそれぞれがなんのために出されているのかを理解してもらうのは案外難しい。治癒させるための処方なのか、症状を軽快させるためのものなのかなどもきちんと説明しておくべきものである。特に複数の薬剤がある場合などは、より明確にしておかないと混乱のもとである。もちろん現在は薬に関する詳細な説明は薬剤師の仕事になってきているが、なかなか処方の意図は処方した医師以外にはわかりにくいことであり、薬剤そのものの説明は薬剤師が行うとしても、薬を使う意義など診察場面での説明は欠かせない。

　また慢性疾患も増え、予防的な目的で服薬してもらうことも少なくない。何も症状がないのになぜ薬を続けるのか、その意図が明確でないと患者のcomplianceは改善しない。

❷ 予想される副作用

　とかく薬に関する説明というと副作用のことが注目される。本来の薬効の方が重要な気もするが、副作用への関心は強いようである。

　副作用を強調することは薬の危険性を必要以上にあおるという危惧もなくはないが、本来薬物にはそれ相応の危険は潜んでいるということを知ってもらうことには十分意味がある。副作用による被害を最小限に止めることは重要であり、その徴候がみられたら速やかに服用を止めて受診させるという指導をしておくことは患者医療者双方のためになるだろう。患者も自ら参画することが医療の安全につながることを知ってもらうことも重要である。

　副作用と一口にいっても臨床薬理学的な主作用・副作用という意味ではなく、有害な現象という意味で使っている患者は多い。また区別が明快ではないかもしれないが、かぜ薬で眠くなるというような副作用と、アナフィラキシーショックのようなものとはかなり質が異なる。前者のように薬理作用としてほとんど必然的に生ずるが一過性で軽い作用であればその事実を指摘しておくことが不安を未然に防ぐであろう。後者のような、時として生命にかかわるような副作用については頻度が少なくてもその可能性に触れておき、素早い対処ができるようにすることに意味があるが、はじめからそのような問題を強調すると必要な薬を飲んでもらえないというジレンマも生ずる。ともあれ副作用を恐れ過ぎて肝腎な治療が行えないのは患者にとって本来好ましいことではない。ただこの問題は疾患によっても事情が大きく異なり、臨床医の裁量による面が大きい。

❸ 服用の仕方

　服用方法も案外知られていないことである。1日に何回服用するのか、それはどのようなタイミングかということは特に複数の薬剤があると不徹底になる。

　よくいわれるように「坐薬」の意味や「食間」という意味など知らない人は現実にいるのである。またシールされている錠剤を、パッケージごと飲んでしまうというような信じ難いことがしばしば起きているということを聞くと、患者への薬の服用の指導は慎重にしなければなら

ないことに気づく。あるいは飲み忘れたことに気づいたときにどうするかとか、夜勤のある仕事をしている人の服用はどうするかとか、海外旅行へ行き時差がある場合の服用のタイミングは、といった具合で不規則な服用のパターンは数多くあり、そのようなときに戸惑わない指導はしっかりやっておく必要がある。飲み忘れに気づいて慌てて2回分服用し、寝込んでしまったというような話は珍しくはない。

❹ 適応外処方

　保険適応になった薬剤はそれぞれ適応症が決まっている。薬理学的かつ臨床的に有効だと考えられていても、適応症に当てはまらないものは適応外処方ということになる。この適応症は申請時のデータに基づいているので、同じ成分なのに申請の際のデータが異なれば適応症が異なるということもある。

　ともあれ保険診療を行う限り基本的に適応に沿って処方することが義務づけられているのだが、現実には適応外処方は広く行われている。代表的な例としてかつてはアスピリン製剤の循環器疾患への投与例があった。いくら世界的に常識であっても本来は認められないものであり、同様のことは抗癌剤などでも問題になっている。

　このような使い方をする場合、まず保険の審査というハードルがある。査定されても医療機関がその分をかぶるだけと考えがちだが、そうともいえない。一般にこの種の治療を行う場合には高額療養の対象になることが多く、自己負担分を支払ったあとに一定の金額を越えた分が還付されるが、査定された額の自己負担分は還付されないのである。そのようなお金に関することも予め話しておく必要も時にはあるだろうし、事後承諾的に説明を要する場合も出てくるだろう。

　ともあれ原則的に適応外処方は禁じられているわけであり、文献的に認められているということを根拠に使うという場合には事前にその点を十分説明して正当性を理解してもらうことが必須になる。今後このような場合に保険診療を止めて全部私的保険で賄うという方法も出てきているが、自費診療なら当然莫大な費用がかかることであり、保険制度自体をよく説明しておくことも今後は必要になるかもしれない。

❺ 妊婦への投薬

　「妊婦への安全性は確立されていない。使用にあたっては治療上の有益性が危険性を上回る場合に限って…」というような文章がほとんどの薬剤の添付文書に載っている。これは製薬会社にとっては非常に重要なものかもしれないが、これでは臨床医に責任を転嫁しているだけのことである。危険性よりも効果が期待できるから使うのは妊婦に限ったことではなく、あらゆる場面で当てはまる。このような文章があっても判断のよりどころが示されていなければ実際に処方する者にとっては何も役立たない。

　もちろん通常の投薬に比べて、妊婦の場合には慎重にならざるを得ない。しかし現実に病気があって治療を要するのであれば、可能な限り安全な方法を用いて治療を行うべきである。副

作用を恐れるあまり必要な治療を行わないのは本末転倒ではないだろうか。もちろん治療を強制することはできないが、リスクを十分に説明し、治療の必要性を理解してもらわなければならないことはいうまでもない。

　治療の有益性と危険の比較に関して、催奇形性に関するevidenceで判断する考え方があるようである[49]。基本的な考え方としては正しいのであろうが、催奇形性があっても有益性が上回ると考えられる場面は少なくない。てんかんなどはそのよい例である。催奇形性があるから直ちに使ってはいけないということではない。

　結局は治療の必要があるかどうかである。妊娠中にも治療をしなければならない疾患であれば、服薬に伴う危険を十分説明したうえで治療を行うべきである。このことは事前にしっかりと理解させておかないと、はじめは納得したようでも経過とともに不安になって治療が不完全になる場合がある。妊娠中に治療を始めるのは急性疾患が多いであろうから、比較的理解を得やすいかもしれないが、慢性疾患の場合が特に問題になるだろう[30]。

●事例　てんかん患者の妊娠●

　若い女性でてんかんのために服薬している人は少なくなく、いずれ妊娠や出産ということが具体的になることが予想され、そのときにどうするかは現実的に大きな問題である。これはICの在り方を考えるときのよい例になると思われるので、少し詳しく述べたい。なお、てんかんにもいろいろなタイプがあり、発作の形によってはかなり事情が異なることもあるが、ある程度単純化することをお断りしておく。

　てんかんは慢性疾患であって、多くの場合に薬を飲み続けることが必要になる。もちろん服用によって催奇形性などのリスクが高まることは事実であるが、一方で妊娠中に発作が起こった場合の危険も考慮しなければならない[52]。

　もしなんらかの異常児が生まれたとき、親は当然その子どものケアをし続けなければならない。それはどんな夫婦にとってもある程度の危険性は存在し、そのときには親としての責任を自覚してもらわなければならないことになる。要は悪い結果が出たときに、自分たちが納得できるかどうかという問題である。

　私は若い女性患者の場合、遅くとも高校生くらいになればこのテーマを一緒に話し合うことにしている。もし発症がそれ以降であれば治療開始時に話す。これは決して早過ぎることはなく、結婚の意味が理解できる段階になれば早めに説明しておくべきだろう。

　内容としては基本的に治療が必要であれば、当然妊娠中も治療するのが原則であることを話し、その場合にはある程度の危険が増えること、しかしその数字は一般的にとてつもなく大きなものではなくせいぜい10％程度であること、そして治療しなければ発作の危険が増し、それによって流早産の危険、低酸素脳症などの危険が生ずることなどを説明する。したがって妊娠を考えることは決して無謀なことではないのだが、中途半端な治療になることが非常に危険であることを納得してもらうことが重要だと考えている。

　さらに日頃からこのテーマをしばしば話題にして、結婚を考える相手ができたときなど

には2人で真剣にこのことを考えるようにきちんと告げてもらうように話している。そして、できれば2人を相手にして病気のことや治療法のこと、取りうる選択肢などを説明し、理解を深めてもらうようにしている。

時としてこれが破談につながることがある。残念なことだが結婚にもICが必要だと考えるので、ある程度やむを得ないのではないかと考えている。また本人も夫も理解しているのに産科医が無理解で中絶をされてしまった非常に残念なケースも実際にあった。当事者がそのような結論を出した以上尊重せざるを得ないのだが、当人たちが確固たる信念をもっていれば少なくとも再度相談する機会があったのではないかと考えるのだが実際には相談はなく、理解させることの難しさを感じるとともに、善くも悪くも医療者による説明の影響力が大きいという現実を思い知らされた。たまたま出会った医師によって診療内容は大きく変わり得るのが現実である。

11. 注射

何気なく行われている注射であるが、薬剤によってあるいは手技によって、ときには取り違えなどの事故によって重大な障害が生じている。もちろんそのような危険はごく小さいものであるが、起こってしまえば重大であり、ICが必要にあろう。内服薬などに比べ、間違いがあったときに体内に吸収される時間が早いので障害が発生するのも早い。

事故防止という観点でも、注射による治療を行うことを伝えることは重要である。もしその予定がないことがわかっている人に注射が行われそうになったとき、患者がおかしいと感じれば未然に防げることもある。

薬剤によってほぼ確実に生じる副作用もあり、たかが注射とあなどってはならない。成分としては問題になりようもない輸液であってもそのスピードによって心不全などが生ずることもあるし、点滴が終わったときどうするのかというような単純なことでも初めての人にはわかりにくいものである。看護師が頻繁に見に行くのは当然であろうが、終了時にタイミングよく居合わせるわけではない。

12. 輸血

輸血には特別な配慮が必要とされる。それは日常的な治療行為であっても、相当な危険性をもっているからであり、保険請求上も文書での同意を条件としている。いうまでもないが、これは血液型の判定ミスや取り違えといった危険性を想定しているのではない。このような過誤による異型輸血の危険性を説明して同意を得るのはICではなく単なる責任逃れであり、実際にそのようなことが起これば当然責任を問われる。

血液型の問題のほかにも、血液は現在チェックされているHB、HCの肝炎、梅毒、HIVなどはもちろん、ほかの未知の感染症の原因になりうるし、GVHDといった重大な反応が生じ得ることも知られている。血液型についても不規則抗体が存在するなどの理由で判定に苦慮

するようなことも稀ではなく、不可抗力といってもよいような異型輸血の可能性は捨てきれない。しかし、このような問題点を医学的に説明して理解を得るのは困難といってよい。

輸血には人為的なミスとは別に、不可抗力的な副作用があり得ること、そして時には致命的な障害になりうることを説明することが基本であり、その原理を解説することはあまり有意義とはいえないように思われる。いろいろ問題があって本来は好ましいことではない輸血がなぜ必要なのか、という点を説明する方がずっと重要ではないだろうか。そしてそれには代替手段がないのかどうかを説明することが重要である[34]。

外科的な処置に際しても、従来よりも術中の管理が行き届くようになって、出血があったからといって必ずしも輸血が必要になるとはいえない。また、大量の出血が予想される場合、自己血を用意しておくという手段も有効であるし、出血した血液を吸引し、再利用する方法も普及してきている。そろそろ輸血の細かい運用についても説明して、その利害をよく理解してもらうことが必要になってきているのではないだろうか。

エホバの証人の輸血拒否問題もあり、輸血の可能性がある場合には事前にそのことを説明しておくことは重要である。保険請求上は緊急時には事後承諾でよいとされているが、できるだけそのようなことは避けたい。

13. 看護ケアにおけるICの重要性

看護ケアのICということは本来非常に重要なのに、あまり注目されていないのではないだろうか。入院中の患者にとって看護のかかわりは非常に大きく、医師の接し方がある意味では表面的かつ観念的なのに比べ、具体的で密接なところがある。しかし医師の選択ということは話題になっても看護師の選択ということはほとんど聞かない。

診療の基本方針を決めるというような意味でのICとは異なるが、日々行われている看護ケアについても十分な理解と選択が行われるように配慮してゆくべきである。また、看護計画が本当に患者のニーズに合ったものなのかどうかは真剣に検討するべき課題である。

実際の医療では看護師がかかわらないケアの方が少なく、特に入院中はほとんどのことに看護師が関与する。それも身体に密着したものが多い。しかし、清拭とか排泄などのケアは患者にとって大切なことであっても、本来あまり他人にかかわってほしくないことでもある。病状によってはやむを得ないことであるが、そのような感情は無視できないことを知って患者と接する必要があり、なぜそのようなケアが必要なのかを説明することが第一である。

また、性別に関する配慮も重要であろう。男性も増えてはきたが看護師の圧倒的多数は女性である。国民性などの違いはあるかもしれないが、女性が男性患者のケアをすることには比較的抵抗が少ないようである。しかし、決してすべての男性患者がそれに満足しているとはいえないだろう。特に若い男性が若い看護師に陰部などの処置をされることは決して望んでいることではないのではないだろうか。

それ以上に女性患者を男の看護師がケアするという面は、問題をはらんでいるように思われる。この点は01年春頃、特に男性の助産師を認めるかどうかということでも議論になってい

たが、その議論をみていてどうも医療者側は理念を優先しているという印象が強い。男女が平等に職に就けるべきだという考えや、助産婦の役割が分娩介助だけでないというような主張に対し、実際にケアを受ける女性が「嫌だ」という声をあげている事実を率直に認めるべきではないかと感じた。構わないという人もいるだろうが、嫌だという人がいるときに観念的に我慢を強いるという考え方はICの考え方からいっても問題であろう。そもそも男性の助産師問題を議論する前に、既に定着しつつある男性看護師の女性患者のケアの在り方を含め、性差への配慮についてもっと議論すべきではないだろうか。

　圧倒的多数の女性看護師のケアが当たりまえになっている現実の前に無視されている男性患者の感情という面を含め、男性の看護師は本来もっと看護の場で活躍できるはずである。その一方で、無原則に女性患者のケアに男の看護師がかかわることについてもっと慎重に相手の感情に配慮する必要性を感じる。これは高齢の女性であれば構わないということではないはずだ。

　そもそも看護ケアは身体に密着したものであり、そのような行為を気に入らない看護師にされるというのはストレスになるだろう。男女の区別も重要だし、それ以外でも相性のようなものは存在する。嫌だという感情があるとき、そのケアを拒否することができるのだろうか。理念的には拒否することは許されると考えるが、実務的には必ずしも希望に沿えるとは限らない。わがままとの区別がつきにくいものであるが、理由が正当であれば認められるべき権利ではないだろうか。現実にはその日その時間帯の担当者は業務として割り振られ、患者に選択権があることはまずない。そのような権利を認めたら仕事にならないというのが現実であろうが、これまでがそうだから今後もこのままでよいという理由にはなるまい。

　とかくICは医師患者関係に矮小化されやすいが、看護についても同様の考えが成り立つことを真剣に考えるべき時期にきているように思う。そもそも患者にどのような看護サービスを提供するのか、この領域でもいわばパターナリズムがはびこっている。看護師が適当と考える方針がそのまま実施されてしまう傾向があり、「患者のため」といいながら患者の存在が意外に希薄であったというのが実情であろう。標準看護計画といった成書をみると、例として挙がっている看護問題がどうもしっくりしないように感じることが多い。本来紋切り型の計画ではなく、患者の個別性を重視した看護ケアが必要になるはずである。それに関連して本当に患者のニーズに合った看護を提供すべく、看護計画の開示が現実のものになってきている。この具体的な面は別に記載されている。

14. 障害の受容

　なんらかの機能障害が残るということを理解してもらうのも難しいことである。
　頭蓋内疾患では運動麻痺や言語障害、あるいは意識の障害などが固定化して改善が見込めなくなることは医療者ならばおよそ見当がつく。しかし、当事者は時間が経てばもう少しよくなるのではないかと考えがちで、そこに過大な期待をもたれると失望が待っている。このような身体機能のハンディキャップだけでなく、透析治療のように生命維持のために治療を続けなくてはならないといった疾患も少なくない。

このような場合、冷静に現状を受け入れてもらうためには改善が見込めない根拠を示さなければならない。しかし、あまり結論を急ぐと拒否的になってしまい説明の効果が薄れてしまうこともある。障害を受容してもらうという場面は実は緊急性がないはずであり、じっくりと話し込むゆとりがほしい。また、受容のためにセカンド・オピニオンを聞いてもらうのも有用であろう。

15. 「実施しないこと」の確認の重要性

概して何かを行うという場合には慎重になるが、しないというときは安易にその選択をしてしまう傾向がないだろうか。

症状の悪化が予想される場合でも、年齢や診療に伴う危険などを考慮して何もしないという選択をする場合はしばしばある。これが事情を十分理解したうえでの患者の選択であればよいのだが、合併症による問題の発生を恐れて医療者が積極的な提案をしないという結果だとしたら問題になるかもしれない。医学的に考えて本来は治療法があるとき、敢えてそれをしないという方針を選ぶことになった場合にもその決定に至ったプロセスを記録し、お互いに確認し合うことは重要である。

あまり耳にしないが、"Informed refusal"という言葉もあるそうだ[20]。説明を受けたあとで提案された方針を拒否するということらしいが、そもそも「拒否」も意思表示の1つであることは自己決定の基本であり、拒否する選択肢も本来ICの範疇に入るものであろうから、敢えて区別する必要もないように思われる。しかし、従来の習慣では結果として何も行わないということになると「同意書」が書かれない傾向があり、意思表示の記録が残らないという問題がある。情報を得て、納得のうえで「行わない」という選択も「同意して行う」という決定と同じ重みをもつということを認識するうえでは意味のある言葉かもしれない。

16. 途中経過を随時報告

早い段階である程度きっちりした説明をしてしまうと、忙しいこともあってあとはじっくり話をする機会を設けないまま診療が進んでしまうことがある。医師は既に説明したし、だいたいそのように進んでいると考えられれば改めて説明するまでもないと考えがちである。しかし患者の理解というのはある意味では表面的なものであり、時間経過とともに些細なことで気になる点が出てきたりする。それが医療者からみれば予想された変動の範囲内の取るに足らないことであったとしても患者にとっては不安材料になるものであり、逐次そのような疑問に答えてゆくのが望ましい。

回診時など日頃から少しずつでも会話を続けていれば大きなズレが生ずることは少ないだろうが、立ち話ではしょせん表面的な会話になり、プライバシーの問題もあって方針を議論するような場にはなり得ない。時々は意識的に面談の場を用意するようにしたいものである。特に表情から何かを訴えたいと推察されるような場合は是非そうすべきである。もちろん看護師がなんらかの情報をキャッチして主治医に伝えたなら、相談して医療者側からの積極的なアプロ

ーチをすべきである。

　また、検査の結果説明は独立した場面になるとは限らないが、いろいろな局面で発生する。診断が確定するというような重大な場面であることもあるし、経過観察の場合もある。それぞれ重みは異なるが、患者の関心はそれなりに強いはずである。なんらかの検査で結論が出て、これからの方針を話し合うというような場合にはお互いそれなりの覚悟をしているのでそれほど問題は生じない。

　しかし、経過観察の場合など特に異常値がないとコメントもせずに過ぎてしまうことがありうるので、注意しておきたい。最近は検査結果を求める患者も多くなり、実際に慢性疾患などでは数値を自分で把握して健康管理に役立てることも重要なので、できるだけ重要な数字などを手渡せるようにするとよい。

　病名についても初診時、入院時に診断が確定しているとは限らず、むしろはっきりしていないことの方が多いであろう。経過とともに予想していたことがより明確になってきたということであれば、それほど改まった面談は必要ないかもしれないが、予想と異なる結果が明らかになってきた場合には、どこかできちんと説明の場を設けるべきである。

　情報をその都度提供していたとしても、本質的なところは一般の人たちにはわかりにくいものである。また、主治医自身が確信をもてないような段階でいろいろな可能性を挙げると混乱を招く場合も少なくない。同様にあまりにも頻繁に修正をするのも考えものであり、診療側の方針が明確になってきたところで最終的な判断として説明するのが適当であろう。もちろんなかなか診断がつかない場合もあり、そのときにはその事情を説明する場を設けた方がよい。

　一般に外科系の科では手術という大きなイベントがあるため、その際にじっくり話をする機会が設けやすい。そのようなものがない場合には意識的に話し合う場を作らないとズルズルと診療が進み、意思の疎通が図れないことがあるので注意したい。

17. 退院・転院

　退院時には当然ながら、その後の療養上の留意点などを説明しておく必要がある。特に近年平均在院日数を短縮する動きが強いこともあって、具体的な診療行為がなくなると直ちに退院ということが多くなっており、退院後も外来での治療が継続することはもちろん、いろいろな注意点も少なくない。

　少なくともどのような状態があったら受診すべきか、という点は明らかにされていなければならない。また、その点は患者のレベルで判断できる言葉で説明されてなければ無意味である。想像以上に我慢強い患者は多く、問題が生じているのに受診しないということは避けなければならない。

　ところで入院のところでも述べたが、一般の人たちの考える退院のイメージと現実との間には大きなギャップがある。特に平均在院日数の短縮が叫ばれ、患者一般が考えるよりも退院は早くなっているため、退院を了解してもらうプロセスにはかなりの労力を割かなければならない。

退院が即完治を意味するものではないことは当然である。それでも急性疾患と慢性疾患とでは退院の意味がかなり異なる。前者では治癒に向けて大きく前進したことを示すであろうが、後者では必ずしもそうではない。入院して行う診療とは別に外来で長く継続する診療が待っているわけである。

　そのような意味をよく理解してもらう工夫が求められる。実際に慢性疾患が増えているし、悪性腫瘍でも化学療法のための短期間の入退院を長期に渡って繰り返すことが多くなり、慢性疾患に準じた対応も必要になってきている。そのときの「退院」がどのような意味をもつものなのかをよく説明しなければならない。

　一般の人たちの感覚では、退院となればほぼもとの生活に戻れると考えるのが普通である。もちろん入院中に悪化して死亡退院というようなことがあるのは承知しているだろう。しかし最近よくあるような、寝たきりのような状態で症状が固定し、自宅で介護ができなければ転院というようなケースを理解してもらうことはなかなか難しい面がある。

　もちろん事情を説明して理解してもらえることも多い。急性期の診療をしている病院であれば次々に急患が運ばれてきて新規の入院があり、その機能を果たすためには慢性化した患者には移ってもらう必要がある。その現場をみるうちに理解してもらえることは少なくない。しかし、実際には不承不承退院してゆくという場面は珍しくないのが現状である。医療制度のことなども説明しながら、病院が地域でどのような役割を果たさなければならないのか、そのためには慢性化した患者を誰が治療あるいは介護していくべきなのか、といった深刻なテーマを話題にして理解してもらう努力をしなければ医療不信を招くことにもなるだろう。

　逆に患者が医師の指示に従わずに勝手に退院しようとする場合がある。それが患者の意志だとしても、入院治療を要する状態だとすれば自由に退院を許可することにも問題がある。患者にその退院が不適切であることを理解させる努力が必要である。患者が冷静に考えられない状態である場合も少なくなく、明らかに患者の不利益になると思われるときにはなんとか止めさせるようにすべきであろう。もちろんその努力にも限界があり、押さえつけて阻止するようなことは原則としてすべきではない。現実的には時間稼ぎをしながら家族らに連絡をとり、彼らと一緒に善後策を協議するのがよいと思われる（図8）。

障害が残ったら

【脳の障害の特徴】
　どのような病気であっても，どんどん良くなれば問題ありませんが，脳の障害の場合は治療をしてもさまざまな後遺症が問題になります．これは神経が一度ダメになると元には戻らないからです．後遺症とは要するに治療しても良くならない症状のことです．

【介護が必要になったら】
改善の見込みがなくなったものの自立できる症状でないとしたら，そなたかが介護（要するに世話です）しなければなりません．それが困難であれば介護を主とした病院（いわゆる老人病院など）や各種の施設を利用していただくことになります．
　手助けをしてもらえれば家庭でみて行けるという場合もあるでしょう．訪問看護，デイ・サービスなど利用できる制度はいろいろありますが，これらは主に介護保健の対象に入りますなりますから，申請をして介護認定を受けるようにしてください．なお65歳未満の方で，外傷や腫瘍などのために具合が悪くなった場合には残念ながら介護保健は使えません．
　このような問題に限らず情報をよく集めて方針を決めてください．

【なぜ移らなければならないのか】
　それにしても「症状があるのになぜ退院しなければいけないのか」と疑問をもたれるかもしれませんが，当院では急性期の治療を行うことが中心で，長期療養が必要な方がおられると新しい患者さんが入れなくなってしまい，病院の機能が麻痺してしまいます．現に今回こうして入院することができたのも，以前おられた同じような患者さんが移って下さったからです．このような事情を是非ご理解ください．決して一ヵ月とか二ヵ月というように機械的に期限をつける訳ではなく，リハビリテーションの効果が維持できない状態で，症状が固定した場合に退院・転院などを考えていただくことになります．

【とりあえず行って頂きたいこと】
　そこでご家族の間で早めに障害をもった患者さんを介護することができるかどうかを良く相談しておいてください．同じような症状であっても家庭の状況によって方針はことなります．介護は長期にわたりますから現実的に考えることも大切です．必要であれば，患者さんの状態に応じた病院や施設を利用していただくことになります．
　なお現実問題として転員を考えてもすぐに転院先がみつかるものではありませんから，経験的に転院などが予想される病状であれば，症状が固定する前に具体的な検討をお願いすることになります．介護保健の申請を含め，いろいろな手続きが必要になるでしょう．

【ご相談は】
　どのような方針を選んだら良いのか，主治医だけでなく担当看護婦，ソーシャルワーカー（医療相談室の係）などが協力して具体的なプランを検討いたします．お気軽に声をかけてきてください．

聖隷三方原病院　脳神経外科

図8．障害をもって退院される患者さんへの説明書

18. ターミナルの迎え方

　医療者にとっては日常的な場面かもしれないが、患者やその家族にとって臨終は人生の一大事である。その場面をどのように迎えるかは非常に重要であり、また人によって価値観が大きく異なるものでもある。

　臨終の場に居合わせることに意義を感じるのかどうか、これにもそれぞれ異なった考え方があるように思われる。肉親が到着するまで死亡宣告をしないでくれといわれることも稀ではない。その一方で、危篤状態になって面会してあれば臨終の場にいることにこだわらない人も多くなってきた。予想外に亡くなる場合は別として、ある程度予想される死をどのように迎えるか、事前によく話し合っておくとよい。

　近年、予後不良と考えられた場合の予想された死に際し、無意味な蘇生術を行わないことが普通になってきたようである。われわれの病院では予後不良と思われていながら予期に反して突然悪化したような場合を除けば、ターミナルステージにある患者の蘇生はまず行われない。しかし、このような考え方には個人差があり、あらゆる手を使ってみなければ納得できないという方も中にはいるので意志を確認することは重要である。

　また、蘇生をしないという意味の"DNR"という言葉も普及してきたが、誰がどのような根拠でそう判断したのか、あまりにも安易にDNRとしてしまうのも危険である。本当に行うべき治療がなく、どのような処置をしても最終的なゴールが変わらないのかという点をまず確認する必要がある。

　これは患者自身も誤解していることがあるが、高齢でそれなりに重い病気であればもう治療しなくてよいという意味で「尊厳死」ということがある。本当にそうだろうか。いくら高齢であっても相応の治療をすることで事態が改善し、有意義な生活が送れるとしたら直ちに治療を打ち切るというのは安易過ぎる。もちろんそのことを理解したうえで治療を拒絶するという選択肢があってもよいとは思うが、そこまで十分に検討されないままDNRと判断するべきでない。つまりここでもICが重要になるのである。

　十分検討され、医学的にも治療の効果がないと判断され、患者の事前の意志や家族の意向を十分考慮したうえでDNRという結論が出たのであれば、関係者はもちろんそれを尊重しなければならない。当然家族は静かな看取りを望んでいるのであるから、最期の場の雰囲気などにも配慮してゆきたい。看取る時間が深夜になるからといって、人為的に昇圧剤などを使ったりして引き延ばすようなことは許されない行為であろう。

● 人工呼吸器を外すことは可能か

　これも現実的でかつ難しいテーマである。
　脳死の判定がされた場合には慎重にその事実を告げて治療が無意味であることを理解してもらうことに正当性があるが、自発呼吸が残っていて明らかに脳死ではない病状であり

ながら、外せば相当の確率で生命の危険があると思われるような場で、意図的に呼吸器を外すことが適切かどうか、議論のあるところである。

いわゆる尊厳死に関して事前の意思表示があれば比較的決定は容易かもしれないが、そうでない場合、本人の意志は確認のしようがない。しかし、いたずらに呼吸器で延命を図っても回復の可能性がないのであれば、敢えて治療を中断することも許容されるのではないだろうか。死んではいないとしても、もはや自力で生きていくことが難しくなっている状態になったら、自然経過に任せるという方法は決して非倫理的とはいえないだろう。

ともあれ、このような決定は医療者が一方的に行うべきものではない。冷静に病状を説明し、呼吸器を外すことがどのような結果を招くことになるのかを具体的に話したうえで決定すべきである。曖昧な言い方をするべきではなく、はっきりと生命の危険が生ずることを述べるべきである。このあたりが明確でないと現実に事件として問題になりうる。

もしいろいろな意見がある場合には決定を急ぐべきではない。また、主治医として無駄に引き延ばすことが非倫理的と考えて提案しても家族が決めかねているような場合には、院内の倫理委員会などに見解を聞くことも現実的な方法であろう。

19. 臨終の場面にも IC が必要

通常は死亡宣告をする場面で特に詳しく説明をすることはないだろう。臨終に際しての説明というのは結局死因の説明が主になる。予想された死であればこの場であれこれ蒸し返すような説明をする必要はなく、何か説明を求められたら答えるくらいでよいはずである。もし診療側として特に説明しておきたいような事情があるのなら、一方的に呼び出したりせず少し時間をおいてその旨を伝えるという配慮は必要である。

剖検を勧める場合も当然あるが、それも親族との別れの時間に配慮して一呼吸おいてからした方がよい。また、その説明も強要にならないように注意したい。

さらに、死亡診断書も実は重要な情報提供の書類である。死亡の事実をごく簡単に要約したものといってよいかもしれない。公的なものでもあり、通常そのコピーを遺族が持っていることも多く、内容に疑義があると不信感を招くので記載には十分注意をすべきである。

死亡診断書で初めて正確な病名を知るということもあるかもしれない。また、最近はできるだけ ICD-10 の分類に沿って記載するようにとの通達もあるので、そのように書く医師も増えているであろう。しかしこの ICD-10 の病名は、特に小数点以下の分類まで正確に行おうとすると慣用の病名と大きく異なっている部分があり、そのような点を説明しておく必要も生ずる。

死因は臨床診断によるものであり、必ずしも病理学的に裏づけられたものでなければならないものではない。確診に至らなかったからといって、心不全や呼吸不全といった死亡の際の状態を表しているに過ぎない病名をつけるのは適当でなく、そのような状態になった原因を医学的に推定する必要がある。初診から死亡までの時間が短く精査ができなかったときなど、臨床

表9. 急変時の対応

時期	処置	説明
発生時	直ちに緊急の処置 応援の手配 処置の継続	緊急事態であること、あとで説明する旨を告げる
小康状態またはある程度時間が経過したとき	処置の継続	取りあえずどんな状態かを説明 考えられることは何か 不明な点は何か

症状から病名をつけたような場合には当然その精度は落ちる。場合によってはそのような事情を解説しておくことも必要になるかもしれない。また外因死の場合、受傷の状況を記載することになるが、自ら確認できたこと以外、不確かなことは書かないという習慣も大切である。

20. 急変時

　急変というのは突然予想外の悪化があった場合であるから、患者やその家族とともに医療者も慌てている。しかし、より詳細な説明が求められる場でもあり配慮を要する（**表9**）。

　これは緊急事態であるから、通常の診療のように説明して同意を得てから実施するという手順は踏めない。まず処置を優先させることはいうまでもないことだ。このような場合現実的には患者本人に説明することはないだろうが、そばに家族らがいてもそのような危険な状態であることだけ説明し、あとは処置に専念するべきである。

　しかし処置に専念するばかりではなく、タイミングを見計らってどこかで説明をしなければならない。方法はいろいろあって、ベッドサイドに家族がいて処置をしながら口頭で話すようなことも1つである。しかし、急変のときには人や機器が集まってさまざまな処置が慌ただしく行われる修羅場であり、周囲に家族がいるといろいろ不都合もあるので、緊急事態が発生していることを告げたらあとで落ち着いたところで説明をする旨を告げて外で待ってもらう方が現実的であろう。

　落ち着けばそこで説明すればよいが、なかなか落ち着かないことも当然ある。そのようなとき、まず人を集めて指示を出し、方針を明確にしておけばまったく手が離せないということはないだろう。あまり長い時間をあけずに途中経過でよいので改めて状況を話すべきである。結論が出しにくい病状であれば断定的なことをいう必要はなく、節目ごとにわかったこと、はっきりしないことを区別して説明するとよい。

　もし夜間や休日などで人手が限られ、本当に手が離せないような場面であれば、看護師など周囲のスタッフに伝言でどんな状態かごく簡単に説明してもらうという方法ある。そのあたりは臨機応変に対処すべきであり、急変で処置に専念する一方で家族を置き去りにしない配慮が求められる。家族がそばにいない場面であれば当然連絡をしなければならないが、もちろん医学的に必要な処置は同意が得られなくても実施することになる。

　不幸にして急変後死亡されるという場面は残念ながら起こり得ることであり、ある意味では

日常的な場面である。また、予期しない死亡は医療者にとっても、遺族にとってもわだかまりが残りやすい場面である。このようなときにこそ正確な病状の説明が求められるであろう。

　予想していないということは原因がすぐには判明しないということも多くなる。誤嚥に伴う窒息のように、状況から比較的推定しやすい場合もあるがすぐには断定し難いことも少なくない。このような場合お互いに気持ちの整理ができていないために感情的になることもあるので注意したい。焦っていい加減な根拠で診断を告げることも問題であり、はっきりしない場合には死因を明らかにするために剖検を勧めることも是非実行すべきことである。病理学的な診断をきちんとしておくことは、その後何か死因に不審をもたれるようなことがあっても客観的な見解として役立つはずである。

　ただ最近予期しない死亡はことごとく異状死体であって、警察への届け出が必要だとする考えもあるようだが、これはあまり現実的なこととは思えない。しかし、一見病死と考えられてもなんらかの医療過誤がからんでいる可能性も否定はできないので、このあたりは慎重に対処したいものである。この問題に関する法的なあるいは公的な指針は出されていないように思う。先の考え方は日本法医学会が提唱しているものであるが批判も多く、外科学会などは公式に通常考えられる術後合併症での死亡は警察への届け出は必要ないとの見解を示している。また、医療事故があったら保健所を含めて行政に連絡をするようにとの通達はあるのだが、何が「事故」なのかの定義がない。現実的には刑事事件になるようなものではないと考えていても、病状の説明に家族が納得しないのであれば、警察への届け出もやむを得ないのであろう。

21. 書類を書く場合の留意点

　診断書や証明書など書類を求められることはしばしばある。このようなときに不用意な表現をとって患者に不利益が生ずることもあるので注意したい。例えば事故であれば保険金が下りるのに、疾病であるかのような表現をするという場合である。客観的な事実についてはその通りに記載すればよいが、曖昧なものを単なる推測で記載することはなるべく避けるべきである[36]。

　書類によっては患者を通さずに提出先に届けられてしまうようなものもあるが、多くは患者を経由して提出される。その際に患者に告げていない病名が載っていたりすると問題になる。診療の見込みなど本人へ説明したものと書類とで食い違いのないように注意すべきである。特に事故等の相手がある場合など、書類と説明との食い違いはさまざまな問題を生ずることになるので特に慎重にすべきである。

　患者にとって不利になるといっても、生命保険の加入時に告知をしていなかったことについて口裏を合わせるようなことはする必要はないし、してはならないことである。

22. 支払い

　従来この点はあまり真剣に議論されてこなかったように思われる。しかし、費用に関することは本来、非常に関心のあるところである。保険制度の財政悪化などで今後さらに自己負担が

表10. 費用に関する説明

保険に関して	使える保険 自賠責保険などの利用法 自己負担の割合
支払うべき金額	保険の自己負担 室料差額 特定療養費 保険外の自己負担 予想される金額
支払い方法	請求の方法 いつ いくら どのような形で
補助の制度	高額療養費の制度 公的負担の制度

増える見込みである。それに応じて患者の医療費への関心は高まるであろう。もちろん医療者には提供した医療サービスの対価は受け取る権利があるが、それが正当なものであることを示す情報が不足していたのではないだろうか（**表10**）。

❶ 費用

　請求額がどのように計算されるのか、ほとんどの患者は知らない。医療関係者も実はそれほど詳しくはないのである。ある程度責任ある立場になると、診療報酬収入の金額や保険請求の査定などに敏感にならざるを得ず、保険制度に関心をもつようになる。しかし、それでも患者にどのくらいの金額が請求されているか知っている人は少ないだろう。

　国民皆保険により原則的には無保険者はいないので、とてつもない金額を請求されることは稀であろうが、ちょっとした検査などで万単位の請求があると高いと感じることも少なくないはずだ。医療にはそれなりの費用がかかることは当然で、その仕組みを知ってもらうことも重要である。しかし、支払いの都度その説明をするのはまったく現実的ではない。

　実行すべきことはまず明細の提示であろう。明細を示せるということが重要なのであって、その額が適正かどうかというのは保険制度の問題あり、ICからはずれてしまう。現実問題として明細を見たからといって診療内容がわかるものではない。しかし患者にとって疑問があれば答える義務はある。

　よく手術をしていないのに手術料が含まれているというような疑問も寄せられるようである。一般の人にとっては手術と思えないような処置が手術に分類されているための誤解であるが、このようなことは説明しなければわかるはずがない。これに限らず誤解を招きそうな内容については、予め説明して診療内容の正当性を示すことも重要である（**図9**）。

入院医療費請求領収書　平成 15 年 01 月 28 日発行　1 ページ

５９整形外科　定期　　請求書No.002141

B213 号室　ID00542123　テスト　イハラ（テスト　イハラ）様　S12.01.07

社会福祉法人聖隷福祉事業団
総合病院聖隷三方原病院
〒433-8558 静岡県浜松市三方原町3453
TEL.０５３－４３６－１２５１

領収印

適用保険ごとの今回の請求額の詳細は、以下のとおりです。

請求期間 平成 15 年 01 月 28 日 ～01 月 31 日

保険		合計点数
政管	負担率 20 %	70,695

項目	初診	投薬	注射	処置	手術・麻酔等	検査
保険適用分	0	3110	5150	670	575000	12510
保険適用外分	0	0	0	0	0	0

項目	レントゲン	リハビリ	指導管理	その他	入院
保険適用分	8810	25000	2200	0	74500
保険適用外分	0	0	0	0	0

項目	文書料	室料差額	付添寝具	救急車	保険外検査	電気器具使用料
保険適用外分	3500	24000	350	0	0	750

項目	電話料	おむつ	その他
保険適用外分	0	900	100

減免額	医療費減免	室料減免	その他減免
	0	0	0

医療費合計	保険分自己負担額
706,950	141,390

	保険適用外合計
	29,600

消費税等対象額	消費税等
29600	1,480

食事療養費	食事負担額
8680	3,120

減免額合計	支払い合計額
0	175,590

・保険適用分の「初診」～「医療費合計」の金額は、医療費の総額です。加入保険の負担割合により「保険分自己負担額」の金額がお支払額となります。

図 9．明細を含む領収書の例

❷ 保険の査定の意味

現在の保険診療の多くは出来高払いであり、診療行為が先行してあとで審査があって実際の支払額が決まる。診療は保険適応であることが前提で行われているが、現実にはしばしば査定という形で減額されることがある。査定は直接的には医療機関の問題だが、高額療養の対象になると返還される金額が減ることになって患者への直接の影響もあり、最近ではこのような点に敏感な患者も増えてきた。

それはともかく、査定がどのような意味なのかを知ってもらうことも必要である。査定されることは「不当な診療」をしていたかのように受け取られているとしたら実情とはずいぶん異なる。多くの場合、相応の理由があって実施しているものを保険財政的な見地で減額しているのが実態であろう。一部ではレセプトの開示を一種の診療情報として積極的に利用しようとする動きもあるようだが、査定を受けることが不正請求というようなものでないことを患者に理解してもらうことは重要なことであろう。

このような金額だけの問題でなく、保険適応でない診療を行おうとすると診療全体が自費になってしまうというシステムの問題も無視できない。

❸ 見積りの提示

通常の商行為では売買の前に値段は明らかにされる。変動要素が多い場合でも見積りを示すことが普通である。しかし、現在の医療ではそのような形で費用の見積りを請求されることも、積極的に提示することもほとんどないだろう。

これは出来高払いという制度や、病気の特性で変動の幅が広いという理由がある。したがっ

て入院時に費用はこれくらいということがなかなかいえないのである。それでも今後標準的な経過をたどった場合の費用を例示して、予想より大幅に増えた場合などその理由を説明するというアカウンタビリティーが求められるようになっていくのではないだろうか。

❹ 個室料

いわゆる差額ベッドは経営上の問題もあってなかなか解決しないテーマである。しかし原則的に差額が請求できるのは患者が希望したときだけで、医療機関の都合で意に反して個室に入ることになった場合には差額は請求できないことになっている。このあたりは制度上の問題も指摘され、診療上個室管理が必要な場合、その管理に要する費用がなんらかの形で支払われないと単に医療機関の持ち出しになってしまうのである。その点が解消されないと希望しないのに個室に入れられて差額を請求されたという苦情が生ずるのは避けられない。

そもそも「患者が希望した」という表現も微妙なところがあり、個室しかないという事情を説明してそれならば個室でもよいという場合はどうなのか、なかなか判断に迷うところである。ともあれ差額がかかる部屋を利用してもらうときに、事前にそのような費用がかかることを説明しておくことは必須であり、それがなくしてあとで事情を説明してもそれは認められない。この点は消費契約法の観点からも注意が必要である[44]。

(宮本恒彦)

5. よりよい情報提供の方法

　ここまで何をどんな場面で説明するべきかという観点で述べてきた。しかし単純に説明すれば理解されるというものではないのも事実である。時間をかけて丁寧に説明しても、案外わかってもらえていないことも少なくないが、ちょっとした工夫で改善される面もある。あくまで一般論になるが、ある程度の情報提供のテクニックを知っておけば理解を深めることができ、よりよい治療関係を築くこともできるはずである。これは文字通りのテクニックということだけでなく、事前の準備を含めて考えたい。

❶ 方針を示す前に確認すべきこと

　よりよい説明をするためには事前の準備も必要になる。その患者にとってどのような方針が適切か、医療者として十分情報を集めたうえで提案をすることになる。
　患者の自己決定を重視するといっても、患者がオリジナルのアイデアを出すわけではない。多くの場合、医療者の提案をよく検討したうえでそれに同意して実施するという形をとるのはやむを得ない。ということは現実的には医療者による提案が事実上の最終案になってしまうことが多いことになり、慎重に検討したうえで提示すべきものである。患者に最終的な決定権があるとしても、現実的な患者の決定能力を勘案して医療者として考えるベストの案を示すことが重要である。そのような提案であれば結果として患者に選択される可能性も高くなるはずである（表11）。

表11．提案する前に確認すべきこと

	確認すべきこと
患者の背景は十分に把握したか	職業、社会的立場 家庭内での役割、家族構成 経済的な問題の有無 病歴、特に配慮するべき疾患は？
患者のデータは確実か	診断の根拠が明確になっているか
方針は十分に検討されているか	思いつきのようなものではなく、診察所見、検査所見さらに患者の固有の事情が考慮されているか。またチームの中で検討されたか
それは標準的な方針か	標準ではないとしたらそれを提案する理由が説明できるか
説明すべきポイントが整理されているか	提案が素人に理解されるように、説明すべきポイントが整理されているか
提案の根拠が明確になっているか	EBMの考え方に沿って、根拠が明確になっているか。また標準的な方針が当てはまる場面かどうか

1. 患者の背景

　患者がどのような背景をもっているか、これは非常に重要な問題である。同じ疾患であれば治療方針は患者によって変わるものではないという考え方もあり、例えば貧富の差などで方針が異なってはいけないはずである。純医学的にはそうであっても、方針にある程度の幅がある場合には結論が患者の立場によって変わる可能性もある。したがって、具体的にどうするべきか判断するには患者ごとの固有の背景を十分に把握することも重要である。

　患者ごとの固有の事情といっても範囲が広い。年齢、性別、家族構成、職業といったところはすぐ思いつくことである。性別で方針が変わるのかといわれるかもしれないが現実には配慮は必要になる。これらは厳密には独立事象ではなく、例えば女性であることが社会や家庭内での役割を規定しているというようなことである。それが不当な男女差別かもしれないが、現実は無視できない。

　一家の主婦が独立していない子どもたちをおいて入院するということはたいへんなことである。あるいは障害者や高齢者を介護するという場合、それが可能な状況なのかどうかもしばしば遭遇する問題である。仕事上の立場の関係で長く職場を空けられないという人も少なくないだろう。

　また、患者の病歴も重要である。手術歴があるとか、合併症があるということはまさに医学的な判断も変わってくる要素である。これは当たりまえのことであるが、ともすると見過ごしてしまいかねないので注意したい。こういったことは挙げていけばいくらでもあり、だからこそ個々の患者ごとに配慮が必要なのである。

2. 十分検討された内容か

　提案する方針が十分検討されたものなのかどうかも実際に説明する前に振り返ってみるとよいだろう。説明の際に前提条件が崩れたりして方針が揺らぐようではいけない。常識的に考えられるバリエーションに対しては予め検討を加えたうえで提案すべきである。特に不確定の要素が含まれる場合など、理路整然と説明しないと話が混乱して意図が伝わらない。

　このようなことはベテランである医師にとっては当たりまえのことである。しかし、現実には経験の少ない医師が説明にあたることもあり、自分自身がよく理解しているのかどうかが問題である。そもそも術者になり得ないような医師が手術の説明をすることが適切ではない。少なくとも質問に答えられる技量は最低限必要である。また、そもそも診断が確かなのか、不確定要素が残されているのか、このあたりも曖昧にしておくとよい説明はできない。変動し得る面があるのなら、それを前提に話をする必要がある。

　同じような疾患でも患者ごとに違いがあり、そこにはある程度裁量の余地が存在する。だからこそ新しいアイデアが生まれるのであるが、根拠のあるものでなければならない。医学的に合理性があるのは最低限の条件であり、そうでなければ専断的医療と呼ばれる独善的なものになってしまう危険がある。

現在の医療はチームで行われる。したがって患者に提案する前に、チームの中でよく検討され合意されているべきものである。プロ同士で議論されることは少なくとも純医学的にはより精度を高めることになる。また、経験のある医師の見解は実際の医療の現場を理解して、方針決定のポイントを指摘されることもあるだろう。特に手術を前提にする場合など、一緒に手術するチームとして細かい術式を検討しておくことで、患者に特有の術中の問題点、危険性などが浮かびあがってくる。そのような点を整理したうえで、患者に提案するべきである。

3. 提案する方法が標準的な方針であるか

　提案する方針が疾患ごとの標準的な方針であるのかどうかは確認する習慣をつけたい。それによって説明の仕方も微妙に変わってくる。

　"global standard"という言葉があるように、個人や所属教室の流儀ではなく標準的な治療というべきものはあり、基本的にはそのような治療を選択すべきものである。学会などがガイドラインを示している場合もあり、合理的な理由がない限りそのような基準に沿った診療を行うのが原則であろう。

　EBMということばも普及しているが、これは客観的な臨床疫学的データを基にして、その場その場で最も適切な方針をみつけていくということであり、方針決定に客観性をもたせるというのが主旨だと思われるが、結果的に特定の病態において何をするのが標準かを示すものにもなる。学会などのガイドラインも本来そのような考え方に基づいて決定されているはずであり、もちろん時代とともに変わるものでもある。

　ともあれ「これが標準的な治療法です」と説明することによって、その方針の意義が患者にとってわかりやすいものになる。もちろん標準だからといって内容を省略してよいという意味ではないし、標準でないものを標準だといって説得するのは論外である。

　標準的な治療が実施できる体制があるのかどうか、それも明らかにしなければならない。いくら標準的な方針を選んでも、それが適切に実施できなければ意味はない。できないことを提案することは不当であり、標準的な治療が実施できないとしたら、どうすればそれが受けられるかを示す必要がある。内科系の診療所で、外科的な治療が優先されるとしたら手術が行える医療機関を紹介する義務があるだろう。あるいは特殊な検査機器や治療装置が必要になる場合、それが実施できる施設に紹介する必要がある。例えば放射線治療が適切と考えられるとき、その設備がないからといって手術治療を無条件に勧めるのは適切ではない。

　先端医療のように、まだ実験的な要素をもった治療ではより詳細な説明が必要になる。最先端の医療を受けられるという点で喜びを感じる患者もいるかもしれないが、そのような医療にはとりわけ実験的な要素が強く、不確定な要素が多いということでもある。もちろん計画通りに行った場合、従来以上の治療効果が得られる可能性もあるのだが、リスクも大きいことを通常以上に丁寧にわかりやすく伝える必要がある。

　そもそもそれが標準的な医療ではないことをまず示すべきである。そして標準的な医療での期待される水準と、先端医療を行うことで期待されるものとを客観的に提示する。さらに不確

定の要素がどの程度であるか、などについて時間をかけて説明しなければならない。また、この種の治療では当然のようにデータ収集が行われ、いろいろな形で発表されることも多くなる。もちろん個人のプライバシーに配慮をするのは当然だが、症例が少なければ事実上個人が特定されてしまうこともありうる。こういった点についても事前に了解を求める必要があるだろう。

4. EBMに関する補足

　実はここで述べてきたことは Evidence Based Medicine（EBM）の実践といってよいようなことである。EBM はちょっとした流行語のような雰囲気がある。何かというと「エビデンスがあるのか」と問われる状態で、方針の根拠が明確でないと胡散臭いものであるかのような印象を与えている。その一方で EBM を広くとらえて語呂合わせのように、個人の臨床経験も experience based medicine で EBM だなどと発言される人もいて、戸惑いを感じる。EBM はあくまで Evidence Based Medicine であって、Sackett らの定義を尊重して使うべき言葉であろう。福井によれば、EBM とは「入手可能な範囲で最も信頼できる根拠（＝質の高いエビデンス）を把握したうえで、理に適った医療を行うための一連の行動指針」と要約され、手順として、①臨床上の疑問点の抽出、②疑問点を解決するのに役立つと思われる文献の効率的な検索、③得られた文献の信頼性評価、④文献の結論を患者に応用することの妥当性評価、の4ステップからなるとされる[54]。

　改めていうまでもなく EBM と略すことに特別な意味があるものではないし、個人の経験を臨床の場で生かすことも特に EBM と矛盾するものではないはずである。また、ここでいう evidence はあくまで臨床疫学的なデータのことであって、動物実験などの科学的なデータ全般を指しているわけではないことにも注意が必要だとされている[9]。このあたりの十分な理解がないまま言葉が独り歩きしている感もある。

　医学が科学ならば、できるだけ客観的なデータに基づいて診療を行うべきだというのは当然である。しかし医師の個人的な経験というものもまったく無視してよいものではなく、患者の固有の事情の配慮といった面では集団でのデータがあまり意味をもたないこともある。症例報告を鵜呑みにして、無批判に目の前の患者に適応したりするのは危険であるが、条件がよく合うことを確認すれば非常に役立つことは珍しくはない。metaanalysis を扱った論文より格は低くても、実務上は症例報告の方が役に立つことも多い。目の前にいる患者の病状をどのようにとらえるのか、問題点は何かを明らかにすること、そして文献のデータをどう実際に生かすかという点で個人的な経験を含めた臨床医の力量が問われるのであって、EBM は本来画一的な診療を目指すものではないはずである[11]。

　また、これまで根拠が曖昧なまま行われて、いつの間にか消えていったような治療法は数多くある。それらは本当の意味での evidence がない治療だったのかもしれないし、ある時代には有用性が明かであったが、ほかによいものができたので根拠があっても消えていったものもあるはずだ。現実に十分な evidence が得られていない治療法は数多くあり、実際に行われて

いるのであるが、evidenceがないから実施してはいけないということにはならないだろう。

またEBMを否定的に考えるものではないが、もっともらしい数字を出されるとevidenceとして信じてしまうという傾向があることも常に心しておくべきである。製薬会社のMRが薬剤の有用性を示すデータだといって「エビデンスが出ている」という言い方をすることが多くなってきた。しかし、その種のデータは都合のよい面だけを取り出しているようなものもあるように思われ、患者にとって本当に意味のあるデータなのかどうかを考える習慣はつけたいものである。「有効性を示すデータ」という言葉が単に"evidence"に置き換えられたに過ぎないようなものも少なくない。

5. 伝えたいポイントは何か

どんな疾患でも伝えるべき内容は非常に多い。本来それらはすべて説明し理解してもらうのが理想であるが、現実的にはほとんどの場合無理である。したがって最低限理解してもらうべき内容を選択しておくことも実際的な対応である。それは説明を割愛するという意味ではなく、原則として説明はすべきであるが、ポイントとなる点だけは確実に理解してもらうように、ねらいを定めるということである。このようなことも事前に十分検討しておくべきではないだろうか。

疾患別の説明のポイントを整理してICに役立てようという書籍も多数出版されるようになっており、このようなものに目を通して重要なことを確実に伝えるようにしていきたいものである。

② よい対人関係

人間関係がよくなければよいコミュニケーションはできない。話しやすい雰囲気をつくり、質問しやすくするといった点では是非工夫をしてゆくべきである。

医療者と患者との間で自由な会話が成立しないと建設的な議論にならない。患者と医療者が対等な立場だというのは観念的なところがあり、実際の医療現場ではどうしても患者はサービスを提供してもらうという形になってへりくだった姿勢になりがちである。しかも情報の非対称性がしばしば指摘されるように、現実的な立場は決して対等ではない。ただ医療に限らず専門的な業種であれば利用者の情報が少ないことは珍しくないのだが、一般的な業種であればそれでも顧客としての強みをもっている。医療の場でも本来は同じはずだが、永年の歴史と習慣に基づいた構図はそう簡単には変わらず、現状では医療者側が優越的な立場になりやすい。結果として自由な会話というより一方通行の指示的な会話になりがちである。なんとか自由な意思表示ができるように自然な会話が成り立つようにしなければならないが、これは患者ではなく医療者側が意識的にそう心がけないと変わらない。

かつて医師は権威的に振る舞うことが重要と考えられたようである。パターナリズムの時代

で一段上に立って指導するような構図が普通であり、威厳があることが信頼感をもたらすと考えるようなところもあったのかもしれない。しかし、それではコミュニケーションというより一方的な伝達であり、患者の意向を伝えるには不向きである。話しやすい雰囲気をつくる努力は最低限しなければならないのだが、無理をして愛想よく振舞わなくても、質問を促し相手のいうことをじっくり聞くだけでもかなり違うと思われる[7)59)]。

　逆に問題なのは自分の見解をはっきりさせず、患者に委ねる姿勢である。これは IC の考え方と矛盾するように聞こえるかもしれないが、そうではない。医療者はプロとして医学的な判断に基づく自分の見解は明確に示す必要がある。確かに難しい場面はあるにせよ、ベストと考えられる提案をしなければ患者はなおさら不安になりかねない。そのうえで患者の自由な意思表示を求めるのであって、医療者がそれをせず患者に自由にして下さいというのは患者を戸惑わせることになる。

　話ができる関係として、ごく親しくなるのがベストかといえばそうとも言い切れないように思う。よく身内の患者の治療はやりにくいという声は聞く。親しいが故の遠慮のようなものあるし、わかっているだろうという安易な思い込みも発生しやすい。打ち解けやすい雰囲気は重要だが、やはり医療者と患者という立場の違いはわきまえて、必要なことは面倒がらずに確認し合うことはおろそかにしてはならない。

❸ 説明の方法

　文字通りの説明の技術について検討しよう。同じことを説明するのでも、ちょっとした技法を知っているかどうかで理解度は異なってくる。マニュアルのように対応できるものではないが、いろいろなテクニックを応用してよりよいコミュニケーションを実現したい。

　また、導入も重要である。詳しく説明するということは、患者にしてみればある種のうっとうしさを感じることもあるはずだ。危険性などに触れるといかにも責任逃れのようなニュアンスが感じられて不快感を与える可能性もある。しかし、話のはじめにくどい話になるかもしれないが、これはあなたの自由な選択のためにするのだということを説明しておけば、多少そのような印象は和らぐだろう。

1. 言葉の選択

　よいコミュニケーションのためには当然言葉が重要になるが、これには2つの問題がある。1つは専門用語であり、もう1つは話し方の問題である。

　まず専門用語の使用には十分注意したい。職場ではごく日常的な用語であっても、一般には通用しないものも少なくない。これは病名や術式といった誰もが専門用語だと感じるような言葉以外の場合に問題になりやすいのではないだろうか。例えば予後という言葉がある。何気なく使っていても一般にはまず通用しない。抜糸というのも抜歯と間違えられやすい。看護でよく使う保清などという言葉も一般的でなく、特に口頭ではなんのことかわからないのが普通で

V．よりよい情報提供の方法

> ● 気をつけたい言葉の一例
>
> 特に耳で聞いたとき、どのように響くかを考えて使いたいものである。ほかにも多数あるはずで、普段から意識しておくとよい。
>
> 疾患、疾病、症例、ケース、受診
> 疼痛、嘔吐、
> 所見、予後、観血的、保存的、侵襲
> 嚥下、誤嚥、経管栄養
> 輸液、採血、採尿、照射、挿管、抜管、抜糸、化学療法
> 清拭、保清、体位交換、免荷、排泄、移乗、装具
> ターミナル、緩和ケア
> リスク
> 中枢、末梢

あろう。

　嚥下障害の嚥下などもまず通じない言葉である。こういった言葉は正確な説明をするうえでは使わないと非常に説明しにくくなるので、まず言葉の解説をしてから使うようにするとよいだろう。単純な言葉なら理解されるはずだ。しかし、一度にたくさんの専門用語を持ち出すと理解が難しくなるので、キーワードになるようなものに限定した方が無難である。

　そして話し方の問題である。患者に対して丁寧な話し方をするのは当然であるが、必要以上に丁寧であってもよくない。基本的にその患者にとって自然な話し方を尊重すべきだと考える。したがって相手によって口調が変わることがあってもよいのだが、経験的には案外難しいものである。私はごく常識的な丁寧語という程度が最も応用が効くと考えている。よそよそしい印象を与えるような言い方は決して良好なコミュニケーションをもたらさない。

　よく指摘されることだが、看護師は患者に友だち言葉を使ったり、老人に幼児語を使ったりする傾向がある。一概に悪いとはいえない面があるとしても仕事として接している場合にそれなりの規律は必要であろう。冷たい印象を与えてはいけないが、敬語としての丁寧語を使うべきではないだろうか。

　また、最近気になる言葉として、口語で「患者様」「○○様」という傾向がある。面と向かってこのように声をかけられたとき、多くの患者は気味が悪いと感じるのではないだろうか。これは私が勝手に推測しているのではなく、当院で実施している患者モニターの方々の一致した意見でもある。もちろんそのような言い方がぴったりするような場もあると思われるので、全面的に否定するものではないが、不自然さを感じさせる言い方は避けたいものである。

2. 患者の心理に配慮した説明

　患者はいろいろな心理状態になりうる。個性もあり、病状による心理変化もある。そういった面を無視して画一的な説明をするのは患者にとって不利益を招く。

❶ 知りたくない感情の配慮

　悪いことは聞きたくないという感情は程度の差こそあれ誰にでもある。それでも現実を見据えて行動しないと多くの場合結果的に自分に不利になることがあるのだが、冷静になれない人も少なくない。敢えて知らずにいて、信頼できる人に任せるという生き方を否定しきることはできない。

　従来の悪性腫瘍などの場合は当人の意志を確認しないままに家族らの見解に従っていたのであり、これでは患者不在の医療になる危険がある。しかし、悪い事実は知りたくないという意志を患者がはっきりと表明しているのであれば、その意向を尊重することはICに反するわけではない。

　いよいよ核心に迫り、悪い病名が出てくるかもしれないというような場面で相手の意志を確認しようとすれば、結果的にその行為自体が病名告知のようなものである。意志を確認するならば、その一歩手前で一般論として確認するという配慮が必要である。つまり、面談の約束をするときに「今度は病名などの結論が出ると思うが、どのような説明を希望しますか」というような具合である。

　説明をするとき、相手の状態を無視して機械的に事実を告げるというやり方は形式を整えるにはよいかもしれないが、患者に役立つ方法ではない。

　相手の心理状況を的確に把握することは決してやさしくないが、ある程度の見当をつけることは可能だろう。話を始めたときの表情なども参考になるので、いきなり核心に迫るような話にせず、イントロダクションの内容を考えておくとよい。まずは診療を始めてからの具合を尋ねたり、何かちょっとしたエピソードについて話したりするうちに患者の緊張の度合いや不安の程度などが垣間みられるのではないだろうか。入院中であれば、看護師らからの事前の情報も役立つはずである。そのような情報を活用して、説明の方法に工夫を加えることが患者にとってふさわしい診療の実現につながる。

　知りたくない感情に配慮するといっても、何も説明しないで診療を進めるわけにはゆかない。手術や観血的な検査など侵襲の大きい医療行為では当然のようにリスクを伴うものであり、任せるといわれてもそのような危険を知らずにそういっているのかもしれない。真の病名は敢えて出さないとしても、どのようなことを目指して行うものなのか、そして診療行為に伴う危険性がどのようなものであるか、といったことくらいは最低限理解してもらう必要があるのではないだろうか。病名や予後が明確でなくても、具体的な診療行為を理解してもらうことは可能だろう。

❷ 説明を受け入れる状態にあるか

例えば悪性腫瘍であることを告げられて心理的に落ち込んでいるとき、追い打ちをかけるように今後の方針を決めるべく次々に説明をした場合、患者にそれを受け入れる余裕があるかどうか疑問である。もちろん、いずれなんらかの形で意思決定を促さなければならないが、心理状態を無視して医療者側のスケジュールで進めると患者は拒否的になってしまうこともある。仮に話を聞いても混乱して冷静に考えることができなくなってしまいかねない。

こんなときには少し時間をかけることも必要である。医師だけでなく看護師などのスタッフもいろいろな形で関与して心を開かせる努力をする必要があるかもしれない。あるいは身内の援助を仰いでもよいだろう。なんとか前向きに考えられるようになってから十分に話し合うことが必要である。結果として治療が遅れたとしても、ある程度はやむを得ない。

❸ 患者の意向をどのようにしてつかむか

患者はどのような説明を望んでいるのだろうか。決して一通りではなく、中には真実を敢えて知りたくないという人も実際にいる。基本は真実を伝えて自己決定を促すことだとしても、画一的にそうすることは患者によってかえって不利になることもある。当院では入院する患者にアンケート用紙を渡して、考え方を知るようにしている（図10）。

このような工夫は当院だけでなくいろいろな医療機関で実施されており、より詳しい内容の書式を用いているところも少なくないようである。ただ当院での考え方は、この種の書類は契約書のようなものではなく、いわば話のきっかけに過ぎないというものである。もし悪性の場合であれば真実を知りたくないと答えられたとして、自動的にがんであっても病名を伏せておくという方法がよいといっているのではなく、患者のそのような感情に配慮して説明を行うという意味である。そのように答えられたことを話題にして、患者の考え方をより深く知ることもできるであろうし、無条件にマニュアルにしたがって対応を変えるのが常によいとはいえないだろう。

また、この種のアンケートでは回答の有効期限も問題になりうるので注意したい。あくまでその時点での患者の意向に過ぎないのであって、考え方は変わりうると思っていた方がよい。

❹ 共感の姿勢

病気を扱っている以上、患者にとって好ましくない話題が多くなるのは当然である。常識的に患者が許容できる悪い情報ならばあまり問題がないかもしれないが、その範囲はなかなか予想がつかない。医療者として心がけておくべきは、患者に共感する姿勢であろう。同情する必要はないが、相手がショックを受けているときにその気持ちに共感できる心をもちたい。

3. 患者の理解度

説明したことを患者がどの程度理解しているかは真の意味でのICが成立しているかどうか

患者さんへ

　当院では患者さん自身に事実をお話して、患者さんの意向に沿った診療をしたいと考えています。患者さん自身のお考えをお知らせください。
（入院患者さん全員にご記入をお願いしています。）

1. 病名や病状に関してどのような説明を希望されますか？
   該当する項目に、ひとつ○をつけてください。

   A．どのような場合でも病名・病状について真実を知りたい。
   B．病名は知りたいが、悪性の場合にはあまり詳しい説明はしてほしくない。
   C．悪性の場合には病名も病状も知りたくない。
   D．特別な希望はない。

2. 病状や検査・治療に関して原則として患者さん自身に説明します。プライバシーに関わる事ですので、患者さんの了解がないかぎり他の方に説明することは致しません。もし特に説明をしてほしい方があればお知らせください。
   該当する項目に○をつけてください。

   A．家族の氏名：（　　　　　　　　　　　　　　　　　　　）
   B．家族以外の氏名：（　　　　　　　　　　　　　　　　　）
   C．誰にも話をしてほしくない

3. 病状によっては患者さん自身が意思表示できない場合もありえます。そのような時どなたの意見を聞けばよいでしょうか？

   A．家　族：（特に　　　　　　　　　　　　　　　　　　　）
   B．その他：（具体的に　　　　　　　　　　　　　　　　　）

4. 意向に沿った医療をすすめるために（参考までに）ご自分の意思を表示するカードを（臓器提供意思表示カード・尊厳死の宣言書用紙・終末期宣言書・その他）お持ちの方はお知らせください。

   A．持っている（何を　　　　　　　　　　　　　　　　　　）
   B．持っていない

　　　　　　　　　　　　　　　　　ご記入年月日：　　年　　月　　日

　　　　　　　　　　患者さんのお名前：＿＿＿＿＿＿＿＿＿＿
　　　　　　この書類を記入された方のお名前：＿＿＿＿＿＿＿＿＿＿
　　　　　　　　　　患者さんとのご関係：（　　　　　　）

☆お考えが変わった場合にはご遠慮なく主治医・担当看護師にお知らせください。

図10．入院時のアンケート用紙「患者さんへ」

のカギになる。説明の場でうなずいていても、理解しているかどうかはわからない。患者の理解度には個人差が大きく、画一的な説明法では対応しきれない面がある。それでもなんとか患者に理解してもらう工夫をしていかなければならない。

❶ 思い込み

患者自身に思い込みがあると、説明しても理解してもらえないことがある。

自分で既に「診断」をしていて悪いものだと思い込んでいると、事実がそうでなくても修正が効かず、説明で嘘をいわれていると考えたりすることがある。逆に本当はいろいろ危険があり、現在症状がなくても気をつけるべきことがあるのに単なる疲れのせいだと軽く考えて説明を聞き入れないようなこともある。あまりにもひどい場合には精神疾患と考えるべき場面もあるだろうが、ちょっとした勘違いのようなデータに縛られて、悪い事態を信じ込んでしまうような場面はままあるようだ。

こういった場合には患者の考えを頭から否定しても逆効果になることが多いので、ある程度患者の言い分を聞く姿勢がほしいところである。そのうえでなんらかの客観的な事実に基づいて患者の誤解を解いてゆくことになるだろう。

❷ 都合のよい情報の選択

患者は得てして自分にとって都合のよい情報によりかかる傾向がある。危険性や効果が十分でないことを説明しても、よくなる可能性だけが頭に入っているようなことはしばしばある。あるいは健康管理の面で厳しく指導する人と、適当にやればよいというような見解の人とがいた場合、楽な方が選ばれる傾向があるのは人情である。似たようなことだが、医学的に合理性がある説明をしても患者にとって都合の悪いことは聞き流されてしまう場合があることは注意しておきたい。特に患者がなんらかの努力をしなければ実現しないようなこと、例えば糖尿病の健康管理などが当てはまるだろうが、結果が悪いと自分の役割は棚に上げて、治療が悪いとされてしまうこともある。

❸ 話す順序の問題

一度にいろいろなテーマについて話すと、はじめの方に話したことはどんどん忘れ去られる傾向があるといわれる。そもそも患者の理解力を大きく越えるような内容を一気に話すこと自体が適切ではないのだが、緊急性がある場合などにはどうしても一度に盛りだくさんの内容になってしまう可能性がある。そんなとき順序に配慮しないと、重要なことが忘れられてしまう危険が大きい。ポイントになることを最後に強調すること、繰り返し話すといった工夫は最低限必要である。その場の説明の見出しというか、なんの説明をして、どのような点を理解してほしいのかを予め示してから具体的な内容に踏み込むのもよいだろう。

❹ どの程度の知性を期待するのが適当か

　医師はどうしても自分と同程度の理解力があることを想定しがちであり、説明すればわかってもらえると期待してしまうのである。明らかにものわかりが悪いと考えられるような人の場合にはそれなりに対処しようと思うであろうが、一見まともに思えればごく普通の説明をしてしまうことが多い。結果として説明のほんの一部しか理解はされないのである。

　医学の基礎知識のない患者は中学生くらいを想定して話すとよいという見解がある。考えてみると一般の人たちの基礎的な知識レベルは中学までの学習で得られたものではないだろうか。その後は意識的に知ろうとしない限り知識は増えない。したがって年長者で、それなりの高等教育を受けた人であっても医学的なことについての基礎知識の量は多くを期待しない方が現実的であろう。ちなみに民法で遺言が有効になる年齢として15歳という規定があり、中学生レベルという感覚と比較的似ているように思われる。

　ところで話したことをどれくらい理解しているか、これはなかなかつかみきれないことではあるが、なるべく把握するように努力したい。時にはとんでもない勘違いをしていることもあるからである。いろいろな可能性を話したりすると、否定的なニュアンスで説明したつもりが逆に受け取られているようなことは珍しくない。

　会話の中で理解が不十分あるいは誤解がないかどうかを確認するには1つは質問してみることである。重要だと思う点を答えてもらうのが最も確実であるが、ことごとくそれを繰り返すのもうっとうしく実際的ではない。ポイントになる点を聞いて、理解が不十分だと思われたら再度説明を加えるべきかもしれない。また看護師を通じた情報収集も有用である。医師に接するときとは違った反応を示すこともあり、率直にわからなかったと言う場合もみられる。

❺ 理解が悪いときの対処

　丁寧に説明したとしても本人の理解力が悪くて本質的なところがわかってもらえないということは少なからずある。そのような場合には次善の策を講じるしかない。しかしそもそも何をもって完全な理解というのか、それも曖昧なものである。説明している自分と同じレベルで理解するということはまず無理というべきであり、期待する理解のレベルというのは実務的にはかなり幅があると思われる。少なくともポイントとなるものを整理しておき、いろいろ工夫して話してもその点さえ理解されないというのであれば、面談での目標を修正しなければならない。

　どうしても本人が理解できないのであれば、誰か代理になる人に説明しておくことも必要である。勝手にその代理人を決めてはまずいが、通常このような場合には身近な存在があるものである。そのような人にまず理解してもらったうえで、本人にどのような対応をするか相談するのがよいと思われる。患者に指定してもらえなければ、法的な関係を基に後見人になりうる人を探すことになる。常識的には同居の親族であろうが一概にはいえないので、個別に相談するのが適当である。独居老人などの場合、民生委員がその役割を果たすこともある。但し代理

人というのはあくまで立場がそうだというだけであって、医学的に理解力があるとは限らず、むしろ当事者意識に欠ける面はマイナスかもしれない。自分のことでなければやはり真剣さに欠ける場合も出てくるであろうし、誰かに説明したからよいということにはならない。

いずれにせよ、いくら本人の理解が悪いといっても、本人の意志を無視した診療はできないのであって、後見人なり保護者というべき人たちと相談しながら、また彼らにも参加してもらって本人のレベルでわかるような説明になるように努力すべきである。そのような場合には結果として説得という形にならざるを得ないが、本人の了解を得る努力は試みる必要がある。また、当然説明の内容も厳密さという点で問題が出てくる可能性があるが、これはある程度やむを得ないことであろう。

4. コミュニケーションの工夫

よりよいコミュニケーションと抽象的にいっても現場は困ってしまう。もっと実際的なことを示す必要がある。しかし人それぞれ個性があり、うまく意図を伝えるというのは案外難しい点が多い。そうはいっても一般的に配慮すべきことはあり、意思疎通をはかる基本的な技法とでもいうものはある。それを身につけたうえでいろいろ工夫を凝らすことになる（表12）。

❶ 時間の確保

単純であるが時間的なゆとりは重要である。慌ただしい雰囲気で重要なことを伝えようとしてもお互いに余裕がなくなるので無理が多い。当然内容も省略しがちになり、患者も質問しにくくなるので一方的な話になりやすく理解も深まらない。

したがって、緊急でないのならば余裕のある時間帯に面談の場を設けるようにするのが第一である。そんな余裕などないという医師も多いであろうが、医師にとって説明は業務上固有の重要なものと考えるべきであり、ほかの仕事をスタッフに依頼してでも面談の時間は確保すべきだと考える。もちろん現実には忙しく無制限に時間をとるのは難しい。そこで予め内容に応

表12. コミュニケーションの工夫

場所の設定	静かなプライバシーが確保される空間、ある程度ゆとりのある広さ、落ち着いた雰囲気
時間の確保	じっくり話ができるゆとり、相手を急がせない
面談の目的	その日の面談の目的を明確にする
質問のしやすい雰囲気	一方的に説明せず、質問を促す
文書の利用	キーワード、図示などを利用
同席者	患者が望む人を自由に、但し多くし過ぎない配慮が必要。患者が自由に発言できるような配慮を
沈黙	深刻な場面での沈黙は意味がある。発言を急がせない
要約	説明内容を随時要約して理解の程度を確認する
具体案の確認	その面談の結論を明確にして、具体的な行動目標を確認し合う

じて時間設定をしておくのがよい。例えば30分以上かかるようなら改めて面談の場を設ける、というような具合である。これは考える時間を提供するという意味でも有用であり、一度に長く話すのがベストとは一概にいえない。

入院中に家族を呼んで説明しなければならない場面も多い。そのようなとき、面談にくるよう伝えると夜とか休日でなければこられないといわれることも少なくない。病気に関することであり、できるだけ都合をつけて常識的な時間にきてもらうのが筋だと思うが、かたくなに拒否するのもいただけない。それが当たりまえだと思われると医療者はつらいが、患者やその家族も苦痛を感じているのであり、柔軟に対応する姿勢はほしいものである。医師は勤務時間外にも病院にいることが少なくなく、都合が合うのならそのような時間を提供してゆっくり話すのは悪くない。

❷ 単純に長ければよいわけではない

先にも触れたように、長くなり過ぎるようであれば区切るのも1つの手である。一度に長く説明すると、その面談のポイントがみえにくくなる場合も少なくない。時間が長くなると同じ話の繰り返しになりやすく、もちろん繰り返すことで情報を確認するメリットもあるだろうが、議論が深まらないようならむしろ場を改める方がよいだろう。予めおよその時間を設定しておき、長引きそうならば再相談という方針を決めておくのも1つの方法である。その場合論点を整理し、次回には何を相談するのかを確認しておくとさらによい。

そもそもその日の面談の目標をはっきりさせておくことも重要であって、何かの結論を出す必要があるのか、単に病状などの事実経過を伝えることが目的なのか、そのあたりの目標が明らかであれば患者も理解しやすく、能率よく話を進められるだろう。

また、医療者が伝えたいことと患者が知りたいと思っていることとがずれている場合がある。患者が求めていることにも答えるためには質問をしてもらうように促すのもよいし、面談のはじめにどういう点について知りたいのかを尋ねることも役立つだろう。

❸ 要約を入れる

長い話になるような場合、適当なところで要約を入れるとよい。段落ごとにまとめをするという感じである。病状のところが理解されていないと治療方針の本質的な議論はできないというように、順序立てて話をする必要があるので前段階の話の要約をしながら理解されたかどうかを確認しながら進めるとよい。

❹ 質問がしやすい雰囲気

医療者が説明したあと、患者に質問を促すことは重要である。患者の疑問に答えることの意義はもちろんのこと、質問の内容によって患者の理解の程度を伺い知ることもできる。あるいは医療者の関心と患者の注目するところのずれがわかったりすることもある。

説明が一方的にならないように、質問がしやすい雰囲気をつくるように心がけたい。それで

も患者は遠慮しがちであるから、あとで気になることが出てきたら質問してもよいという趣旨を伝えておくとよいだろう。その場合、直接自分に言ってもよいし看護師を通じて連絡してくれてもよいというようにオプションを具体的にしておくことも必要である。実際、あとになって気になることが出てくることは珍しくないのだが、従来そのようなことがあっても患者は我慢してしまうことが多いのである。

❺ 沈黙

深刻な話をしているとき、お互いに言葉が出しにくい状況になることがある。そんなときに無理に話を始める必要はない。沈黙の時間もまた患者にとって受容や理解のために重要なプロセスであることが多いのであって、先へ急ぐような面談は感心しない。ある程度沈黙が続いて先へ進めそうな雰囲気が出てきたところで次の話題に移ればよい。その長さは一概には決められるものではない。

❻ 相手にしゃべらせる

面談ではどちらかといえば医療者が患者に情報を伝達するという形になりやすいが、そのような場でも一方的に話さず、患者自身が話す時間を用意するとよい。それによって患者の関心がどこにあるのかを把握することもでき、何より場の雰囲気がよくなる。冒頭で「あなたは自分の病気のことをどう考えていますか？」というような具合に声をかけ、患者自身に自由に話させることも１つの方法である。

5. 文書での説明の意義

説明は口頭で行われることが多い。単純な話ならよいが、ちょっと込み入った専門的な話になると、理解は困難になってくる。例えば医師は何気なく当たりまえのように病名を告げるが、ありふれたものでなければどんな病気かを理解してもらうことは難しく、多分、漢字でどのように書くのかもわからないだろう。

また、いわゆる話が上手な医師というのは流暢に自分のペースで話すため、その時はよくわかったかのような気分にさせられてしまうことがあり、あとで振り返ると内容が思い出せないということも現実にある。そのようなとき文書で説明をする習慣にしておくと理解を深め、無用の誤解を減らすことにもなる。積極的に文書を利用するようにしたいものである。

文書のよいところはあとで確認できることである。前述のように聞いているときにはそれなりに理解したような気分になっていても、実はよく理解していないということもあるし、勘違いもありうる。あるいはいろいろ考えると新たな疑問が生じてくることもある。病名も正確に理解しているかどうか、それだって怪しいこともある。もし文書があれば、かなりのところが解決されるであろう。少なくとも事実関係での誤解はかなり少なくなるはずである。

情報量が多くなるとポイントがわかりにくくなるのは口頭でも文書でも同じである。詳しくするだけでなく、説明を理解するうえでのキーワードになるものを明確にする工夫が必要であ

る。1つは病名であるし、手術名に代表される治療法などの名称、特別な薬剤など文書の場合には曖昧にしないで正確に記載した方がよい。これはわかりやすさをねらって俗称を使うよりも、医学的な専門用語である方がそのデータに基づいてほかで意見を聞いたり自分で調べたりするときに役立つからである。

　図示するのは理解を深めるよい方法である。文章で説明するとくどくなってしまうことも、絵にすれば簡単ということは多いので、積極的に図を利用すべきであろう。最近はコンピュータが普及しているので、いろいろな電子機器を活用するのもよい。VTRで検査や手術の手順を解説したりするのも効果的である。

　同様に実際に使う器具などを示して理解を深めることもよいだろう。腹腔鏡手術や脳室腹腔シャントなど口頭で説明してもなかなか理解されにくいし、麻酔の際にまずマスクで呼吸してもらうことなどを予め現物を示しておけば不安感を軽減するのに役立つであろう。あるいは人工肛門とか気管切開など、一般の患者はそのようなものを具体的にイメージするのは難しいのである。これらもちょっと図示したり、説明用の模型などを利用したりするとわかりやすく、術後の状態が掴みやすくなるはずである（図11）。

　文章で詳しく説明してあるものは資料として役立つのだが、はじめから読む気にならないということも少なくない。図ももちろんだが、読んでみようと思わせるような工夫が必要である。

　いろいろなアイデアがあるはずで、Q&A方式の形をとるのもよいし、イラストや漫画のようなものを取り入れてもよい。文章のみというのは内容的に優れていてもとっつきにくいものである。最近はこの種の説明用にイラストなどを集めた本も多数出版されるようになってきているし、製薬会社がいろいろなパンフレットなどをつくったりすることもあり、利用できるものは積極的に活用したい。

6. 資料、情報の得かた

　外来などでの説明には時間的な制約もあり、その場で病状のすべてを説明することはできない。時間があったとしても、単に説明しただけで理解されるものでもなく、ある程度患者自身に勉強してもらうことを促すことも重要である。そこで勉強するための情報をどのようにして得るか、そのような面での指導も必要になってくるだろう。特に慢性疾患では患者教育は非常に重要であり、それが治療効果を高めることになる。

　自作のパンフレットなどもよいが、一般向けの参考書のようなものを紹介するのが最も簡便なものであろう。日頃からどのような本が出ているか、医療者も知っておくとよい。それらに目を通して推薦書のリストがあれば便利である。

　また、最近はインターネットを利用することも普及してきたので、推奨サイトを調べておくのもよいだろう。もっともインターネットを積極的に利用数する世代の人たちは自分で検索することにも慣れているかもしれない。

Ⅴ．よりよい情報提供の方法

破裂脳動脈瘤の血管内手術についての説明　　瘤内閉鎖術

_____　様

【手術内容】
　頭にメスを入れることなく特殊な材料を使って血管の中から動脈瘤を詰め、再出血を防止する治療法です。具体的には、血管撮影装置を用いて太ももの付け根の動脈から脳動脈瘤に向けて細い管（カテーテル）を入れます。次いで、そのカテーテルを通して白金コイルという柔らかい金属を動脈瘤の中に詰め込んでいき動脈瘤が塞がれば、カテーテルを抜いて終了します（下図）。治療困難であれば手術を中止することがあります。なお、治療は放射線をあてて行いますので長時間の際には一時的な脱毛がみられることがあります。

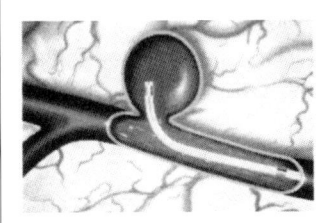

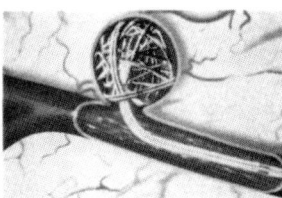

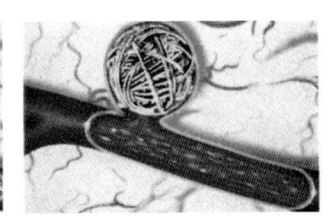

【手術の効果について】
　この手術の目的は、開頭術によるクリッピングと同様に、あくまでも致命的となり得る再出血の防止にあります。したがって、今ある症状を良くするためのものではなく、手術後もくも膜下出血後の脳血管攣縮・水頭症・肺炎など他の臓器障害といった問題が残っており、まだまだ予断を許さない状況にあることをご理解下さい。
　手術後の再出血に関しては、動脈瘤の大半が詰まればその危険性はさしあたってなくなりますが、そうでない場合には手術後も再出血する可能性があります。さらに、動脈瘤の中に詰め込んだコイルが手術後徐々に変形し、動脈瘤がまた大きくなることも稀ではありません。このような現象を再開通といい再出血の原因となりますので、手術後は定期的な検査（血管撮影、MRI）が必要になります。

【危険性について】
　この手術は従来の開頭術に比べてはるかに患者さんへ与える負担が少なく安全な治療法といえますが、合併症の可能性がまったくないわけではありません。破裂して間もない脳動脈瘤はもともと再出血（再破裂）しやすいため、手術に関係なくあるいは手術操作の刺激によって再出血する可能性があります。一方、コイルがはみ出したり、コイルや手術操作の影響により血管の中で血液が固まったりして、手術中あるいは手術後に血行障害が起こり脳梗塞になることもあります。これらの再出血や脳梗塞が起こると状態がさらに悪く

図11．図を用いた説明書の例

7. データの示し方

　方針決定にあたり、考える基礎となる客観的なデータはなるべく示した方がよい。ただ患者が理解できないような数字の羅列などでは役立たず、理解を助けるためのデータの提示になるよう工夫が必要である。客観的なデータの代表的なものは治癒率、5年生存率といった数字である。合併症の発生率なども問題になることがある。但しこのような数字を一般論として提示してよいかどうかは、しばしば問題にされることである。

❶ 自らの成績が必須か

　患者が本当に知りたいのは、その医療機関あるいはその医師の治療成績である。一般的な数字を示された場合、患者はそれがその医療機関で診療を受けた場合の期待値だと考えてしまう危険がある。それが真相かどうかは一番よくわかっているのは説明している医師であろう。

　悪意はなくても根拠となる明確な数字がないことはしばしばある。あらゆる疾患について個別の治療成績を出しておくことは現実的には不可能といってよい。しかしなんらかの形で自らの診療レベルを示す努力はしてゆく必要がある。

　現実的にはその科が扱う代表的な疾患の治療成績と、実際に扱っている数を示すことが目標になるのではないだろうか。そして自ら実施している診療のレベルが世の中の水準を超えているのかどうか、そのあたりの見解を示す程度が現実的かと思う。客観的だといって生の数字をみせても、その価値を患者が判断するのは難しいからである。

❷ 確率的なものの考え方をいかに伝えるか

　死亡の危険○％というデータの示し方は客観的なのかもしれないが、それがどのような意味をもっているのかを本当に理解してもらうのは難しい。母集団が一様ではなく、医療が高度になる程危険と隣り合わせであることが判断を難しくしている。

　たとえ話として、フィギュアスケートや体操競技などを考えてみるとよいのではないだろうか。非常に難易度の高い技をもっている選手がいて、その人が本番でその技を成功させられるかどうか、かなり際どいものである。失敗しないような安全策をとって、見栄えはいまひとつといった人が優勝することも稀ではない。本命の選手がジャンプで失敗して転倒という場面は何度となくみている。医療で考えた場合、技能のレベルが高くてもちょっとした失敗（これは必ずしも過誤という意味ではない）で結果が悪いということは決して少なくないのである。

　結果は必ずしも確率には比例しない効果をもつ。極端にいえばよいか悪いかのどちらかであって、中間というものはないのである。そのような性格をもつものであることを患者に理解してもらうことも大切であるが、それは単純に数字を並べることではわかってもらえないことである。

　客観的なデータに基づいた説明ということになると、EBMのことが問題になるであろう。前述のように患者の臨床上の問題点を明らかにしたうえでその場でどのような方針を選ぶか、

そこに客観的な根拠を求めるのが EBM ということになる。

　一方、患者への説明をする際の EBM の利用であるが、なるべく根拠のある説明をして納得してもらう努力は必要であり、自分の経験や主観だけに頼らないようにしてゆくことは姿勢としては正しく、重要なことである。しかし evidence だといって、患者には到底理解できないようなデータをそのままみせてもまず理解はされないし、かえって患者を煙に巻くようなことになりかねない。つまり EBM は何より医療者自身の治療戦略における意思決定に役立てることが重要なのであって、患者に対していたずらに数字を並べ立てるような説明は決して好ましいものではない。きちんとデータの裏づけがあることを示せばよいのであって、個々の論文の解説をする必要は通常はないと思われる。

　また、もちろん有用性の根拠がある治療法が複数ある場合も当然ある。根拠があることを示しても、ほかにも有力な見解があることの説明を省略してよいわけではない。EBM の考え方からすれば、そのような場合になぜ複数考えられるうちの1つを提案することにしたか、その判断の理由を説明すべきであろう。

●具体例として未破裂脳動脈瘤の場合●

　もう少し具体的な例で確率の問題を考えてみたい。近年、脳ドックの普及で話題になっている未破裂脳動脈瘤の手術適応を考えてみよう。

　いうまでもなく脳動脈瘤はクモ膜下出血の原因になるものである。以前は血管撮影をしないと診断できなかったため、未破裂でみつかることはごく例外的なことであった。しかし MRA の普及などで、近年日常的に脳動脈瘤が発見されるようになってきている。

　これが安全に治療できるのであれば予め処置しておくのがよい。しかし開頭してクリッピングを行うにしても、血管内手術で処置するにしてもある程度の危険がつきまとう。時には死亡ということもありうる。これががんのように放置するとほぼ確実に悪化するようなものであれば危険を理解したうえで治療することが正当化されるだろうが、脳動脈瘤の場合一生何もないかもしれない。その点が悪性疾患との大きな違いである。

　しかし、いざ破裂すれば直ちに生命の危険も生じる。特に働き盛りの世代で何の前触れもなく突然倒れるようなことがあれば生活が一変することになるので、治療を検討したくなるのは当然である。従来は偶然発見された脳動脈瘤の自然経過に関する情報が少なく、医療者も危険を過大に評価してきた傾向は否めない。

　しかし実は破裂の危険はそれほど大きくはないという見解がある。そうなると危険を冒してまで治療をする必要があるのかどうか怪しくなる。ただ確率は低くても突然倒れるという危険はゼロではない。非常に確率は低いが運が悪ければ明日にでも破裂は起り得る。そのことをどう判断するかはまさに個人の考え方によるといわざるを得ない。働き盛りで子どもも小さいというような一家の主がそのような場面になったら、もしものことを考えて手術を受けるという選択があってもよいだろう。これは単純に数字の大小だけでは決められないことである。

❸ 成功例の提示はフェアでない

　患者が不安に思ったとき、同じ治療をしてよくなった人を紹介される場合があるようだ。それによって患者が安心して治療を受け、結果としてよければすべてよしということになるのだろうが、これは危険な手法である。
　よくなった人をみたとしても、全体がわかるわけではない。多くの場合よくなった人は満足しているので同じような治療を勧めるであろうが、本来そんな単純なものではない。同じ病気であっても患者の個人差はあるし、同じようにうまくいく保証はどこにもないのである。
　患者が是非そのような人を紹介してほしいというのであれば、安心する材料として応じてもよいかもしれないが、治療を勧める方法として実際の患者を紹介するのは非常に問題がある。特にリスクに対する認識が甘くなる危険がある。
　患者会といった組織があり、病院単位やもっと広く同じ病気で悩む人たちの情報交換などをしているものなどさまざまであるが、せめてそのように多くの人から情報を得るようにさせた方がよい。最近ではインターネット上での情報交換も盛んであり、そのような手法に慣れた人には勧めてみるのもよいだろう。

●事　例●

　当院で問題になった例である。
　泌尿器科で尿失禁に関する治療が行われ、手術も実施されたのだが不完全な結果になった。そのことで患者から事前の説明と食い違うというクレームが寄せられた。その事実関係は確認できなかったが、患者が満足していなかったこと自体は事実である。
　患者は知り合いの医師を頼って他県の大学病院を受診し、新しい術式での手術を勧められた。患者はその効果についていろいろ尋ねたようであり、結果として先方の医師からその手術を受けた患者を紹介されて、実際に会って話を聞いたということであった。その結果として手術を受け、結果も良好であり患者は満足した。
　このケースはICの在り方に関して当事者である患者を交えて議論することになり、以上の経過も明らかにされたのである。
　患者はこの結果に満足していたが、果たして当院のICが不適切で大学病院のICが適切であったのかどうか、大いに疑問が残る。たまたま結果がよかったので満足されたが、もし思うような結果にならなかったとしたら、うまくいった患者を紹介するという方法はかえって問題にされた可能性がある。

❹ 比喩のもつ危険性

　説明をする際、比喩的な表現をすることはよくあることだが、これも気をつけないととんで

もない勘違いをされることがある。比喩はあくまで比喩であって、事実ではないので具体的な数字などが問題になるようなとき、比喩で説明するのは避けた方がよい。実際に裁判でも手術に伴う死亡の危険を「飛行機事故に遭うようなもの」と表現して、問題にされたケースがある。医師は全体としての安全性は高くても、時には事故がありうるというニュアンスで話したというが、患者は非常に安全なものだと受け取ったという。実際には飛行機事故の確率よりも手術の危険率の方がずっと高かったのであり、誤解を招くようなたとえ話は避けた方が無難であろう。

このように危険性を示す場合の頻度の表現は特に慎重にしたいものである。比喩的な表現は人によって受け取り方がさまざまであり、なるべく具体的な数字をあげて説明するようにした方がよい。

8. 場の設定

面談が意義深いものになるようにするには場の設定は重要である。ここでいう「場」にはいろいろな意味がある。もちろん日常的な説明の都度、仰々しく場所を設定するというものではないが、重要な話をしようという場合には配慮が必要である。忙しい外来で急に重い病気の患者が現れたというような場合、そこではゆっくり説明ができないと思われれば、改めて話をするというのも手である。あとで時間をとること説明すれば出直すことを嫌がる人は少ない。

❶ 物理的な場

まず物理的な意味での場所である。プライバシーが確保され、落ち着いた気分で話し合える場所がほしい。ナースステーションの脇の騒々しい場所などでは落ち着いて話せるものではない。そうかといって特別豪華な部屋である必要はないが、声が漏れない程度の遮へいされた部屋であることが第一であり、病気をもつ患者が落ち着ける程度のスペースや家具はほしいものである。背もたれのないような椅子では長時間座っていること自体が苦痛になってしまうので、できればソファのようなくつろげる椅子が望ましい。また座り方も真正面に向かい合うような形よりも、少し角度がついた方が落ち着く。

❷ タイミングという意味での場

どのような場面で面談をするかという意味での場も重要である。心理的な面での配慮が必要であることは既に述べたが、病状の経過によるタイミングも考慮しなければならない。通常は患者が問題点を具体的にイメージできる時期に面談が行われるとよいのだが、今まさに苦痛のさなかというようなときに深刻な話はしにくいものである。そのような場面で意志を確認しなければならないのなら、予め予想されることについてよく説明しておく方がよい。

またずっと先に問題になるかもしれないようなテーマをあまりにも早い段階で説明しても実感がなく、実際に問題になるようなときには忘れられてしまうかもしれない。とはいっても脳腫瘍のように、時間経過とともに患者の意識レベルが低下してしまうような疾患であれば、そ

うなる前にその場合の方針を話し合っておくことが必要になり、このあたりは臨床医としての判断力が問われる場面である。

❸ 居合わせる人

　誰が一緒に面談に参加するかは患者の自由である。しかし、話の内容によっては家庭内の問題を議論しなければならないこともあり、必要に応じて参加者を指定することもありうる。それでもその旨を患者に伝えて、患者を通じて参加を促すのが筋である。

　原則的には患者とそのごく近い関係の人1～2名くらいがよいところではないだろうか。ただこのような問題は地域性や家庭内の事情により異なるので、機械的には決められない。しかしあまりにも多いのは意思決定の所在が曖昧になりやすく、患者自身が遠慮して自由に発言しにくくなる場合も考えられるので避けた方がよい。家族や親族であるからといって本人のことを真剣に考えているとは一概にはいえず、意外に無責任な場合もある。声の大きい人の意見に引きずられてしまうようなこともあるので、必要以上に多くせず患者にとってよい相談相手になる人に限定すべきだと考える。患者にはそのようにアドバイスして、同席する人を選んでもらうとよいだろう。

　なお事故などで相手や保険会社の関係者などが面談を求めてくる場合がある。形式的は同意書をもってくれば応じるべきであろうが、本人に説明していないようなことを彼らに説明するのは問題である。事故の急性期などにおける面談は、必要に応じて一緒に聞いてもらう方が安全である。

9. 合併症や副作用の伝え方

　診療に伴う危険性については十分情報を提供するのが原則といわれる。しかし単純に何もかも伝えることが本当に患者にとってよいことなのかどうか、検討してみる余地があるだろう。

❶ 網羅的にならない工夫

　このようなテーマに関してアメリカの同意書などをみると、実にこと細かに合併症や副作用などが網羅的に書かれている[4]。日本人の感覚からすると、これだけいろいろ問題があるのならやめたくなるのが普通であろう。

　どんな治療でも客観的にはさまざまな問題点が生ずる可能性はある。それらをことごとく挙げてゆけば膨大なリストができあがるのである。そのような書類が必要になる背景には、説明していなかったことが起これば医療者の責任にされるという状況があるのかもしれないが、このような説明が本当に患者の自己決定に役立っているのかどうか大いに疑問を感じる。むしろ責任逃れの書類ではないかと疑いたくなるものである。

　確かに治療のためとはいえ、そのために大きな障害を受けるのは誰でも避けたいのは当然である。現実に病気がある。病気をそのままにしてよいのであれば危険を冒す必要は何もない。治療に伴う危険にばかり目がいって、肝心の病気が忘れ去られては本末転倒であろう。このよ

うな患者にとって結果的に不利益になりかねない情報提供の在り方は冷静に考え直す必要がないだろうか。

現実に院外処方になって薬剤の副作用情報は文書で詳細に伝えられるようになってきたが、列挙された副作用の多さにおびえて服用しなかったという患者も少なからずいる。これは情報の吟味ができないための問題であろうが、多くの一般的な日本人に共通する行動パターンのように思える。項目数が多いということが必ずしも危険が大きいとはいえないのであるが、それを理解してもらうことはかなり難しい。薬剤についていえば、一般的には頻度の多い副作用と頻度は低くても重大なものとを説明するのが基本になるだろう。むしろ気になる症状があれば、待っていないですぐ連絡をするように伝えておくことが重要である。もちろんどこに連絡すればよいのかを明確にしておく必要がある。

検査や治療に伴う問題を網羅的に説明するのは物理的にも困難であり、情報過多となって患者には役立たないことが多い。したがって医療者の合理的な判断で情報の選択をすることになる。もちろん危険性を伏せておいて治療に誘導するのがよいといっているのではない。重大な危険についてはもちろん説明し、理解を深めたうえで実施すべきである。しかし、些末な合併症をことごとくあげつらうというような説明は必要ないのではないだろうか。

❷ 全体としてのバランス

要は全体のバランスを考えるということである。事実は伝えなければならないが、同じ事実でも伝え方によってそのニュアンスは大きく異なる場合がある。説明する人が積極的に勧めようとしているのかそうではないのか、その姿勢は自ら明らかになるものである。勧めようとしている方針のリスクはどうしても少なめに感じられるだろう。

しかし、誘導的に説明するのはいけないという考え方は当然ある。情報をセレクトする権利は医師にはなく患者が判断するのだ、という主張は正論かもしれないが、現実的にそのような評価を患者に期待するのが適当かどうかは大いに疑問を感じる。専門家としてのアドバイスは必要であって、注目すべき合併症とそうでないものとの重みづけはプロが判断する方が患者にとってメリットがあるのではないだろうか。患者に判断してもらうということになれば基本的な情報を提供するということが前提になるわけであり、実務的にはあらゆる情報を提供することと変わらなくなってしまう。

また生じても回復可能な合併症を、ことさら強調するのはいたずらに恐怖感をもたらすだけである。わが国は事前に説明していなかった合併症が起こったら直ちに訴訟というような社会ではないと考えている。患者にとって役立つような情報の整理は、むしろプロとしての医療者の重要な役割と考えるべきではないだろうか。

❸ 結論が変わりうる事実は伝える

必ず伝えなければならないリスクとは、抽象的な表現になるが、その事実を知ったら判断を変えるかもしれないようなことである。患者がどう考えるかはわからないといってしまえばど

うしようもないが、常識的な判断というものはある。したがって死亡の危険というようなものは頻度として小さくても当然触れるべきことであるし、また日常生活に不自由が生ずるような障害が残る可能性についても同様に説明を要することである。

　ともあれ情報量が一気に増えたとき患者が消化しきれないことはしばしばあるので、客観的な数字などの提示だけでは意味がわかりにくくなる。むしろ疾患を治療しない場合やほかの治療を選択した場合の危険と治療をする場合の危険とを具体的に比較することが重要である。ある治療法に伴う問題点のみを強調して論じると、そもそもなぜ治療が必要なのか、自然経過としてどんな問題が予想されるのかといった前提条件がみえなくなってしまうきらいがある。危険があっても治療を行う意義があるのなら、その点を十分に理解してもらいながら合併症などの危険性に触れるようにすべきだろう。

　その意味では悪性腫瘍などの治療ではその必要性が理解されやすいが、機能的疾患のような場合には、まさに危険性と効果を秤にかけることになるのでリスクの説明は慎重にしなければならない。

●問題になりやすい例：脳動静脈奇形●

　脳の動静脈奇形の治療方針もよく議論の対象になり、実際にICに関する判例としてしばしば紹介されるものがある[14)53)]。言い換えればしばしば結果が悪く、問題になっているということであろう。

　時として出血などの重大な傷害を引き起こすが、必ずしもその頻度は高くない。その一方で治療に伴う危険が少なくなく、治療法にもさまざまなものがあるという特徴をもった疾患である。

　出血のように起これば重大だが、その確率が低く、治療に伴う危険も決して無視できないというとき、敢えて治療を望むかどうか、それはまさに患者自身の価値観に左右される問題である。その判断を患者に委ねるにしても、判断の基礎になるデータを提供しなければ話にならない。顕微鏡手術が普及し始めた時期に比べ、近年死亡率は大幅に減っており安全性は高まったと思われるが、時に死亡例は発生しているし、高度の障害が合併することも稀とはいえない。総論的な治癒の率だけではなく、このような重大な合併症が生じ得るという事実を知らせることは、いかに技術に自信をもっていても必須というべきである。

---

10. ネガティブな情報をどのように伝えるか

　誰でも見通しの暗い話はしたくないものである。しかし、現実の医療ではそれをなんとか伝えなければならない場面がある。予後不良であること、治療や検査に大きな危険がつきまとうことなど、まさにそのような情報こそ伝えておくべきものかもしれない。しかしこのような場合に、重要だからといって過剰な情報提供はあまり役には立たないことが多いし、かえって有害なこともある。

この種の深刻な話をするのはそれなりの雰囲気づくりも重要である。少なくともプライバシーが確保され、静かな場所を用意したい。基本的には特別なものではなく、いつも考慮されるべき環境なのだが、特に見通しの暗い話をするような場合には気をつけたいものである。時には患者が取り乱すというようなこともあるし、そうでなくても泣くような場面はしばしばある。そんな場合、周囲を気にしなくてよいような配慮はしておきたい。

　また、いきなり核心に触れるような進め方は適切ではない。心の準備は必要である。もちろん準備は実際の面談の前から始まる。その面談でどんな話になりそうか、それをほのめかしておく配慮は重要である。よい話を期待していて悪い話を聞くよりも、少し悪い話を予想していて相当悪い話を聞く方がまだましではないだろうか。

　とりあえず情報を小出しにして、反応をみてみるのも１つの方法である。ちょっとした悪い情報で取り乱してしまい、冷静に話を聞けないようなら場を改めるのが賢明である。そうでなければややぼかした言い方から、徐々に明瞭に事実を告げるのが一般的ではないだろうか。

　あなたの病気はがんです、と明確に表現することはどうだろうか。曖昧な言い方は誤解を招きやすく、患者は都合のいいように解釈し、医療者は危険を伝えたつもりで、患者は希望をもつというような現象も起こり得る。そのような誤解をさせるよりは、冗長さがない言葉を用いるべきかもしれない。

　場合によっては、患者は十分わかっていながらわずかな希望にかけるということもあるので、あまりムキになってくどい説明をするのも問題である。また、時代が変わったといっても人の感情はそう簡単には変わらず、敢えて曖昧な言い方を好む人たちもいるので画一的な表現をとらずに常に相手の様子を観察して微調整するべきであることはいうまでもない[46]。

11. 標準的でない方針を示したときの配慮

　標準的でない方針を敢えて勧める場合は現実にある。学会などで話題になっているが、まだ広く認められていないというような治療法を行うというケースは少なくない。このようなものは実際に有効である可能性も高いが、十分に検証されていないわけであるから不確実性も大きいことになる。それでも実施する価値があると考えるからこそ提案するのであろうが、そのような性格の治療であることをきちんと説明しておくことが望ましい。裁判例では標準的な治療として認められていない治療法を実施した場合には、従来以上の注意義務があるとされている。

　治験や RCT など明らかに実験的な診療計画を実施する場合にはそれぞれ決まった手順が必要になるが、個人的なアイデアとして提案することも現実にはしばしばあり、そのようなときに手続きが曖昧になりやすい。そもそも実験的な要素の強い診療はどこでも可能というものではないはずで、責任をもって実施できるのかどうかをよく検討したうえで提案すべきものである。場合によっては院内の倫理委員会などに相談するということも有用であろう。但しこれは時間との兼ね合いがあるので、倫理委員会に機動性があることが前提になる。

　ともあれ提案するのであれば患者にはできるだけ具体的に、標準的な治療を行った場合の見

込みと、提案する方法の違いを説明し、受け入れられなければ標準的な治療を行うことを約束すべきであろう。

12. 説明の標準化

　ICに関する書籍をみると、概念の説明を中心にしたものとともに、疾患別の説明のポイントを例示したものが多数出版されている[6)13)16)31)37)58)69)]。おそらくそのような需要があるのだろうし、患者の個別性を無視するのは好ましいことではないが、標準化しておくことによる利点は積極的に利用すべきである。

　代表的な疾患に関して説明を標準化しておく意義として、1つはどのような点に力点をおくべきかを専門の立場で事前に十分検討しておくことができるということである。その場その場で考えているとポイントがずれてしまう危険もある。

　また治療法が複数ある場合や、いくつかの手法を組み合わせた場合とかさまざまな危険性が考えられる場合など、説明が複雑になりがちである。このような場合、重要なことをもれなく説明するには標準化しておくのがよいだろう。そうでなくてもICの重要性が強調されるようになって、説明の内容が多くなる傾向があり、それ自体はもちろんよいことであるが、同じ情報量でも整理されずに提供されると理解しにくくなるので、込み入った内容は予め整理して説明の順序などもよく検討しておくことは重要なことである。また疾患の特性から、特に配慮が必要な点などを整理しておくことは結果として患者にとっての利益になることでもある。

　さらに疾患全体に関するデータなど、診療方針を決定するうえでの根拠となる数字などを資料として用意しておくという面でも利点は多い。もし科として治療することの多い疾患で、ある程度詳しい説明を要する疾患があれば、科の中で十分検討したうえで説明用の文書などを用意しておくことは役立つはずである。

　しかし疾患名は同じでも患者が異なれば方針は微妙に変わり得る。したがって標準的な説明を用いるとしても個々の患者の特性を加味したものになるべきである。その患者の状態はまさに標準的なものなのか、特別な面があるのか、ということを付記するのが望ましい。合併症としてリストにあがっているものも、実は同じような比重で可能性があるわけではない。当然患者ごとに起こりやすいものとそうでもないものとがあるはずである。このあたりは専門家としてのアドバイスは欠かせない。

　このようにその都度患者に応じた説明をするのが望ましいとしても、疾患が決まれば行うべきことはほぼ一定のものである。予め文書を用意しておき、ポイントとなる部分を網羅しておくことは、患者にとってのよい資料になるはずである。但し、この種の文書も単に渡すだけでは効果が少ないといわれており、必ず重要な点は口頭で説明を付け加える必要がある。

　説明に関するガイドラインはむしろ扱うことが少ない疾患の場合に有用かもしれない。どうしても日常的に接しない疾患の場合、細かいことは忘れがちになるからである。特にほかの治療法などについてはおざなりになりかねないので注意したい。いずれにせよ説明を標準化して最低保障のようなものを用意しても、患者が自己決定できるような配慮が必要なのであり、機

械的な対応にならないように心がけたいものである。

13. コ・メディカルの関与

　検査のところでも触れたが、実際の診療では医師が医療行為の指示を出しても実施するのはコ・メディカルということがほとんどである。このような場合、医師は総論的に説明し、実施に対して口頭での同意を得るということになるだろうが、日常的な検体検査、生理検査、画像診断あるいはリハビリテーションなどについて時間をかけてじっくり説明することは難しい。そのような場合、看護師や実際にそのオーダーを実施する技師らが説明に関与することが必要である。

　検査の具体的な内容などはむしろ彼らの方が詳しく実務的な問題も把握しているはずであり、患者への説明にも積極的にかかわってもらう方がよい。もちろん時間的な余裕があるわけではないので、医療機関内で説明の分業を行うのである。つまり誰がいつどのような点に関して説明するかという分担をきちんと確認しておくようにするとよい。例えば消化器の内視鏡の検査を実施するにあたり、ファイバースコープで内部を調べることやバイオプシーをする必要性などは医師が説明して同意を得てもらうことになるが、そのあとで看護師が事前の準備などについて説明し、実施時には担当部門のスタッフがより具体的な手順を説明するという具合である。

　通常このような手順は各医療機関で決まっていると思われるが、患者が検査の内容を理解しないまま訪れるという場面は時々発生している。技師らは検査の必要性を解説するわけにはいかないのであり、そのような問題が発生しないようにチームワークをよくしておきたい。

4 選択権が保障される工夫

　医師は診療方針を提案する際、患者に対して自由に意思表示をしてよいということも積極的に知らせるべきだということは既に説明すべき項目としても挙げた。ICが実質的な意味をもつためには患者の選択権が保障されていることは極めて重要である。

1. 同意を前提としない姿勢

　何度も強調しているが、診療方針を提案する場合に同意を前提としないようにすることは極めて重要なことである。徐々に変わってきたとはいえ、多くの患者は医師の提案をなんの疑いもなく受け入れる傾向は今でも強く残っている。若干の疑義があってもそのまま従うことも少なくなく、医師の方から選択が自由であることを告げないと意思表示ができない患者が大多数ではないだろうか。そこで説明したあと、自分の提案に対して拒否することもできるし、ほかの方針を選んでもよいのだ、ということを付け加えるとよい。また、目の前で返事を求めることも緊急時を除いては避けたいものである。

　もし提案に同意できない場合はどうなるのかという点も明らかにすると親切である。他の選

択をしたらよそへ出ていかなければならないと思い込んでしまう患者もいるのである。もちろん内容によっては転医を要するものもあるだろうが、その医療機関で実施できる選択肢も当然あるはずである。

2. 代替手段の提示

　ここでいう代替手段はあくまで純粋に医学的な合理性をもつものを想定している。東洋医学や民間療法などについては通常の医学知識では判断できない面が多く、敢えてコメントする義務はないだろうし、逆に不用意に否定するのも問題である。率直にそのような治療法については知らないと答えるのが適当であろう。

　通常は医学的に考えて合理的な選択肢とみなされるようなものを示したうえで、それぞれの長所短所などを解説することが求められる。そうでないと患者には事実上選択肢がないことになりかねないのである。

　前述のように代替手段といってもどこまでを含むのか、微妙なところもある。常識的に考えて、教科書に載っているような項目は含まなければならないだろう。また実際には合理性がないとしても、治療しないというオプションは必ず提示すべきだと考える。これは病状の説明における自然経過と内容的には同じようなものになるが、改めて説明しておく方が治療の必要性を理解してもらううえでも役立つであろう。

　また特に付記しておきたいのは、自分が倫理的に正しくないと考える診療に関してまで情報を提供する必要があるかどうかである。このことはアメリカでの、いわゆるカレン裁判でも問題になったことである。倫理的な判断は医学的合理性の議論とは別次元の問題だと考えるものであり、患者が自発的に転医するのを妨げる権利はないとしても、そのようなオプションを提示する義務はないのではないかと考える。しかしこの点での法的な見解については異論もあるだろうし、カレン裁判では転医という選択肢を示すべきだとされている。

　現実的には自らが実施できる範囲を示すことが重要ではないかと考える。先端医療のような治療はオプションとして示すことはできても、自らは実施できない場合がほとんどである。また、特殊な設備や器材を用いる関係で実施困難なものもありうる。したがって、自分のところで実施するならこの方法だが、世の中にはほかにこんな治療法もあるのだということはできるだけ提示するのが正しい姿勢というべきであろう。

　自らの守備範囲を越えると思われた場合、積極的に専門家へのコンサルテーションをすることも重要なことである。その見解を聞いたうえで治療を進めるということは患者にとっても医療者にとっても有益であり、患者が不安を感じる前に、選択肢として提案することはICの実践という面でも重要である。現実にこのようなオプションを積極的に提示しなかったことでの紛争もあるし、これはICとは少々質が異なる問題だが、病状によって対処しきれない段階では転医を指示する義務も生じてくる。

　また理論的には他の方法が存在していても、自分の考えとして認め難いような治療法をどこまで説明する必要があるかどうかも実際的な課題である。ここでは先に述べた倫理的な問題と

は別の、あくまで医学的な判断としての見解の相違があった場合である。このようなとき無理に客観的な説明をする必要はないのではないと考えるが、非倫理的と考えるものでないのなら少なくとも項目としては示すべきである。そのうえで自分の見解としてそれは適当ではないと考えることを伝え、詳しく知りたければその治療を行っている人から直接説明を受けるように指導する方が患者にとって有意義であろう。評価していない方法を説明することになれば、どうしても否定的なニュアンスで伝わるわけであり、実際に考慮に値するものであるのならその方法を実施している人から説明を聞いた方が具体的な比較ができるというものである。

3. 自分が勧める方法を説得することは許されるか

　ICでは患者の権利を尊重するので、医療者の提案が受け入れられなかったときに患者を説得するのは権利の侵害になると考える人もいるようである。しかし説得を試みるのは不当なことだろうか。一般的に患者は医学の素人であって、提案した方針の意義を自ら評価できることは残念ながら少ないのが実情であろう。そんなとき、本質的でない部分にこだわって、本来行うべき治療を行わないというような場面が生じたとき、患者の選択だからといって引き下がることが果たしてよいことだろうか。

　合併症などの危険は患者が背負うわけであり、その責任をとるのかと迫られたら逃げ出したくなるかもしれない。しかし病気がある以上、そのリスクはどうしても患者についてまわるものである。拒否することによる危険を無視しないように十分説明してなんとかその意義を理解してもらうように努力することも医療者の義務ではないだろうか。

　まず客観的なデータに基づき、自らの提案を示したうえで患者に自由な意思表示をしてもらうことは重要である。その際の提案はもちろん患者にとって最善と考えられるものでなければならず、はじめから正当性のないような方針であれば勧めること自体が不当であり、説得するのが誤りであることはいうまでもない。

　患者の自由意志として医師の提案が受け入れられなかったとき、患者の選択を直ちに最終決定としても手続上は一見問題がないように思われる。しかし、それが患者にとって本当に適切な判断かどうかは一概にはいえない。最終的な決定権は患者自身にあることは前提にしても、患者にとって不利になるかもしれないような選択がなされようとしたとき説得を試みるのは決して不当なことではないだろう。

　これは難しい問題であり、対応を誤ればパターナリズムへの回帰のようになってしまうが、患者が自分で判断できる知識と能力をもっていないのが実情だとすれば、説得は正しい行為である場合が多いように思う。判例の中にも「医師がその専門的立場から正当と信じる治療法を患者に受け入れるよう説得することは、むしろ専門家としての責務」との表現もみられるようであり[14]、決して全面的に否定されるものではない。少なくともICと相容れないものではないと考えるものである。

　ただ注意すべきことは、説得が強要にならないようにすることである。これは微妙なことであり、強く勧めれば当然のように強制的になってしまう。少なくとも雰囲気として有無をいわ

せないというような感じにならないようにしなければいけない。またいくら医療者として勧めても、最後は患者自身の考えが優先するということをはっきりさせておかなければならない。少なくともすぐに結論を求めずに考える時間を設ける配慮はしなければならないだろう。それでも受け入れられなければ断念せざるを得ない。

5 説明する相手

ICのためには当然説明が必要だが、誰にそうするのかも重要なテーマになる。

1．本人が原則

　説明の相手はもちろん本人であることが大原則である。本人に説明することができない場合とは前述のように重症で意識状態が悪いとか痴呆症などで理解能力が欠けているといった場合に限られるだろう。従来しばしばみられた悪性腫瘍の場合に本人には伏せておくというやり方はできるだけ止めるべきである。

　とはいえ今でもそのような習慣は根強く残っている。家族は本人への告知に消極的で当人は告知を望んでいるというような場面もしばしば生じている。これらに機械的に一律に対応するのは好ましくないが、時間をかけて家族の理解を引き出すようにしていくべきであろう。結果として本人の自己決定の機会が失われるような事態は避けるべきである。

　もちろんあからさまに予後不良であることを告げると精神的に打撃が大き過ぎる場合とか、くも膜下出血を生じたばかりで精神的緊張が高まると再出血の危険が増すというような場合には、ある程度原則を曲げるような配慮が必要になる。しかし本人に何も説明しないまま診療が進むのはかえって不安をあおることにもなり、多少の情報管理はするとしても例えば手術をするといった主要な部分は説明する姿勢は崩さないようにしたい。

　前章でも触れたが、手術直後の説明は本人抜きで行われやすいが、このような場は手術の報告程度にとどめ、重要な方針決定は患者本人を交えて行うのを原則とすべきである。

2．患者自身が認めた人

　現実に本人以外に説明をした方がよい場合はあり、患者自身も同意しているのならその人に説明することは差し支えない。ただ本人を無視して指定された人とのやりとりだけで診療が進むのはよいこととはいえない。あくまで本人への説明があったうえでのオプションである。

　また、全権委任ではないが一緒に話を聞きたいというケースもしばしばある。夫婦の場合など普通にみられることである。患者がそう望んでいるのなら構わないであろう。逆に本人が頼りないからというような理由で医療者がほかの人を同席させるよう促すのは実務的には必要であろうが、患者の同意を得るのは当然である。誰を同席させるかは患者の自由であり、指定すべきではない。高齢であっても自立している人の場合など、うかつに子どもの世代を呼ぶように話したりすると、かえって問題にされることもある。一般的には面談の場を設定するとき

に、一緒に話を聞きたい人がいるなら連絡しておいて下さいとだけ説明すればよい。当日誰がきても患者が了解しているのなら問題はないが、その人がどのような立場の人かはその場で確認しておいた方がよい。

　患者が十分な意思表示をできないとき、配偶者を押しのけて兄弟が強い発言力をみせることがある。本来、配偶者の見解を重視すべきかとも思われるが、この家族関係に不用意に介入するのは危険である。家庭内のことは当事者で調整してもらう方が自然であろうが、配偶者との個別の面談などを通じて、その考えを知ることも重要である。何か重大な問題があったとき、直接影響するのは配偶者や同居の家族であり、兄弟などは血縁であっても責任を負える立場ではないことが多いからである。

　それに関連して、関係者が入れ代り立ち代わり説明を求めてくる場合がある。同居していない独立した子どもの世代などの場合が多いようであるが、主治医は何度も同じ話をさせられることになる。これはある程度制限してもよいだろう。既に話をしてある家族から聞いてもらうようにするか、改めて一堂に会して説明する場を設けるなりして、その都度の対応で振り回されないようにすればよい。

　ともあれ患者が了解している者であることが条件になるので、説明の場で相手を確認することは本人が同席できない場合、特に重要である。

3. 法的な関係にこだわらない

　内縁関係はある程度法的にも保護されているものであるが、配偶者がありながらそれとは別に夫婦同然の生活をしているような人は決して珍しくはない。事実上婚姻関係は破綻しているのに法的関係は残っているという場合が問題になる。

　もちろん私的な領域に踏み込む必要はないが、本人が指名した説明をすべき人が配偶者でなくてもそれが患者の意志であれば尊重すべきである。ただ現実的には患者が死亡する危険があるような場合、ターミナルの段階での方針決定などには相続など微妙な問題がからんでくるので慎重にしたい。なるべく当事者間で調整してもらいたいものであるが、患者自身が明確に意思表示をしていればそれに従うべきであろう。

　夫婦の問題だけでなく、親戚づきあいのない1人暮らしの人の場合には、生活を共にしている人など普段つきあいのある人の意見を尊重した方がよい場合もあり、そのあたりは個別に検討しなければならない。その場合、1人の考えで決めずにスタッフと協議して結論を出す習慣がほしいものである。

　いずれにせよ必ずしも法的な関係にこだわらずに患者の意志を尊重するという姿勢で行動すべきである。

4. 予後不良の疾患の場合の配慮

　予後不良という場面は残念ながらしばしばある。そのように判断するということは、医療的にはできることは限られているということでもあるが、生活の仕方については患者の考えが反

映しやすいともいえる。したがってなんとか患者の意志を尊重したいものであるが、このような場合に単純に本人にだけ説明しておくことではうまくいかないこともある。予後不良ということは多くの場合、近い将来に患者本人の死亡という出来事が予想されるということである。本人がそのことをよく理解しているとしても、その周囲にいる人たちがその事実を知らないと、患者の死亡後にトラブルが生じかねない。

　予後不良とは違うが、急に悪化する危険のある病気が発見されたとき、同じような理由で本人以外の誰かに説明しておく方が安全である。例えば腹部大動脈瘤とか脳動脈瘤といった疾患である。突然破裂して死亡という危険があり、そのことを本人にきちんと説明してあったかどうかが問題にされたりする可能性もあるので、診療録への記載にも注意したい。

　だからといって本人の意志を無視してほかの人に説明をしてよいわけではない。ICは紛争防止の手段ではないといっても、現実的な無用のトラブルを防止することは必要であり、家族の1人がこの種の危険をもった疾患にかかっているという事実を知れば生活自体に特別な配慮がなされるかもしれず、それは決してトラブル対策というものではない。したがって患者自身にその事情を説明して、病状を話しておくべき人を指定してもらうのがよい。その理解が得られなければ説明なしでもやむを得ないが、せめてその事情は診療録に記載しておくべきである。

❻ 日常的な接点の重要性

　ICを無限に有効な手続きと考えてしまうと危険である。患者がなんらかの意思表示をしたとしても、それが将来ずっと有効かどうかはわからない。例えば手術を受けることでICが成立したとする。手続き上はそれで一件落着かもしれないが、患者があらゆる不安から開放されたわけでもない。意思表示がされ、それに基づいて診療が進む中でも常に患者の目指すものとのずれが生じないようにフォローしていくことが求められる。

　絶えず状況は変わってゆくのであり、はじめの方針がずっと適応される保証はない。その状況に応じて新たな情報提供もしていく必要があるし、面談の場も設けるべきであろう。ICがイベントではなくプロセスだといわれるのは正しいが、現実にはイベントの反復という形にならざるを得ないように思われ、意識してそのような場をつくり出して日常的に話し合うように心がけることが重要である。

❼ こじれた人間関係をどのように修復するか

　なんらかの理由で人間関係がこじれることは少なくない。ちょっとした行き違いがもとで、正常なコミュニケーションが成立しないといった場面はある意味では日常的なことかもしれない。その結果情報提供もうまくいかず、もちろんICなど成立しようもないということでは、原因がどちらにあるにしても結果として患者が損をすることになりかねない。そのような場面

はなんとか避けなければいけないことである。

　ここでその方法論を検討するのは適当ではないが、当時者同士はうまく話ができないわけであるから、誰かが仲介をするしかないだろう。その場合も変にご機嫌をとるようなものではなく、できるだけ客観的な事実を伝えるということに徹した方がよいのではないだろうか。少なくとも誰が悪いかということを追及するのではなく、現にこじれた関係になっているのであれば、それを前提にしてこれからどこで何をすればよいのかを相談すべきだと考える。このような仲介ができるのは上司にあたる役職者、医療相談室のMSW、場合によっては医療機関の管理者といった者であろう。

　一般に関係がこじれたときには何もかも悪い方向へ進みがちであり、転医なども考慮すべきである。無理に引き留めてもあまりよい結果をもたらさないことが多い。少なくとも最終的に患者が適切な医療を受けられないということがないように配慮すべきである。

⑧ 説明の記録・同意の記録

　ICが成立する条件のところでも触れたように、説明や同意を得るに至った経過の記録を残すことは非常に重要である。しかし、書類を調えることが目標ではないことを再確認しておきたい。

1. 診療録への記載

　どのような提案をして、患者がどのように意思表示をしたかを診療録に記載するのは当然である。手術などの場合には通常同意書なり、承諾書なりそれぞれの医療機関の所定の用紙を用いて記録するであろうが、それ以外に診療録に要点を記す習慣はつけておいた方がよい。特にそれらの同意書の様式が具体的な内容がほとんど記載されないものであればなおさらである。

　同意書を用いない習慣の医療行為の場合でも重要な意思決定の場であると考えられれば診療録に記載するべきである。また、結果として提案した行為を行わないことになった場合、とかくその記録を残さない傾向がみられるので注意したい。

　このときどのように説明したかではなく、どのように患者が理解したかを記載する必要があるという考え方や、それでも不十分で患者自身に自分で理解したことを書かせるべきだというような見解もあるようだ。もちろん説明したから理解されたというものではないので、そのズレの存在に気を配るということは望ましいことであるが、患者に理解したことを書いてもらうということになると、これは医療上の必要というより訴訟対策が前面にでてきているように感じられる。もしズレがあることに気づいたらまた面談をして理解を深めればよいのであって、記録を残すことに専念するより説明に手間暇をかけることの方が重要ではないだろうか。もちろんそれまでの経緯で何か不信感のようなものが芽生えていたりした場合には、どのように理解しているかをなんらかの根拠に基づいて記載しておくことも必要かもしれない。いずれにしても問題がありそうならそれ自体を解決するようにするのが先決であり、体裁を整えるのは二

の次であろう。

2. 専用の書類

　ICの記録用に特別な書式が必要だろうか。ことごとく何をするにも書類を書くというのはわが国の習慣からすれば積極的に進めることでもないように思う。国によっては「同意書」と呼ばれる書式が一般的ではない場合もあるというが、現実に説明の内容をめぐって紛争になることも稀ではなく、署名するプロセスが患者の意思表示を促すという意味でも書類を用意しておくことに意味はあると思われる。このようにICのプロセスを記録に残す習慣はさらに普及していくであろう。その場合まったく新しい書式を用意する前に、従来から使われている「同意書」「承諾書」といった書類を活用するのが先決ではないだろうか。

❶ 署名・捺印

　ところで、これらの書類に署名や捺印が必要だろうか。少なくとも法的には必須ではないが、患者の自発的な意思表示であることを示すものとして署名は求めたい。しかし捺印が必要かどうかは疑問である。署名がされていれば、明確な意思表示と考えてよいのではないだろうか。死亡診断書でさえ医師の署名があれば捺印不要とされているのであり、自筆の署名があれば十分だと考えている。但しなんらかの理由で本人以外が署名した場合には、最低限患者との関係を明記してもらう必要がある。

❷ 保証人

　なお、この種の書類に保証人のような署名を求める慣行が少なからずあるようだ。なんらかの事情で本人が同意署名できない状況であれば、しかるべき立場の人が説明を聞いたうえで署名するのは当然であるが、本人が十分理解できる状態で自ら署名したうえにさらに誰かが署名する必要があるだろうか。これは法的にも本来不要と考えられている[36]。むしろ義務づけることに問題があるというべきであろう。患者本人の同意が何よりも重視されるべきであり、家族らの見解によって本人の自己決定が覆されるようなことがあってはならない。説明の場に本人の同意によって家族らが同席するのは構わないとして、彼らには決定権はないのであり、本人の意思表示が自然に行われるようにすべきである。本人以外の誰かが同意しないと実施できないというのは問題であろう。中にはこのような書類が患者の自発的な意思表示として書かれたということの証人として、看護師や家族の署名などを求めることもあるようである。それならば前述の場合とは事情が異なるが、印象として仰々しく形式を整えることを重視しているように感じられる。

　ICに至った事実を記録したものは契約書のように思われることがあるかもしれないが、これは決してそのようなものではなく、単に診療方針に関する提案とそれに対する患者の意思表示の記録でしかない。医療者には誠実に診療を行う義務はあるが、約束した通りの結果を保証するような性格の書類ではない。

3. 看護記録への記載

　患者への説明が行われたとき、患者が意思表示をするまでの経過を看護記録として記載しておくことは重要である。これは決して説明をしたという証拠を残すという意味ではなく、自己決定を支援する立場から理解を助け、結論を出していく過程に看護師が関与していくという意味である。介入することになれば当然そのことを記載することになるが、傍観者的に患者の様子を記載しているだけの証人としての役割ではなく患者の支援者として働いてほしいものである。したがって速記録のような記載ではなく、面談終了後にその内容を整理してその後の看護介入に結びつけやすくすることが重要である。要は面談でのやりとりに関するアセスメントをするように心がけるということである。

⑨ 特に配慮が必要な場合

　IC は本人の意志を確認することが基本であるが、実際にはそれが難しいことがさまざまな場面で生ずる。原則と異なる対応を強いられることも多いが、それでも IC の目指すものを見失わないようにしたい。

1. 重症患者

　重症で意識がはっきりしないような場合はしばしばある。神経学的な意味での意識は正常でも、苦痛のために冷静な判断ができないような状態も少なくない。このようなときに形式的な IC を優先して、患者の治療が遅れるようでは本末転倒である。ある程度状態が落ち着くまでは、その都度同意を確認しなくても標準的な診療を進めることはやむを得ない。もちろん近親者がいればその人たちに事情を説明して診療を進めることは実際的である。

　その場合、あらかじめ意見を聞くべき人を指名してもらっていると問題が少なくなる。病状が進行性である場合などは急変時に慌てなくて済むように、患者から代理者を指名してもらっておくような配慮も必要であるが、実際にはなかなか難しいことである。そもそもどのような状態になるのか、医療者は予想できても患者には具体的なイメージがつかみにくいのである。悪性腫瘍全般にいえることであるが、予後不良という事実を告げることはお互いにつらいことである。この種の話題は一度の面談で処理しきれるものではなく、時間をかけて繰り返し説明し、病状の進行に伴って患者自身がターミナルの状態を受け入れられるようになるのを待たなければならない。

　逆に初診時に既に状態が悪い場合、これは事後承諾的な診療になってしまうことも当然あるが、患者自身の意思表示が可能になった時点で、できるだけ早く説明をしてそれまでの経過を了解してもらい、さらにその後の方針を相談するようにしてゆく必要がある。済んでしまったことは変更のしようがないのは当然だが、必要ならば早い段階で軌道修正をすることになる。

2. 小児

❶ 小児の意志を尊重する意義

　小児の意思決定能力をどう判断するかは非常に難しいテーマである。親の見解と本人の見解をどのように尊重するべきか、なかなか明快な一定の結論は出しにくい。

　乳幼児の意志は確認しようがないのは自明であるが、では何歳から本人の意思を尊重すべきかと法的に決められるものでもない。民法で遺言能力を認めるのが 15 歳以上とされているため、この年齢で区切るという考えもあるようである。例えば臓器提供の意思表示もそれを根拠に 15 歳以上となっている。しかし選挙権などはいくら政治意識が高くても一律に年齢で決めるしかないだろうが、診療で問題になるのは自分のことであり、機械的に能力を認めないのは問題であろう。基本的には小児であってもある程度の意思表示ができる段階であれば、なんらかの説明はするべきである。問答無用で押さえつけて、あるいは鎮静して処置を進めることはなるべく避けるべきである。

　注意すべきこととして、言いくるめるような姿勢はあまり適当ではないということである。最低限うそはつかずに、治療や処置の必要性を根気強く説明すべきであるが、このような場合にはある程度説得の形になるのはやむを得ない。年少者に医学的ことを理解したうえでの判断を求めるのは無理なことが多く、仮にそのようなことを行っても形式的なものになりかねない。そのような形式を整えることよりも、患児が自分に何が行われるのかを知るということが重要ではないだろうか。

　そもそも小児の意思を尊重するといっても、無原則にそれを適用すれば侵襲のある医療行為は拒否されて、結果として本人の不利益になる場合も予想される。もちろん何が不利益かは主観的なものであるが、予想される結末を十分理解したうえで判断された大人の結論と、目先のことしか考えられないような小児の出した結論を同じように評価することは適切ではあるまい。したがって、ある程度パターナリズムの考え方が色濃くなる可能性があるのはやむを得ない。患児の権利の代理者として相応しい人に十分説明し、最善と考えられる方針を導き出したら、それを患児本人に理解してもらうというプロセスが一般的になると思われる。

❷ 親への説明の重要性

　また小児の IC が問題になるのは、遺伝的な疾患であったり、先天的な障害であったり、予後不良の疾患が多いこともある。また、長い間慢性疾患とつきあってもらわなくてはならないケースもあり、その間に患者も成長するという特殊性もある。一般的には小さい頃は親の意見を中心に考えざるを得ず、成長するうちに患者本人の意思を尊重するようになってゆくだろう。患者との長いつきあいがあれば、その理解能力はかなり伺い知ることができるのではないだろうか。一般的にも診療をしている間に患児の理解力はある程度把握できるだろうと思われる。そのレベルに応じて、可能な限り本人に理解してもらう方向で説明するのが望ましい。

また先天的な障害、あるいは重篤な小児疾患の場合、本人へのICの問題とともに親へのICについてもいろいろな配慮が必要になる。ひょっとしたら自分の人生を障害をもった子どもにかけなければならないかもしれないし、愛すべき子どもの死を受け入れなければならないことがあるからである。これは親にとって自分が重篤な疾患にかかった場合より深刻かもしれない。小児の場合、このように本人の成長の度合いに応じて患児の意志を尊重する工夫をする必要があり、同時にその保護者のケアにも十分配慮することが重要である。

本書では個々の小児疾患特有の問題を掘り下げることを目的とはしていないので、疾患ごとに配慮すべき点は他の文献などを参考にして頂きたい[6]。

3. 高齢者

高齢であっても意思表示が普通にできるのであれば意思の確認という意味ではまったく問題はない。問題になるのはなんらかの形で痴呆症状などがある高齢者の場合と、扶養の問題がからんでくる場合である。

高齢の患者に対してどれだけ積極的に治療をしてゆくかは考え方に大きな差がある。治療して自立した状態で戻れるのならあまり問題にはならないかもしれないが、現実にはより手のかかる状態で家庭に復帰するとなると、家族の意向が無視できなくなる。

単純に治療効果という意味で、極端な高齢者が治療対象にならないというのはやむを得ないし、それは説明すれば理解されることである。治療をすることで障害をもった形で症状固定になると予想される場合、簡単にいえば植物状態のような形で生き長らえるということが推定される場合、時には助からない方がよいと考えるようなことも出てくる。これは薄情な印象を与えるかもしれないが、自分のターミナルの迎え方としてそのような生き方をしたくないと考える老人も少なくないのも事実であり、あながち否定されるものではないように思う。平均余命を越える年齢で悪性腫瘍がみつかっても、それが特に症状を出していなければ何もしないのがベストともいわれる。これは情緒的な判断ではなく、医学的な判断であろう。もちろんこのような場合でも本人の意志が明確であればそれに従うのが当然で、高齢だからといって特別なやり方はない。ただ現実には高齢になるに従って判断の明晰さが欠け、結論を出すにあたって家族がサポートする必要も出てくることが多い。

また、痴呆などのために手がかかっているから、家族としては状態が悪くなって亡くなることがあってもよいと考えるような場面もかなりある。現実問題として、家庭の状況を無視して診療方針を決めることは難しいが、倫理的な問題が生じないような配慮は最低限必要である。とりあえず通常ならどのような方針が標準かを考えたうえで個別の事情を考慮するようにした方がよいだろう。はじめから消極的になるのは適当ではない。

4. 精神障害者

当然ながら精神疾患の場合も特別な配慮を要する。本人が治療を要する理由が理解できない場合が少なくなく、また一方では周囲の無理解などによって人権侵害が生じやすいため、法的

にも遵守すべきことが規定されている。現実にどこまで配慮されているかに関しては問題があるのかもしれないが、法的には人権侵害にならないような手続きや患者の異議申し立てなどの権利が保障されており、これらの手順は遵守すべきものである。なお精神疾患での入院に関しては別項を参照されたい。

ここで特に触れておきたいことは、精神疾患を合併している身体疾患の患者のことである。精神障害のある患者に身体的な合併症が生ずることはしばしばある。障害があっても会話が可能で、理解力があれば通常と特に変わるところはないが、精神疾患や知能などの面で説明が十分に理解できず、合理的な判断ができないこともまた少なくない。あるいは診療に伴う侵襲に対して過度におびえてしまうことなどもみられる。

障害があるからといって本来実施すべき治療が行われないとしたら、これは問題である。患者が治療を望むなら、多少のやりにくさは乗り越えて実施できるように配慮すべきであろう。

逆に治療を勧めても、合理的な判断ができずに拒否してしまうことも少なくない。一度同意してもすぐに撤回したり、感情が不安定になったりすることがしばしばある。医学的に治療するのが適当だと考えられながら本人が拒否的になる場合、強制的な治療が可能かどうかは難しい問題である。治療しなければ生命の危険もあるというような場合には許されることもあるかもしれないが、基本的には望ましいことではないように思う。本人なりの意志表示が明確であれば、周りの人からは不合理な結論だと思えても、患者の意志を尊重する方向で考えるべきであろう。

このような場合に主治医1人で結論を出さず、いろいろな立場の人たちとじっくり議論することも役立つはずである。院内に倫理委員会があれば、そこで検討するのもよい。アメリカなどでは裁判所に決定を委ねるような方法もあるのだろうが、日本では現実的でない。

単に知能低下が問題であれば小児と似たところがあり、家族など患者の代理者としてふさわしい人に説明して方針を決めるのが実際的である。表面的な患者の拒否によって本質的な治療を見送るのは危険なことである。しかし、現実的には術後の安静が保てないことなど管理上の理由で実施が難しくなることも少なくなく、治療期間全体を見通して判断することも重要になる。

ともあれ、このようなケースでは機械的に手続きを進めるのは適切とはいえず、個々の事情を十分に考慮して患者の不利益にならないようにしてゆく姿勢が必要になる。その場合ある程度パターナリズムの考え方が入り込む余地があることもやむを得ないであろう[35]。

●事 例●

当院で精神障害があって手術適応がありながら結果として手術が受けられなかった例である。

28歳、女性。20歳の頃から不眠や食思不振などでたびたび入退院を繰り返し、希死念慮などもあって当院精神科を受診した。人格障害と診断され入院治療が行われたが、言動は一定せず突然退院を要求して退院することがあった。

その3年あまり後、低血糖症状や自殺企図などを繰り返し入院することになったが、入院中に発熱を生じ総胆管囊腫による胆管炎と診断された。再燃を繰り返すため手術適応があると判断されて、当初は「手術に備える」といっていたがすぐに不安を訴え、止めると結論を出しながら再度説明を受けると「手術をきっかけに自分を変えたい」などの発言をするなど、意思表示が一貫せず、毎日のように結論が変わる状態であった。ある段階で最終確認として手術を受けることを表明されたため手術予定が組まれたが、前日外科病棟に移ったとたんに落ち着かなくなり、手術は中止された。

この経過をみて人格障害のある患者に振り回され過ぎという見解もあるだろうが、意思表示が可能な成人である以上その意志をまったく無視することはできないと考える。

5. 外国人の患者

❶ 言葉の問題

今日国際交流が進み、日常的に外国人と接することが多くなってきた。当然言葉の問題があり、説明に関する工夫も必要になってくる。

外国人といっても出身はまちまちであり、とかく英語圏の人を連想しがちであるが実際に患者として接するのはむしろブラジル、ペルーといった南米の人たちや、中国、ベトナム、タイといったアジアの人たちが多い。韓国系の人は日本語も話せる場合が多く、実務的にはあまり問題にならない印象がある。

一般に医師は流暢ではなくてもある程度の英語は使えるであろうから英語を話す人たちとはなんとかコミュニケーションをとることは可能であろうし、周囲にその面でのサポートをしてくれる人も得やすい。問題はそれ以外の場合である。南米やアジアの出身の人たちの場合、日本での滞在が長いからといって必ずしも日本語はうまくないし、特に医学用語を理解してもらうのは難しい。また一般に英語も得意でない人が多い。したがって緊急でなければ誰か通訳を探すべきであろう。常勤ではなくてもいざというときに頼める人を確保しておくことは今後医療機関にとって必須のことになるかもしれない。

一般に子どもの世代は早く日本語に慣れ親しんでいることが多く、彼らに通訳を頼むことも実際的である。また、雇用されている患者の場合には職場の同僚や上司などがその役割を果たしてくれる可能性もある。いずれにしても彼らとて医学の専門用語を理解しているわけではないので、普通以上に慎重に判断を求めた方がよい。なるべくキーワードなどを書いて示すことを心がけたい。

当院ではブラジル系のポルトガル語を話す患者が相当数いるため、検査の説明書や問診表など定型的な書類のポルトガル語版を用意しており、また専任の通訳もいて毎日あちこちで呼び出されている（図12）［Part 2 の 5.「服薬指導と IC」の図 6（225頁）、6.「**画像診断での情報提供の工夫**」の図 7（233頁）参照］。

ポルトガル語

	GUIA　　　案内票	
		Sua proxima Consulta (次回日)
ORDEM	LUGAR　-　場所	
	CENTRO DE EXAMES (検査中央受付) 　。Ex.urina (採尿)　。Ex.sangue (採血) 　。Ex.ultrasom (腹部エコー) 　。Ex.pulmon (肺機能) 　。Electrocardiograma(心電図室) 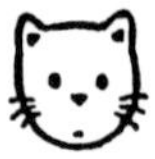	
	CENTRO RADIOLOGICO (画像診断部受付)（レントゲン） 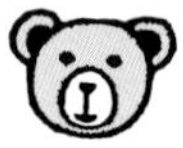	
	TRATAM.AMBULATORIAL(注射室) 　。Injeccao (注射)　。Exame (検査) 　。Ex.urina(採尿)　　。Ex.sangue(採血) 　。Tratam.(処置)（ 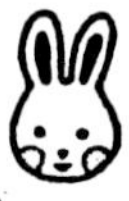　　　　　　　）	
	CENTRO ENDOSCOPICO (内視鏡受付) 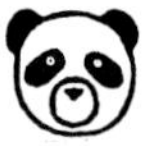	
	MEDICINA NUCLEAR (核医学検査) 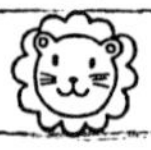	
	CONSULTORIO　　　　　　　　　　　外来	
	CONSULTORIO　　　　　　　　　　　外来	
	BALCAO No.2 (中央料金コ-ナ-　2番)	
	CAIXA　AUTOMATICA　　（自動支払機） 　(OU CAIX A No.5, または、5番外来支払窓口)	

HOSPITAL GERAL SEIREI MIKATABARA

図12．ポルトガル語の説明書の例　a．行くべき場所の指示票

Ⅴ．よりよい情報提供の方法

脳神経外科問診表　　　　　　　　　　　　　　　　　　　　　スペイン語

CUESTIONARIO DE NEUROCIRUGIA

Nombre(お名前)_____

*Edad*____*Anos*(歳)　　　　　　　　　　　*Sexo*:　M（男）－　F（女）

1. En que parte del cuerpo tiene los sintomas ?
　　(具合の悪いところはどこですか)

2. Desde cuando y que tipo de sintomas ?
　　(いつ頃からどのような症状がありますか)

3. Anteriormente tuvo estos sintomas, consulto en otro lugar ?
　　(これまでに同じ症状で他の医院で診療を受けていますか)
　　Si －　はい　(Nombre del lugar donde se trata_____病院.医院)
　　No －　いいえ

　Tiene carta de recomendacion? (紹介状はお持ちですか)
　　Si －はい　　　　　　No - いいえ

4. Nombrar las enfermedades o accidentes graves que tuvo.
　　(これまでにかかったことのある病気やけがの主なものを上げてください)
　　(no solo de la cabeza, 頭以外のものあげてください)

HOSPITAL GENERAL SEIREI MIKATAHARA
SECTOR DE NEURO-CIRUGIA

図 12-b．スペイン語の問診票の例

❷ 経済的な問題など

　もちろん外国人だからといって診療内容が変わるものであってはならず、少なくとも医学的には日本人の場合と同様のレベルでなければならない。しかし医療全体をみるとき、いろいろな配慮が必要になり、結果的に方針が異なってくる場合があることは否定できない。

　しばしばみられるのは経済的な問題である。保険の加入という基本的な問題でも雇用者の姿勢によってかなりの差がみられ、国民保険に加入するのが原則のようだが実際には無保険者も稀ではない。

　また、手術を要するのであれば母国に帰りたいというような希望が出ることもあり、逆に日本の医療レベルに期待して経済問題を度外視して日本での診療を求められることもある。あるいは治療経過中に自分がターミナルの状態だとわかると最期を母国で過ごしたいと望まれることもある。実際にあった例では、中年のベトナム難民の女性が悪性の神経膠腫で治療していてターミナルが近づいたとき、どうしても国に帰りたいといわれたことがある。このときは母国で死にたいとの希望が明確であったため、ステロイドの内服薬を多めに処方して家族とともに帰国した。

　この種の課題は個人や医療機関だけで解決できるものではないが、利用できるものを積極的に活用して、できるだけ本人の満足のいく診療となるように心がけたいものである。何が可能で何が不可能か、その点をはっきりさせて本人の希望を聞くようにしたい。日本人よりも個人主義が徹底されている場合も多く、客観的な事実は明確に伝えた方がよいだろう。

　ともあれ医学的な説明だけでも複雑になるうえ、医療制度上の問題なども絡むと非常に混乱しかねないので説明には時間をかけ、家族など患者が相談できる人にも一緒に説明することも必要ではないだろうか。その場合、一緒に聞く人は患者が指名するのが望ましい。雇用者は時には利害が対立することもあり、注意が必要である。

6. 代理をする人が誤った結論を出さないような配慮

　前述のように、いろいろ問題をはらんだケースがあるが、個々の事情を十分配慮してその都度判断していくしかない。一般に患者本人になんらかのハンディがあるときが問題になりやすく、そのような場合、基本的には本人の代理と見なされる人の見解を重視することになる。小児であれば、親などが当然そのような立場になると考えられるのだが、それらに無条件に従うことには危険がある。

　本人がハンディを負っているということで、本来なら受けるべき医療サービスが受けられないというようなことにならないように配慮する必要がある。どうせよくならないのだから無駄だ、というような考え方であまりにも消極的な診療になることは時として人権侵害になりかねない。

　時には財産などをめぐって親族間で争いがあり、知的機能が落ちた患者をうまく誘導して自分が後見人になれるように画策するようなこともある。疑い始めるときりがないし、必要以上

Ⅴ．よりよい情報提供の方法

にプライバシーに踏み込むことも問題だが、形式論で突き進まないように注意したいものである。

7．障害の受容

これについては説明すべき項目としても指摘したが、外見の醜貌、運動麻痺、排泄の障害、あるいは性機能の障害など、病気や外傷などで永続する障害を受ける場合は少なくない。これらは単に事実を告げただけでは理解されないことが多い。また事実を告げたうえで、その障害をもってどのように生きていくかというフォローがないと患者は途方にくれてしまう。

もちろんどこかで障害が残ることを受容してもらわなければならないが、一度の説明でそこまで求めるのは無理がある。実際には発症から症状固定と考えられる段階になるまで相当な期間があるはずである。その間に少しずつ情報を提供し、改善が見込めない可能性を指摘しておくことが必要である。また、リハビリテーションなどを行いながら、その反応から将来の改善が期待しにくいということを自覚していくようにし向けられるとよい。告げるというより悟るというような形である。

中には見通しが暗いことでうつ的になる人もいる。やむを得ないことではあるが、程度によっては精神科医の助言も求めながら障害をもって生きる術を身につけてもらうことを目指さなければならない。そのようなとき、医師だけでなく看護師やリハビリテーションのセラピスト、MSWらが連携して患者をサポートする体制があれば受容のプロセスがスムーズに運ぶであろう。必要に応じてSOを聞いてもらうのもよい方法である。

8．治験

新薬の開発段階で実際に投与して効果を判定する治験では、まさにICが重要になる。そもそもニュルンベルク裁判で人体実験が糾弾されたことからICの概念が育った経緯をみても、治験における人権擁護が重要であることがわかる。

それまでの動物実験などのデータから有効性が期待されながら、人ではどうなのかということは実際に使ってみなければわからない。非常に有効である可能性もあるが、危険性が潜んでいるかもしれない。これは一種のかけのような一面をもっているが科学的な根拠に基づいているのであるから必ずしも無謀なものではなく、最先端の医療を受けられるチャンスも大いにあるわけである。

したがって、患者が不利な扱いを受けないような配慮、また未知の問題が生じたときそれを救済する手だてを予め用意しておくことなどの条件を満たしたうえで実施してゆくことは社会的にみて必要なことである。危険がありうるということで何も実施できなければ医学の進歩もなくなってしまうのであり、効果が合理的に期待できるものであれば、積極的にかかわることも医療者の使命であろう[15)32)33)]。

ところが近年にも話題になったように、治験担当医師が独断でプロトコール違反をしたり、重要な副作用情報を隠蔽したりするような事件があり、治験というシステム自体に不信感がも

たれてしまった。これは困ったことであり、治療法の進歩のためにも適正な治験が行われるようになるべきである。そのためにもかかわる医療関係者は、被験者の不利益にならないように慎重に対応することが求められる。

わが国には GCP（Good Clinical Practice）の名前で知られる治験の基準がある。これに被験者に説明すべき項目や、実施機関での手続きなどが記載されており、これに従って治験を進めることが義務づけられている。この中に列挙されている被験者に説明すべき項目はいずれも基本的なことであるが、文章化すると非常に堅苦しくなるのはこの種の文書の常である。

治験を実施する施設では治験審査委員会（IRB：Institutional Review Board）を設置し、そこで患者の人権に配慮すべく、実施計画や説明文書などを審査することになっている。

治験を依頼してきたメーカーなどでは、当然治験の計画を事前に十分検討しているので、本来まったく正当性のないような治験が行われることは通常考えにくいのだが、国が管理しているからといって決して安全性が保証されているものではない。もちろん相応の安全性を示すデータも存在するはずである。

実施にあたり各実施機関の IRB がそれらの内容をすべて吟味して薬剤の評価をするというのは、実務的にも能力的にも難しいものである。しかし治験計画については慎重に検討する余地がある。特にプラセーボが投与される場合の患者の不利益などは現実に考えられるので、本当にそれでよいのかどうか、検討が形式的にならないようにすべきである。また慢性疾患に使う薬剤の場合、その被験者には有効であっても治験期間中しか使えないという問題もある。そのほかいろいろな問題はありうるので、少なくとも患者にその正当性が理解されるような内容でなければならない。

また患者の人権を損なわないような配慮に重点を置いて、同意取得において強制がないようにし、被験者に途中で止める権利などをよく理解させるといったことが重要であろう。数年前までは同意は口頭でもよいとされ、その後文書同意が原則となったものの署名は代理でもよいとされていたが、当然ながら最近では本人の署名が原則とされるようになった。これは事の重大性を考えれば当然の流れである。

ともあれ薬に限らず新しい治療を始める場合の IC は、既に認められた標準的な診療を行う場合以上に慎重な対応が求められる。当然詳しい説明も必要であるが、近年の治験の説明書の在り方には少々疑問を感じる面がある。これは各メーカー共通の傾向であり厚生労働省の指導があるのだろう。患者用の説明書のひな型として用意されるものは、従来のものに比べて非常に詳しくなってきている。以前はせいぜい 2〜3 ページだったものが、最近では 10 ページ前後のものも珍しくない。もちろん内容的には必要なことは網羅されているのだが、素人である患者にその内容を理解してもらうのは至難の業であり、読んでもらうことさえ困難というべきであろう。

このような傾向は単純によいとはいえない。確かに情報が豊富であることはよいのだが、情報は利用されてこそ意味があり、医学的な基礎知識のない患者に過大な情報を提供しても役立つとは限らず、むしろ混乱を生ずる可能性が大きい。資料として詳しいものがあるのはよいと

Ⅴ．よりよい情報提供の方法

して、もう少しアウトラインがわかるようなものがほしいところである。

こういった問題を現場で解決する方法の1つとして、治験コーディネーター（CRC：Clinical Research Coordinator）の導入が徐々に普及してきている。被験者になりうると思われた場合、主治医はその趣旨を説明し、詳しいことは治験コーディネーターが説明するのである。これによって臨床医が慌ただしく説明して治験をスタートさせてしまうような問題は、ある程度解決されるかもしれない。非常に大げさな感じがするかもしれないが、治験はそれなりに重みをもったものであることも事実なので、患者にもそのことは理解してもらう必要はあるのでやむを得ない。

患者が判断できないということで拒否するのなら実害がないのでよいのだが、理解できないまま目にみえぬ強制的な意図で被験者にされてしまうのが恐ろしいことである。特に最近は被験者になんらかの具体的なメリットがあるべきだという考えで、金銭的な補助なども行われるようになってきている。これは必要なことであるのだが、危険を理解しないで利益によって誘導されるとしたら問題である。

9. RCTへの参加を促す場合

近年EBMが話題になったこともあり、根拠を明らかにするために無作為化臨床試験（randomized clinical trial 以下＝RCT）による臨床研究がしばしば行われるようになってきている。これは科学的な手法であって、今後の医療を改善するためには避けて通れないものであり、患者に理解を求めたうえで積極的に取り組むべきテーマでもある[32)33)]。

この場合、主治医の見解や患者の意向にかかわらず無作為に割り付けられた方針によって治療が行われることになり、ICとの兼ね合いが難しくなることがある。試験のシステム上、実際に行われる治療を確定して同意を得ることは不可能であり、基本的には無作為に割り付けられた方針に従ってもらうことを了解してもらうことが必要である。

ただ主治医が既に印象としていずれかの方針に好印象をもっていたとして、そうでない方針を取らざるを得ない場合には悩むことになる。そうかといって、そこで恣意的に方針を変えるようであればプロトコール違反であり、研究者としての姿勢を問われることになる。したがって患者にRCTの提案をする以前の問題として、医師自身がそのような研究を行うこと自体に十分納得している必要がある。どちらの方針をとっても現時点では患者の人権侵害にはならないという確信がもてないようであればそもそも研究に参加すべきではない。

もし自分自身がRCTの研究に参加するのが適当だと考えても、実施にあたっては所属する組織の倫理委員会などの承認を得るようにした方がよい。これは形式を整えるという意味ではなく、研究者の視点と被検者になりうる人の視点とが大きく異なる可能性があるからであり、専門外の人たちの見解には耳を傾ける必要がある。

医療者自身が納得できる方法論であり、実施計画も問題ないとされれば正当な臨床研究として患者に勧めることが許されよう。そしてRCTというシステム自体を含めて十分な説明が行われ、自由意志として参加してもらうことが重要である。

10. 治療法がない場合

　診断はついたが治療法がないという場面も残酷なものである。しかし現実にそのような場面も少なくない。もちろん病状としてターミナルということであれば、ターミナルケアとしての対応がある。問題はその時点では生命予後はそれほど悪くないが、長期的に悪化が予想されるような場合である。いわゆる神経難病と呼ばれるような疾患が代表的なものである。移植を前提とせざるを得ないような心疾患などもそれに準ずるものであろうし、先天的な障害なども含まれよう。

　医学としてはそのような疾患をきちんと診断することは、その時点で有効な治療がないとしてもその後の発展のためには重要なことなのだが、患者にとっては悲観的な事実だけが残ってしまう。そんな場合どのように事実を告げればよいのだろうか。

　これは非常に厳しい場面であるが、事実は告げなければならないものの希望を失わせないような配慮は必要である。特に長期にわたって療養を要するものであれば、将来新たな治療法が開発される可能性は実際にあるのだし、現時点での見通しが将来にわたって成り立つというものではない。たとえその可能性が低いと思われても、あからさまにその事実を告げるのが適切とは思えない。

　この種の難病は基本的に慢性疾患であり、言い換えれば診断を告げるまでに十分時間は取れるということでもある。機械的に診断がついた時点でそれを伝えるというものではなく、疑いがもたれた時点であまりよくない疾患であることをほのめかし、徐々に情報を提供していくという手法も有用であろう。相手が厳しい情報を受け入れられる状態になるのを待って本当の話し合いをするのも悪くはない。少なくとも見通しが厳しいことは事実として伝える必要があるが、患者を支援していく姿勢を明らかにしたうえで説明する配慮が必須といえるだろう。

11. 遺伝子診断・治療

　ヒトのゲノムが解明され、さまざまな疾病の発症機構も次々に明らかにされつつある。並行して遺伝子を分析することも日常的な検査の1つになってきている。しかし、遺伝子の検査については通常の検査以上に配慮が求められるものであり、実施にあたって十分なICが必要である[30]。

　この件については各種の団体がガイドラインを示しているので参考にするとよい。基本的な考え方としては従来のICの考え方となんら矛盾するところはないが、検査結果が時として重大な差別などに結びつく危険があり、実施前に検査をする意義などに関して十分な情報提供が必要である。また、プライバシーに関する配慮がより強く求められている[22,45]。

　発癌に関する遺伝子など、現状では知ってしまうと不安になるが治療法はないというケースが少なくなく、このような場合患者自身の知らないでいる権利を尊重する必要があり、検査を行う前に十分な説明を行って、患者の意向を確かめることが重要である。特にその結果が実際の診療でどのように役立つのかが明確でないままに提案することは、無用の混乱や不安を招く

だけであろう。

　現実に遺伝性が明らかな疾患であることが判明した場合はどうすればよいだろうか。次の世代への遺伝を考えて家族計画を検討する余地があるものであればむしろ積極的に事実を告げる必要もあるだろう。しかし事実だからといってなんでも無原則に伝えることにも問題はあって、十分なカウンセリングの能力がないまま話を持ち出すのは危険である。少なくとも関係者で方針を十分に検討し、対応についての見解をまとめたうえで話をすべきであろう。十分な対応ができないことがわかっている場合にははじめから専門の機関に依頼すべきであろうし、偶然に遺伝性疾患であることが判明した場合でも的確な指導ができるところを紹介すべきである。

　WHOの「遺伝医学と遺伝サービスにおける倫理的諸問題に関して提案された国際的ガイドライン」では遺伝子検査におけるICについて次のようなものを提案している[3]。

●実際の診療での対応●

　実際の診療での遺伝テストは、自由意思で行われるべきであり、また以下に述べるような問題点を明らかにしたうえで、遺伝サービス全般や法的に有効なICのプロセスの中で扱われるべきものである。
- テストの目的。
- 正しい予測をもたらす可能性。
- テストを受けた個人やその家族にとっての検査結果の意味。
- テストを受けた個人の選べる選択肢、および代替の方法。
- テストのもつ潜在的な便益とリスク。これには社会的また心理的なものを含む。
- 社会的リスクには保険会社、雇用者による差別も含まれる（仮にそれが違法でも）。
- 個人もしくはその家族がどのようことを決めても、それによりケアが変わることはないこと。

---

12. 臓器提供

　臓器移植法が施行され脳死下での臓器摘出もそれなりの症例数を数え、いつの間にかマスコミなどでも話題にならなくなってきた。定着しつつあるのは総論的にはよいとして、個々のケースで人権侵害がないような配慮は常に心がけなければならず、取材されないからといって手順が簡略化できるものではあり得ない。

　現在の法律では基本的に予め本人の意思表示がなければ脳死下での臓器摘出はできない。これは諸外国に比べて厳しいという考えもあるが、わが国の臓器提供の歴史や市民感情からすればこの原則は重要である。しかし、本人の意思表示が明らかなのに家族が同意しなければ摘出できないのはおかしいという考えは当然あり、今後も議論されるであろう。ともあれ法で定め

られている手順は守らなくてはならないが、法を持ち出して強制するようなことはあってはならない。

実際に臓器提供が議論される場で本人の直接の意思表示は考えられず、当然家族との話し合いになるが、法に定められているように本人の意思表示があっても家族が同意しなければ脳死下での移植はできないことを告げることが必要である。つまり拒否できるということを説明しなければならないのだが、この際に言い方に気をつけないと、家族の拒否が即移植の拒否となるので拒否したことで心理的な負担を感じさせる危険がある。もともと移植というプロセスが自由意志によるものであることにお互いに注意したいものである。

また心停止下でも行われる腎移植も実際には脳死判定とは無縁でない。現在の臓器移植法が制定される前に話題になったように、実務的には心停止前にカテーテルの挿入など具体的な処置は始まっている。そのことが時に誤解を招くのであるが、予め十分説明しておくことによって無用な混乱は避けられるはずである。

臓器移植を本人の生前の意志を尊重して成功させるためにはどうしてもある程度人為的な操作が入り込む余地がある。脳死判定がきちんと行われていることが前提になるが、脳死が不可逆的なプロセスであって、その段階での処置は最終的な結果を変えるものではないことをよく理解してもらう必要があるだろう。そうでないと、せっかくの善意が無理解な周囲の声により却って心の重荷を背負わされることにもなりかねない。

13. 緊急時

緊急の場面のうち急変時のことは別項（4-2. ⑳「急変時」、64頁）で述べた。ここでは救急車などで重症の患者が運ばれ、直ちに治療を始めなければいけないようなケースを考えてみたい。

救急室などに運び込まれると、通常家族は外で待機することになる。つまり、中で何が行われているのかわからないのである。「医療の密室性」が問題にされやすい場面でもある。医療者は重症患者の治療に専念し、診療上どうしても知りたい病歴などを聞いたあとは家族のことは忘れてしまいがちである。もちろん治療は進めなければならないが、どこかで説明をする機会は設けるように心がけたいものである。

タイミングとしてはある程度状態が落ち着いたときということになろうが、落ち着かないこともある。どんどん悪化し、どうしようもないというような場面であれば早めに呼び入れるなりして現実を直視してもらうことも必要だろう。呼ばれたときには死亡宣告というのはなかなか受け入れ難いものである。

もし緊急手術ということになった場合、どのように説明すべきであろうか。時間の余裕があるのなら原則的には通常と変わらない内容を説明すべきであるが、一刻を争うような場面でじっくりと時間をかけて説明するのは適切とはいえない。そのような形式を整えるよりも、緊急な場面であることをまず説明し、すぐに処置を始めないと危険であることを理解してもらうことが重要である。このような場面では詳細な説明は省略せざるを得ない。頭部外傷とか、急性

腹症、帝王切開など緊急手術になることの多い疾患に関しては、説明を補充するべく説明文書などを予め用意しておくことも実際的である。もちろん処置が終わったあとに時間をとって急いだ事情を含めて説明をする必要があることはいうまでもない。

また、本人は意識がなく説明をすべき関係者もいないという場面も少なくない。そのような場合にはそれぞれの病院のルールに従い、責任者に状況を話してしかるべき処置を始めるべきであって、書類を書くことは二の次になる。このような場合には結果として望まない治療をしてしまう可能性はあるだろうが、医学的な判断で手術適応があって、チャンスが今しかないという場面であれば許される行為であろう。逆の場合に取り返しがつかなくなるからであり、法的にも認められていることである[14)36)53)]。

いずれにせよ然るべき関係者がきた段階で、事後承諾的ではあっても説明はしなければならない。医学的な説明とともに、なぜ急いだか、その理由も説明を要する。法的には緊急避難的な処置には事後承諾は不要とのことであるが[36)]、このことは結果的にその行為が意にそぐわないものであったとしても法的に咎められないという意味であって、説明を省略してよいということではない。

14. 当直をした場合

本来の日中の業務以外に夜間・休日に当直をする場合がある。時には出張して他院でそのような業務に就くこともある。このような場合、自分の専門領域と異なる診療に従事することも多くなり、また他のスタッフも不足しているなど診療の体制が不十分であることが多いので、説明には一層注意が必要である。

診療する立場からすれば、時間外に通常と同じレベルの診療は無理だと当然のように考えてしまうが、患者は必ずしもそうは思わず、中にはどんな時間でも最善の医療が提供されて当然だと考える人も少なからずいる。当直者はある程度 all round な能力があるはずとの期待もあり、この点は現実と一般の人たちとの常識に大きな違いがあるようだ。

ともあれ専門外ではあっても自分で十分対処できると考えられる場合には特に問題はない。また、必要に応じていつでも専門のスタッフを呼べる体制であれば自分の能力を越えると思えば応援を求めればよいわけで、これも通常は大きな問題にはならない。しかし現実には専門外の患者を自分だけでなんとかこなさなければならないことは少なくない。こんなとき患者にどう説明をすべきであろうか。

少なくとも曖昧な責任逃れのような態度をとるべきではない。当直者には時間外においては管理者の代理という性格もあるのであって、責任は決して小さくない。もし不安があるのなら、その点をはっきりさせる方がよい。より適切な医療機関が利用できるのであれば積極的に紹介すべきであるし、時間などの制約で現実的にそれが難しいのであれば現在できることに限界があることを率直に説明すべきであろう。

真に緊急性があって、自院ではその時間帯に対応ができないという場面であれば、可能な限り引き受けてくれるところを探さなくてはならないし、それまでは自らできることを実施しな

ければならないことはいうまでもない。

15. advance directive, living will

　これらは将来起こり得ることに対して予め意思表示をしておくことを指す。実際にこれが意味をもつのは、本人が意思表示できないような病状になる場面である。いわゆる尊厳死の意思表示などがこれに当たるであろうが、患者自身が本当に状況を理解しているかどうかに疑問がある。

　例えば「助かる見込みがない」という表現自体が非常に曖昧であり、時間軸がどうなっているのか人によって受け取り方が大きく異なるかもしれない。最終的には助からない病状だとしても、それなりの処置をすればある程度落ち着いて日常生活ができるようになるという病態は珍しくない。そのうえその場になったら考えが変わるという可能性は捨てきれないであろう。

　"living will"という言葉は、アメリカでは州によって予後不良時の蘇生を拒否する権利として認めているところがあるというが、もちろんわが国で権利として明示されているものではない[47]。一般的には心肺蘇生や人工呼吸管理のような処置を拒否することを指し、ある程度限定的な意味で使われていると思われるが、患者がその内容を具体的に理解しているとは限らない。

　したがってadvance directive一般については、意思表示の1つとして尊重すべきであるが、あまりにもそれにこだわり過ぎるのも問題である。時には患者にとって不利になる場合もあることを知っておきたい。もしそのような意思表示をしたいという患者がいたとしたら、病状を説明しながらなるべく直近の考えを示してもらう必要がある。一般論としての「延命拒否」というような意思表示はなるべく避けてもらった方が問題は少ないように思われる。

（宮本恒彦）

6. 自己決定の支援

　自己決定のプロセスを支援してゆくことは、情報提供とならんでIC実践の大きな柱だと考えている。情報提供をしたあとは患者自身の問題だと割り切る考え方は非常に危険なことであり、これでは医療機関を守るためのICになってしまいかねない。現実的には患者が自分自身にとって最もよい医療が受けられるように支援してゆく姿勢が医療者に求められるのである。

　これは旧来のパターナリズムの復活とは異なる。患者を置き去りにして自己決定を迫っても、多くの患者は途方に暮れるか主治医の言う通りにするしかないだろう。主体は患者にあることが重要であり、ICは単なる手続きではなくあくまで患者がよい医療を受けられることが目標であるから、医療者は情報提供をすることにとどまらず患者の自己決定を支援することまで責任をもって取り組むべきだと考える。

❶ 情報があれば自己決定は進むか

　従来ICという言葉の普及とともに情報提供が重視されてきたように思う。自己決定権を尊重するのなら最低限判断の根拠になるデータが必要であり、説明不足はしばしば指摘されていたので情報提供の在り方に力が注がれたのは当然であろう。しかし、それによって自己決定がスムーズに行われるようになったかといえば現実はそうではない。単純に情報量が多いことがICに役立つとはいえないように思われる。

1. 現実には進まない自己決定

　当院で説明を聞いたあとの患者をみていると、「まあよくわからないからお任せします」というような人が非常に多い。形のうえでは患者が自分で決めたようになっていても、十分には理解しないまま治療者が提案したものに同意しているというのが実情であり、これはまさに「説明と同意」である。

　以前の状況を思えばある程度の説明が行われているので、それなりの進歩はあるといえるかもしれないが、ICの目指す自己決定のレベルとは大きな差がある。医療者の提案に同意するというのも自己決定の1つの形ではあるが、本当によく考えて自分にとってよいと判断した結果なのかどうか疑問が残る。少なくとも提案の内容をよく理解し、リスクも了解したうえで同意するという自己決定を目指すべきである。

2. 情報の咀嚼という問題

　自己決定が不十分であることの背景には、まず基本となる情報が十分に理解されていないと

いう理由があるようだ。

若い医師らの説明場面では、教科書的に詳しく話す傾向がある。また正確さにこだわると、どうしても専門的な用語を使って、いろいろな可能性を細かく分類したりすることになる。多くの患者にとってこのような医学的に詳しい説明の大半は理解されないと考えておいた方が現実的である。これは立場を変えて考えてみれば何も医療に限らないことであり、誰にとっても専門外のことはそう簡単に理解はできるものではない。

患者にとって理解できる説明の内容、量、言葉をはじめとするコミュニケーションの手法などが整わないと、せっかくの情報も処理しきれないことになり、結果として自己決定に結びつかない。

3. 1人で重大な決断をしたくないという心理

誰でも重大な決定を自分1人でしなければならないというときには不安になるものであり、できれば誰かが決めてくれれば気が楽だと考える人も少なくない。そこには権威にすがる気持ちが隠されているのかもしれない。

ひょっとしたら自分の人生を左右しかねない方針を決めるということは、なかなか重い課題である。できればそんな場面から逃げ出したくなることもあるだろう。しかし患者がパニックになってしまっては仕方がないが、自分にとって最善の医療を得るには自己決定が重要であり、自分以外の誰にも決められないものであることを理解してもらうようにしなければならない。そのようなとき、少なくとも医療者として自分が相談相手になるという姿勢は示すべきである。

そもそも日本人は自己決定をする習慣がないという指摘がある。人生の転機になるような局面である進学とか就職といった場面で、どれほどの人が自分で進路を決めているだろうか。ある会合で木村利人氏はそのような日本人の生き方についてコメントされていたが、実際多くの場合、家族や教師といった自分以外の人たちの意見で決定されていることが多いのである。そういう人生を送っていて、ある日突然病気になって自分で決めろといわれても戸惑うのは当然であり、そのような患者に対して、自己決定を迫ってもストレスになるだけかもしれない。このような日本人のものの考え方も、ある程度理解したうえで患者と接することも重要であろう。

4. そもそも自己決定は必要か

そもそも自己決定はしなければいけないものなのだろうか。多くの場合、医療者は標準的な診療方針を示し、それに従うことであまり問題は生じないはずである。それでもよいという考え方もあるかもしれないが、現実の医療で自分の目指す診療とのズレが表面化して問題になっていることは決して少なくない。

確かに依存的に生き、誰かに指図されて行動するのは一面では非常に楽なものである。全面的に依存することで安心するのは、宗教などでみられる現象であり、そのような生き方も否定

されるものではないかもしれないが、多くの人はそこまで依存的にはなれないであろう。

となるとなんらかの形で自己決定をしなければならないのである。自己決定が難しいとしても、自分にとって何がよいのかは結局自分にしか決められないのである。多分これがベストだと周囲の人がアドバイスしたとしても、所詮は他人のことである。親身になって相談というが、うまくいかなくても誰も責任はとってくれない。そんな厳しい現実を患者も理解しなければならない。

それでも最終的に誰か信頼できる人の判断に任せるという生き方は残されており、それを否定して何がなんでも機械的に自己決定を迫るのは適切ではない。

❷ 考える時間と場所

具体的な方法として、患者に考える時間と場所を提供することが重要である。
説明したその場で直ちに返答を求めるのは避けたい。患者の意思は既に固まっているとしても、とりあえず説明は説明として聞いてもらい、じっくり考えて返事をもらいたい旨を告げればよい。入院中なら病室に戻って、外来なら一旦家に帰ってから自分なりによく考えたうえで結論を出すように促すとよいだろう。

とはいっても重大な病気であることを知ってしまうと誰でも慌ててしまう。考える時間を提供しても焦ってしまえばその時間を有効に使えないであろう。なんとか冷静にさせる工夫もほしいところである。そのためには少なくとも患者を支援する姿勢を示すことが役立つに違いない。「わからないことがあればまた相談しましょう」、と一言添えるだけでも意味はあるのではないだろうか。

また患者が迷うであろうことを予想し、そのことの意義を認めるのも役立つと思われる。そもそも迷うことは当然であり、そのこと自体は何も悪いことではない。ひょっとしたらその患者の人生を左右しかねない場面で悩まずに結論が出るはずもない。

パターナリズムの医療であれば、そこで患者を悩ますことは一見ないように思えるが、結論はすぐ出たとしても不安など悩みはやはりあるはずだ。結論を押しつけるような方法では患者自身にとって適切な医療にならないことが経験的に既にわかっている以上、むしろ悩む過程を大切にすべきではないだろうか。

迷っていろいろな因子を自分なりに考えたうえで出した結論は非常に意味があり、それによってその後の闘病もうまくいくだろう。そういったことを予め話して、いろいろな要素を考慮してじっくり考えてもらうように指導したい。その際1人で悩んでいると出口がみつからないこともありうるので、考え方を整理するなど常にアドバイスする姿勢が必要である。

❸ 自己決定を支援するための「承諾書」の書式

そもそも「承諾書」とか「同意書」という言葉は適切ではないと考えている。これでは同意

● 当院の書式（図 13）

【特徴】

本文でふれた問題を解決することを目指し、まず汎用性をもたせること、文書での説明が行えるように複写式にしてサイズもＡ４とし、説明すべき項目を明確にしたうえで特に他の選択肢の記載を義務づけた。

Ａ４サイズ１ページという大きさは、詳しい説明には不十分だという意見もあったが、独自に資料を添付するのは必要に応じて行えばよく、１枚に全体像がわかるように要約することに意義があると考えている。判断の基準がどこにあるのかが一見してわかるということが重要であろう。

また、その場での回答を原則とせずに考える時間と場所が提供されるように、意思表示の用紙は別紙とした。さらにその用紙には同意以外の選択肢を用意して、提案以外の選択が可能であることを示すようにしたうえ、実施前であれば変更も可能であることを明示している。

【使用方法】

説明をした後、説明を聞いたという署名を患者にしてもらい、用紙の１枚を患者に渡し、もう一方は診療録に綴じる。署名後に意思表示の用紙である「説明を聞いた結論」を

（患者さん控え用）

＿＿＿＿＿＿＿＿様　**診療方針の説明**

１．現在考えられている病名・病状

２．これから予定している具体的な診療内容
（手術・検査・処置・投薬・放射線照射など実施予定日時も含めて）

□ ＨＩＶを含む感染症の検査を行います。

３．上記を実施した場合の見通し
（改善の度合い・入院期間など）

４．上記を実施するうえでの問題点・危険性

□ 輸血に関して、その必要性、副作用等につき、「輸血についての説明書」を渡し、説明しました。
治療に必要な場合には、（自己血、全血、血漿、血小板、赤血球、白血球）を約（　　　cc）輸血します。

５．上記以外の選択肢とその場合の見通しなど

年　　月　　日

上記を説明しました。　担当医：＿＿＿＿＿＿＿＿

上記の説明を聞きました。　お名前：＿＿＿＿＿＿＿＿
（本人でない場合には患者さんとの関係：　　　　　）

図 13-a．診療方針の説明

渡し、よく考えたうえで返事を聞かせてほしい旨を伝える。用紙にも同意以外の選択肢を用意しているが、なるべく口頭でも提案した方法だけが唯一の方針ではないことを付け加えるよう指導している。緊急時以外はできるだけ目の前で回答を求めないこととしている。

あとで回答が寄せられたとき、その用紙を先の説明書の裏に貼り付けることになっている。その回答が同意であれば、結果として「同意書」になるというものである。

【実際の使用状況】

従来のものに比べるとやや煩雑なところがあるが、当院ではICを基本方針に据えていることもあ

説明を聞いた結論

該当する項目に ○ を付け、署名欄に氏名を記入してください。

- 提案された方針に同意します。
- 判断できないので、もう一度説明してください。
- 他の医師の意見を聞きたいので、資料を用意してください。
- 提案された方針ではなく、他の方針を選びます。
  （この場合は下の余白部分に具体的に記入してください）

年　月　日

署　名：＿＿＿＿＿＿＿＿＿＿＿
（本人でない場合は患者さんとの関係：　　　　）

※ここでの結論は実施前であれば変更できます。

図 13-b. 説明を聞いた結論

ってか、特にトラブルはない。記載内容には医師によってムラがあるのは事実であるが、これは書式の問題ではないと考えている。

また同じような書類を何度も書く手間を省くため、定型的なものを予め印刷しておくことも科としてよく検討されたものであれば認めている。個別性を重視すべきだが、あまりにも時間的な負担をかけるのは現実的ではなく、印刷されたものに随時追記をするようにすればその点もかなりカバーできるであろう。

全体として予想以上に工夫して記載されるようになったという印象をもっている。やはり病院の方針として打ち出す意義は大きいのであろう。

が前提だという印象を与えるからである。同意書を書かないというのも立派な意思表示ではあるが、自己決定を促すにはもっと自由な意思表示ができるようにしたいものである。

前述のように名称も問題であり、同意が前提になっているような印象を与える呼び方は改めるべきだと考えている。また内容も説明の部分と意思表示の部分とを区別し、同意以外の意思表示も当然できるということがわかりやすいものにすべきである。そもそも同意されたときにだけ書類を整えればよいと考えがちであるが、提案したが患者が拒否したために実施しないことになった、というような経過をきちんと記録に残す意義も実は大きいのである。

また、一度意思表示をしたからといって、それが撤回できないものではないことも知らせておくべきである。気が変わるということはしばしばありうるし、予めその点をはっきりさせておいた方が必要以上に深刻にならずに済むはずである。

④ セカンド・オピニオン

自己決定のプロセスを支援するという意味では SO が自由に聞けるという意義は非常に大きい。IC を重視する場合の具体的な行動目標として位置づけるべきものと考える。この点は章を改めて詳述する。

⑤ 患者自らが探す医療情報

患者が自ら医学情報を集めて判断材料にするということも広く行われるようになってきた。医療者もそのような活動に協力してゆきたい。

1. 図書館

当院でも患者用の図書室を設置した。これは余暇を利用してもらうという趣旨とは異なり、少しでも患者の自主的な情報検索に役立てようとしたものである。99年に設置したが今回「医学情報プラザ」と名を変え、場所も利用しやすいところに移して蔵書も増やし、さらにインターネットの検索もできるよう設備を充実させて再スタートを切ることにした。これまでは本当に医療の情報を求めて訪れる人はまだ少数であるが、本来関心のある人は決して少なくないはずである。医療機関では自分で調べようとしている患者に情報提供のサービスもしていくべきだろう（図14）。

2. インターネット

近年はインターネットで医療情報を検索する人も増えた。実際インターネット上で相談を受け付けるホームページも少なくないようである。ただインターネットを利用する人は、患者になりうる人の中では少数派である。現状では高齢者の多くにとっては無縁のものではないだろうか。

Ⅵ．自己決定の支援

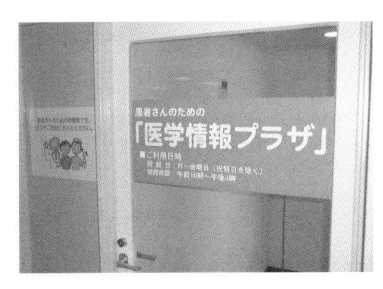

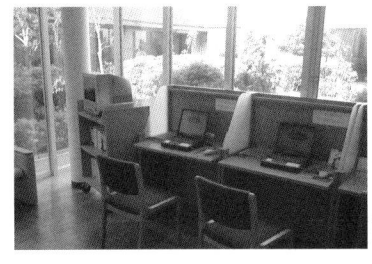

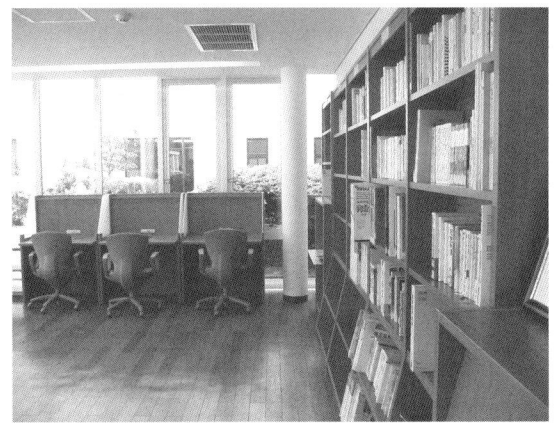

図14．医学情報プラザ
図書とともにインターネット用のパソコン、VTR資料閲覧用のテレビなどがある。

ともあれ熱心な人であれば、ひょっとしたら当事者としての患者の方が新しい情報を仕入れているということも十分考えられる。そのような場合、医療者も意地を張らずに患者の集めてきた情報に耳を傾けるべきである。各疾患の最新の情報をまんべんなく常に仕入れていることは不可能であり、必ずしも恥ずべきことでもない。必要なら患者から得た情報を基にさらに自ら検索して、コメントするのが親切な対応である。

今後このような形での情報提供は進み、それが患者の自己決定につながるようになると思われ、積極的に自分の目指す医療を探そうという姿勢は支援してゆくべきものである。しかし一般的な情報提供はよいとして、個別の医療相談のようなものは相談の前提となる患者側の情報が不確かであるうえ、利用者のマナーという問題も現実にあるようであり、積極的に進めるというよりも患者へのオリエンテーションというレベルにとどめるべきではないだろうか。診療はあくまで対面で行うのが原則である。

3．第三者からの情報

「口コミ」などの情報は非常に多いのだが、個人的な経験による情報は、たまたま受けた自分の治療がうまくいったかどうかで全体を判断するような傾向があって信用度にはばらつきが大きい。患者は身近な人の見解は無条件に信じてしまう危険もあるので、医療者としてはもう少し客観的な情報を仕入れるようにアドバイスするべきであろう。

客観的な情報も以前に比べれば段違いに多く、特定の領域については患者自身が最も詳しいという状況が実際に生まれている。当事者能力はむしろ積極的に生かしていくべきものであろうが、専門的な知識のない人にとって第三者からの情報には危険もある。簡単にいえば自らの病状に関する評価が誤っている可能性があるため、その前提が間違っていると、まったく違う疾患のことを調べることにもなりかねない。

本来双方向のコミュニケーションが成り立っていれば、そのような間違いはどこかで修正さ

125

れるはずだが、一方通行であると最後まで誤りに気づかないこともありうる。その意味でこのような方法はメインにはなり得ないものだと考える。しかしこのような需要があるということは、診療の場での情報提供が十分でないという事実の反映だと考えるべきであろう。

⑥ 医療者の役割

　情報を得る手段が増えたといっても医療者が介入しなくてよいということにはならない。情報の非対称性ということが指摘されるように、特定の領域に関する情報は入手できて詳しくなっても、医学の基礎知識に関してはにわか勉強の患者と医師とでは大きな差がある。情報をうまく咀嚼しきれず思わぬ勘違いということもあり専門家のアドバイスは欠かせない。

　何より医療者の姿勢として、情報を提供したからあとは患者が自分で決めればよいというような突き放した態度は禁物である。たとえそれが患者の自立を促す意図だとしても患者は不幸になりかねず、適宜アドバイスをするべきである。基本的に判断のポイントをアドバイスするとよいのではないだろうか。

1. 考え方の指導（decision treeの考え方）

　臨床判断学 clinical decision making という言葉がある。データをもとにして具体的な方針を出すに至る判断をどのように合理的にしてゆくべきかと考えるものである。その詳細は成書[50]を参照してもらうとして、方針を提案する医師も、また治療を受ける患者もそのような科学的な判断をする習慣をつけるべきかもしれない。

　これはEBMとも共通することであるが、ある疾患に対して特定の治療方針をとった場合、それぞれどの程度の効果が期待できるかを数値化し、それによってどの選択肢が最も効果があるかを判断してゆくことになる。可能性のある選択肢を網羅して、それぞれ分岐させてdecision treeを作っていくのである。そして最後に死亡、重度障害、回復といった転帰があり、これを数値化して書き込む。それぞれの選択を繰り返すことでの確率と転帰ごとの価値をかけ合わせたものが期待効用値ということになる。

　個々の症例における感覚的、主観的な判断の意義を否定するものではないが、方針決定にあたってできるだけ客観的な数字に基づいて判断して提案する姿勢は重要であろう。同じように、患者に対してもそれぞれの可能性を説明し、計算するとどのような期待値になるかを示すと理解の助けになるかもしれないが、人によっては数字のマジックのように不信感をもってしまう可能性もある。またこの考え方で気をつけなければならないことは、「価値」をどのように判断するかであって、これこそが患者の極めて個人的な価値観に基づくものである。

　実は誰でも漠然とそのようなことを頭の中で行っているのであるが、数字で出されると違和感を覚えるのである。考えようによっては、数字をちょっと動かしただけで結論が変わるような場面というのは、非常に微妙なものであり、どのような方針もそれなりに存在意義があるともいえよう（図15）。

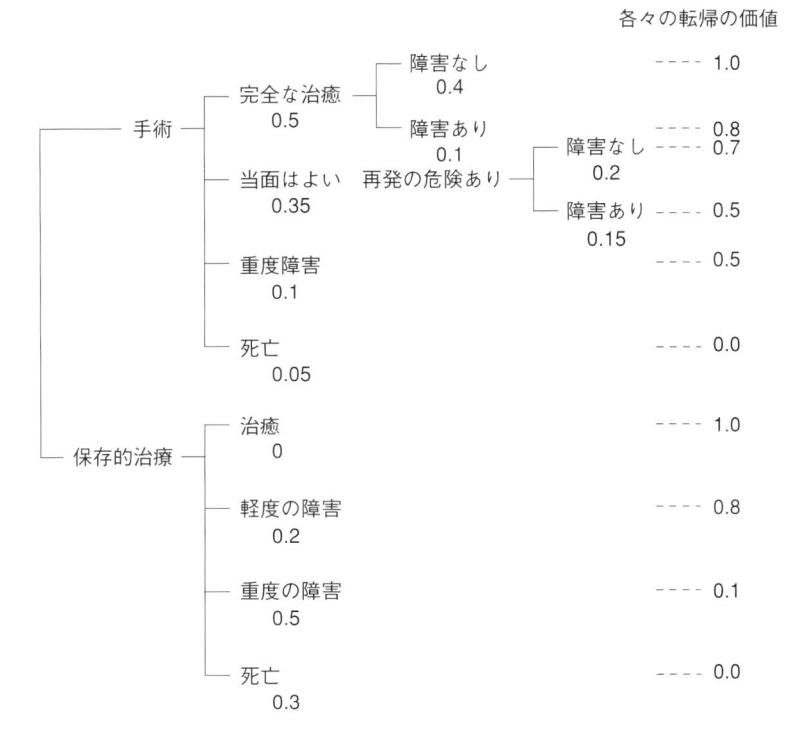

```
                                                      各々の転帰の価値
                            ┌─ 障害なし        ---- 1.0
              ┌─ 完全な治癒 ─┤   0.4
              │   0.5       └─ 障害あり        ---- 0.8
              │                 0.1      ┌─ 障害なし  ---- 0.7
   ┌─ 手術 ───┤── 当面はよい ── 再発の危険あり ─┤   0.2
   │          │   0.35                   └─ 障害あり  ---- 0.5
   │          │                             0.15
   │          ├── 重度障害                   ---- 0.5
   │          │   0.1
   │          └── 死亡                       ---- 0.0
   │              0.05
   │
   │          ┌── 治癒                       ---- 1.0
   │          │   0
   └─ 保存的治療 ── 軽度の障害                ---- 0.8
              │   0.2
              ├── 重度の障害                  ---- 0.1
              │   0.5
              └── 死亡                       ---- 0.0
                  0.3
```

手術の場合　　　0.4×1.0＋0.1×0.8＋0.2×0.7＋0.15×0.5＋0.1×0.1＋0.05×0＝0.605

保存的治療の場合　0×1.0＋0.2×0.8＋0.5×0.1＋0.3×0＝0.21

図15．ある疾患で手術をするのが適切かどうか。期待効用値の算定例

2. 誘導ではない説明

　医療現場で行われている説明の大半は誘導的だといわれる。医師が先に結論を出しており、それに同意させるように説明をしているに過ぎないということである。言い換えればいつの間にか医師の価値観に合わせるようにされてしまうということでもある。

　権利として対等だといっても医療者と患者との間には医学的判断の能力には大きな差がある。医療者が明確に提案しなければ患者は判断のしようがないというのも事実であり、誘導的になってしまうのもやむを得ない面はある。それでも患者にとっての裁量の余地があることを明確にしておく必要があり、説明の際には、あくまでこの提案は自分の考えであって、それ以外の方法も考えられるという趣旨で具体例を示す姿勢が求められるのである。要するに医療者は患者の相談相手でなければならない。一方的に指示を出して、それに従わせるというものではなく、専門家としての助言をする立場であることを常に意識して行動したいものである。

　よく患者が迷って決断しきれないとき、「先生ならどちらを選びますか」というような質問をされることがある。医師の中にもそのような質問を投げかけるべきだと積極的に奨励する人もいる[21]。このような聞き方をしたとき、医師が極めて良心的ならば常識的な判断を述べるだろう。しかし医師は当事者ではなく、本当にそのような場面に自ら遭遇したとき同じような結

論に至るかどうかはわからない。また手術をしたいと思っている医師にそのように尋ねれば、本心と異なっても「私なら手術をします」というかもしれない。そういったところで本人は何も困らないのである。

　むしろこのような質問をされた場合には、答えを避けた方がよいのではないかと考える。あくまで自分の見解だといっても、医師のそのような発言は無意識のうちに患者を拘束してしまう危険があるからである。突き放すような姿勢ではいけないが、自己決定を放棄しかねないような患者の姿勢には安易にすり寄るべきであるまい。あくまで医療者は提案するのであって、決定をするのではない。「私はこのような方針を提案します」ということ以上の私的なコメントは不適当ではないだろうか。

3. 患者の自己決定で看護師が果たす役割

　当院では看護師が医師と患者の面談の場に同席することは比較的早い時期から行われていた。これは看護師が患者の自己決定に貢献するためというよりも、医師がどんな説明をしたのかを知るという目的が主たる動機であったように思われる。現実問題としてどんな説明がされているのか看護師が知らず、適切な対応がとれないという場面は少なくなかったのである。かつてはいわゆる癌告知がされているのかというようなレベルの情報も共有されていないことがあった。

　また、手術の説明などでは後のトラブル防止という趣旨で、リスクに関する説明がどのように行われたのかを知っておきたいという看護師の希望もあり、医師側もその記録があることにある種の便利さを感じていたようである。しかしこれではアリバイづくりであり、そこでの看護師の役割は証人であり、医療機関側につく立場になる。

　本来、看護師は患者の理解の程度を確認し、迷っているとした何が問題になっているのかといった点を患者の発言などを通じて客観的に捕らえる必要がある。そのうえで情報が不足していると考えられれば情報提供の場を用意するなど、具体的な行動に結びつけてゆかなければならない。医療者はチームで診療をするとはいえ、医師が提案した方針に患者を誘導するのが看護師の役割ではあるまい。患者にとって本当に適切な方針が選択されるように援助することが重要な役割というべきである[38]。

　患者が迷っているときに説得するのではなく、自由に意思表示をしてよいのだということを知らせることの方が重要かもしれない。SOを聞くという方法を知らせることも役立つ場合がある。事実関係をよく理解していないと思われたら自分で補充説明をするなり再度の面談を設定するよう取り計らうことも重要であろう。次章に具体例を紹介してある。

❼ 患者に自己責任を負わせることの是非

　ICの考え方が普及するとともに、患者の意志を尊重するからには患者にも自己責任があるという主張も散見される。一面では正しいところもあるが、全面的には同意できるものではな

表 13. 医療における情報開示と自己責任

	投資	医療
きっかけ	利潤を追求する自らの意思	意図しない病気や外傷
情報	それ自体が付加価値をもつ 情報の独占が利益につながる	必要な情報は誰でもアクセス可能であるべき
競争原理	自分の利益は他者の損失	すべての患者が平等に利益が得られる
支援	自己責任が原則。相談業務は有償	自己決定権を尊重しつつも支援が必要

い。

　バブル経済が破綻した頃、経済界では情報開示と自己責任という言葉がセットで使われることが多かった。今後は情報も開示されるが、結果については自分の責任だという考え方が自由主義経済の社会では当然になってゆくのであろう。そうはいっても現実には先頃のペイオフ解禁にあたり、金融機関をどのように選択すればよいのか判断の材料が乏しく多くの国民が戸惑ったように、経済界でも全面的に自己責任を追及できないのが実情である。医療でも情報さえ開示すれば後は患者の自己責任だと考えてよいだろうか。

　そのような考え方には大きな危険がある。医療と経済活動とは似ている面もあろうが、また異なる面も大きい。何より患者は自分の意志で病気になるわけではないということだ。投資家が自分の意志でリスクを覚悟して私財を投入するのとは根本的に異なるのである。否応なく病気やけがで悩まされることになった患者に対して、情報開示をしたからあとは自分で判断し、その結果は自分の選択によるのだから医療者の知るところではないというような発想は極めて冷酷なものであり、ICの目指すものではない。このような姿勢は決して患者を尊重しているものではなく、医療者として無責任極まりないと考えるものである。

　もう1つ医療と経済活動が異なる点は、患者が回復するという利益は決して他の人の犠牲を強いるものではないということである。経済活動ではある人が利益をあげる場合、得てして損をする人が出てくるものであるが、医療ではすべての患者が利益を得ることを目指すことが可能なはずである。医療供給体制が不十分だった時代はともかく、少なくとも現在の日本では患者の間での競争原理というものはないだろうし、情報にしても人より先に獲得して出し抜くというようなことは必要ない。経済界では情報自体が重要な財産になり、時には情報を独占することもあるだろうが、医療での情報は公共性があり、必要とする人が自由に利用できる性格のものであるべきである。

　したがって医療では情報を開示して患者の自己決定を促すことは重要だが、そのプロセスやその後の経過において常に患者を支援するということが求められるはずである（表13）。

8 患者が医学的に適切でない方法を選んだときどうするか

　ICの原理からすれば、専門家からみて最悪と思われる方針をも選択しうることになる。自由な意思表示とはいってもあまりにも常識とかけ離れた結論を表明された場合、そのまま受け

入れてよいものだろうか。

　そのような場合、最低限意志を再確認する必要はあるだろう。それがどのようなことを意味するかを威圧的でなく再度説明して、本当にそれでよいのかを確認するという作業は必要ではないだろうか。似たような問題は説得の是非という観点で既に述べたが（5-4.③「自分が勧める方法を説得することは許されるか」、97頁）、医学的な合理性のある範囲での患者の選択の場合と、合理性のない場合とでは説得にかけるエネルギーが異なって当然である。

　ひょっとしたら自殺者がどこかでそれを止めてくれるのを願って電話したりするというのと似たところがあるかもしれない。なんらかの心理的なあるいは経済的な負担のために敢えて治療を拒否するというようなこともありうるのであって、密かに援助を求めているようなことも

●「エホバの証人」の輸血

　医学的な合理性のない選択というテーマは、例えば「エホバの証人」の輸血拒否の場面で現実の問題になってくる。

　彼らは信仰上の理由で輸血を拒否する。文字通りの輸血だけでなく、血液製剤やいったん体外に出た自分の血液でさえ拒否する場合がある。これらの判断の根拠は宗教的なものであるから、常識的な意味での医学的な合理性とは相いれないものであり、個々のケースで何が許されるものなのかは信者に聞かなければわからない。

　医学的にはそれらの治療が合理的であって、時には必須の処置であることもあり、輸血を拒否したことで死亡するというケースも実際にみられた。単純な出血であれば輸血が用意されれば大きな問題なく治癒させられたものであり、いわば医学的にみて最悪の選択をされたわけである。このような治療に携わるかどうかは医師の良心にもかかわることであり、必ずしも強制はされないだろう。どうしてもそのような治療は責任をもって行えないという場合には転医を勧めることも許されると考えるものである。

　しかし、信者である患者との間で輸血をしないで治療を行うと約束した場合には、約束は守らなければならない。その点が裁判で争われ、約束を破って輸血した医師側が敗訴している。これは医学的な過誤とはまったく別な問題であり、自己決定権が医学的な合理性よりも優先されうることが司法の場でも認められたということであろう[47]。

　この問題に関しては医療機関ごとに検討されているであろう。かつては医学的判断が最優先とする考え方が主流だったように思われるが、ICの思想が普及するにつれて、明らかに世の中が変わってきた。約束は守る、できない約束はしないという当たりまえのことを実行すればよいのである。

　輸血を拒否するという価値観は多くの人にとっては受け入れ難いものであるが、そのような考え方を尊重しなければならないことは理解されるようになったといってよいだろう。但し小児のように信仰が確認できない場合には医学的な合理性が優先される余地は残っており、機械的に信者である両親らの見解に従うのではなく慎重に対応したい。

考えておかなければならない。もちろん単純な勘違いというようなことも考えられ、形式的に患者が意思表示したからそれでよい、とは考えないようにしたいものである。

　患者を問い詰めるというような形でなく、意志を再確認してそれでも医療者からみて適当でない治療法が選らばれたとき、倫理的に問題がない限り患者の意志を尊重するべきであろう。最悪の選択であっても、それが患者の自由意志による決断であるのならそれを認めるのが自己決定権というものである。ある程度の範囲なら「自由だ」といっていても、その範囲を越えると「だめ」というのであればみせかけの権利でしかない。

　とはいえ責任がもてない方針を実施する義務があるのか、という問題はありうる。このあたりは個別に話し合いながら決定するしかないと思われるが、倫理的に不適切と考えられれば患者の選択を拒否すること、結果として他院での治療を勧めることに正当性はあると考える。しかし、勧めた方針を拒否したというだけで診療を断ることは不当というべきであろう。治療効果に責任がもてないというレベルの話であれば、その点をお互いにはっきりさせたうえで患者の選択を認めるのが原則になるはずである。

（宮本恒彦）

7. セカンド・オピニオンの意義

　いうまでもなく SO は現在診療に携わる医師とは別の医師に見解を聞くことである。もちろん医師の意見でなくてもよい場合はあるだろう。自己決定の支援に SO が非常に役立つだろうということは既に触れた。われわれの経験からも、IC が形式的な手続き論にならないように、SO の普及を目差すことが極めて重要だと考えられる。IC の抽象的な概念を議論するよりも、SO を聞くという習慣をつけることを目指した方が実質的な IC の実践につながるのではないだろうか。具体的行動目標として SO を聞く習慣を定着させるべく、医療者は努力したいものである。敢えて章を改めて記述するのもそのためである。

❶ セカンド・オピニオンの必要性

　なぜ SO が必要になるのだろうか。多くの医師は自分の診療方針や技術に相応の自信をもっているはずである。プロとして判断し、提案したことは当然患者にとって役立つものだと信じていても不思議はない。事実その提案にしたがっていれば、多くの場合満足してもらえるはずで、患者が医師に信頼感をもっていれば理解はしていなくても納得し満足するということは現実にある。しかしこれはまさにパターナリズムである。それが全面的に悪いというのではないが、少数ではあっても医療者と考え方の異なる患者はいるのであって、医療者がすべての患者を満足させる方針を打ち出せるわけではないのである。

　だからこそ IC の重要性が語られるのであるが、これまでに繰り返し述べてきたように患者が自己決定するのは意外に難しい。単なる情報提供だけでは自己決定につながらないのである。いろいろな見解を聞くということで自己決定が進むのではないか、これが主たる SO の必要性である。

　似たようなものとして、主治医がより専門的な立場の医師に相談するというものがある。特殊な疾患である程度は自分でも対応できるが、専門家の見解を聞いておきたいというようなことはしばしばある。このようなコンサルテーション（Consultation、対診）では、病院内外の医師に相談することは従来から行われているし、病診連携もその例になる。これは本来の SO とは異なるが、医師が自らの診療の質を高めるために提案し、患者が同意したのなら結果的には双方にとっての SO といえるのかもしれない。実際医師向けの専門書で SO を聞くべき医療機関を例示してあるのは、実質的には患者向けというよりも医師向けということであり、ここで述べている自己決定の支援を目的とする SO とは異なるが、患者にとって適切な医療の実践のためには積極的に行うべきである。

1. SO は自己決定を支援するツール

　SO を聞くことは目的ではなく、自己決定を支援する手段になるということである。これをツールとして活用すれば、お仕着せでない本当に自分が納得できる診療が受けられるのではないだろうか。

　そうでないと IC の名の下に大量の情報が一方的に提供され、理解しきれないまま説得されるというパターンになりやすい。これでは同意は得られたとしても真の自己決定とはいえず、もちろん患者にとってのベストとは言い切れないので IC が成立しているともいえない。主治医が親身になっていろいろアドバイスすることはよいのだが、そのスタイルを貫く限り主治医の勧める方針以外はとりにくくなってしまう。いくら信頼できる医師であっても、患者がどう思うかというところまではわからないのである。

　実際によそで見解を聞くことで具体的なイメージも湧き、比較検討ができるようになるだろう。そうでないと情報の非対称性といわれるように、一般の人にとって主治医の提案以外の選択肢を思いつくこと自体が困難なのである。

　主治医が他の選択肢を示したとしても、それがベストだとは思っていないのであるから、その主治医の見解を聞いている限り提案されたものが最もよく見えてしまうのはやむを得ない。このようなことはある程度特殊性のある分野であれば医療以外でもある。しかし他の分野で問題にならないのは、比較的馴染みやすいという面もあろうが、はじめからいろいろなところで意見を聞くことが当たりまえになっているからではないだろうか。例えば見積りをいろいろなところからとるといったことはごく普通のことである。

　IC の重要性が語られるようになって、情報提供はある程度進んだ。しかし患者の自己決定はそれほど進んではおらず、むしろ巧妙に誘導され説得されたうえ、問題が生じても同意の名の下に責任を追及しにくくさせているという面さえあるのではないだろうか。これでは IC が患者の権利を守るものであるはずがない。患者にとって実質的な意味のある IC にするためには是非 SO が気軽に聞ける体制を作っていかなければならないと考える[60)62)63)65)]。

　その一方で患者に対し、自己決定の重要性を理解してもらうよう努力することも忘れてはならない。よりよい方針が選択できるように支援はするが、最終的に判断するのは患者自身であるということをわかってもらうことは非常に重要なことである。

2. 冷静になって仕切り直し

　重大な病態であればあるほど、その真実を知ると慌ててしまうのが人情である。普段は冷静に物事を考えられる人でもいざ自分の健康にかかわることが問題になれば、冷静さを失ってしまうのも無理はない。そんな状態でいろいろな説明を聞いてもうわの空であったりする。冷静さを取り戻すという意味でも SO を聞く意義があるだろう。

　重大な病気であれば主治医もそれなりに真剣であるから、早く具体的な診療のスケジュールを組み立てようとする。患者も焦ってしまうからじっくり考えるゆとりもなく、いわれるまま

に同意してしまうという傾向もある。本当に急がなければならない場面ではやむを得ないこともあるが、とりあえず一息ついて考えるのは重要ではないだろうか。

●事　例●

悪性腫瘍の治療をめぐってSOが治療方針の選択と納得の過程に大いに役立ったケースを、その患者さんのプライマリー・ナースであった岩本由美子さんにレポートしてもらった。

60歳代、男性。I氏
喉頭癌疑いで、生検などの精査目的の入院。入院時より嗄声があり、病理の結果は扁平上皮癌であった。
術後に主治医より、精密検査の結果、喉頭癌であること、一部リンパ節にも転移がみられ、すぐに本格的な治療をした方がいいことを伝えられた。面談中本人からの質問はなく、治療について「進める方向で」と返事された。
面談直後、妻は「やってもらうしかないでしょう？」と話しかけていたが、Iさんは表情をひきつらせ黙っていた。Iさんと2人になり面談について確認すると、「悪いものだということはわかっていたが、いざいわれるとね…治療もすぐ始めないといけないのはわかるんだけど、本当にこれでいいのか…選択してよいのか…」といわれた。
「隠さず病気のことを伝えてくれたのはよかったと思っている。はっきりいわれない方がくよくよ悩むだけ。今は胸(肺)の方に飛んでいないことを祈る。手術できるといいんだけどね」とも語られ、家族みんなで週末に話し合うことにしたとのことで、一旦外泊された。
外泊から帰院後、「家族みんなで話し合い決めました。ちょうどホームドクターにも今回のことを話したら、知り合いで大学の先生がいるということなので、その方にお願いしようと思っています。主治医の先生にはどうお伝えしてよいものか…」と、主治医に対してSOについて直接いうことはやや抵抗があるとのことであった。
そこでこのシステムは院内で奨励しているものであり、主治医に伝えても問題がないことを説明したうえで主治医に連絡をとり、話し合いの場を用意した。主治医もすぐ受診できるように資料などを準備し、翌日にはSOを受けられることになった。
大学から帰院後、「これから先のこともわかって明るくなりました。もう2カ月早くかかっていれば、レーザーで切り取るくらいで済んだと聞きました。今となっては仕方ないので、ゆっくり治していきます。大学の教授の話を聞いて、いわれたことは同じで、やっぱり薬(抗がん剤)を使うことが一番いいだろうって。病気のこと詳しく教えてもらえてよくわかったよ。聞いてよかった。安心した。決心ついたから」と語り、今後の治療方針が決定して気持ちも落ち着いた様子であった。
手術についての面談のあとには「本当に詳しく説明して頂いてよくわかりました。イメ

ージつきました。最初にがんって聞かされたときは駄目だと思っていました。かなり進行しているって先生からも言われていたので。でも抗がん剤が効いてこうして手術できるということなので、頑張ろうと思います。声の出なくなることも覚悟しています」といわれ、涙を浮かべながらも納得された様子が伺われた。

予定通り喉頭摘出術リンパ郭清術が行われ、術後縫合不全による唾液漏が生じて再手術といった苦痛の多い経過をたどり、さらに抗がん剤投与などを行い約3カ月後に退院となった。そのような経過にもかかわらず、退院前に「長くなったけど、最初に治療に対して覚悟できたから、乗り切れたのだと思う」と筆談で話され、満足した様子であった。

この患者さんの経過に積極的にかかわって貢献できたこととして、彼女は以下のような点を挙げている。

①Iさんが面談後、ショックを受けられ、混乱しているのが言動からよくわかったので、ひと呼吸おいて、じっくり考えられるように環境を配慮した。

②治療について納得できるまで、説明を聞いたりすることは患者の権利だから、遠慮せず、質問してほしいこと、SOについても院内では行われていることなので、気軽に利用していいことなどを伝えた。

③主治医に直接いいにくいことも、打ち明けられるように、プライマリー・ナースが一緒に相談にのっていくこと（ともに考えていくこと）を伝えた。

このような配慮はSOだけでなく、重い病気をもった患者にいつも心がけるべきことであろう[64]。

② セカンド・オピニオンが気軽に聞ける環境

現実問題としてSOが普通のことにはなっていない。その原因をさぐり、改めていかなければ普及しない。

1. 密かな相談の問題点

これまでSOに類するものとして存在したのは、主治医には秘密でこっそりと相談するものであった。これは実際には相当数あるはずで、医療関係者ならいろいろなルートで相談を受けた経験が何度もあるに違いない。しかしこのような相談はあまり役には立っていないのではないだろうか。

役立たない最大の理由は情報がないことである。密かな相談であるから当然診療データはない。患者あるいはその家族らからの情報が唯一のものであり、その信憑性がどの程度のものであるかは医療関係者なら当然理解しているだろう。同じ疾患であっても病状はさまざまである。その病名すら信用してよいのかどうかかなり怪しいものである。これではごく常識的な一

般論以外の話はできない。

　ただこの種の相談を受けていつも感じるのは、主治医に聞けばよいことをなぜこちらに尋ねるのだろうということだ。その患者がどんな状態なのかは診ているものでなければ答えられるはずがないのだが、実質的にそのようなことまで聞かれることが珍しくない。これは要するに世間一般では十分な説明がされていないのか、あるいは説明されていてもほとんど理解されていないかのどちらかである。

　ところで患者がこのように相談するのはなぜだろうか。漠然とした不安はあるのだろうが、必ずしも不信感があるというわけではないように思われる。自分の健康、ひょっとしたら生命にかかわるかもしれない場面でなんとかして一番よい医療を受けたいと思うのは自然なことである。そのようなとき誰かに相談したいというのもまたごく自然な感情であろう。物を買うときに比較検討する場合でも、決してはじめの店が気に入らないというような理由ではなく、単純によそに行けばまた違ったものがあるかもしれないという期待感でそうするのではないだろうか。

2. 遠慮の問題

　というわけで多くの患者は相談したいと考えているはずだ。しかし遠慮によって実行されないのである。密かな相談では残念ながら患者の求める情報は得られない。これはなかなか根の深い問題で、長年の習慣もあって医療者、特に医師の前では決して逆らわないというような体質が染みついているようだ。

　おまけに SO を聞くということが、不信感の表明であると患者も思ってしまうのであろう。患者がそう思うのであればその通りかもしれないが、それはある意味で患者側の勘違いではないだろうか。多くの場合は不信感ではなく不安であり、提案された方針が確かなものであることを確認したいというような気持ちなのではないかと推測している。

　いずれにせよ現実に他の医師の意見を聞きたいと言い出すのが難しいのが実情であり、これは主に遠慮や失礼だという感情などに基づいている。その感情を否定することはできないし、実際に希望を述べて不快な思いをした経験者も少なくないはずである。しかし自分の健康に関わることをそんな理由でためらってはいけないのだが、それでも多くの患者はなぜか我慢してしまうのである。

3. 積極的なオプション提示

　このような現状は決して好ましいものではない。本当に患者が納得して、自分の考えで治療方針を選択できるようになるのが本来の医療の在り方であり、患者に依然として遠慮があるのなら、医療者が提案することを積極的に進めるべきである。SO を聞くことが当然のことであることを示し、希望があれば情報提供に応じる姿勢であることを明らかにすべきであろう。

　当院では98年からSOを積極的に奨励する方針を打ち出し、院内の掲示やパンフレットへの記載、そして前述の「診療方針の説明」に対する返事の用紙である「説明を聞いた結論」の

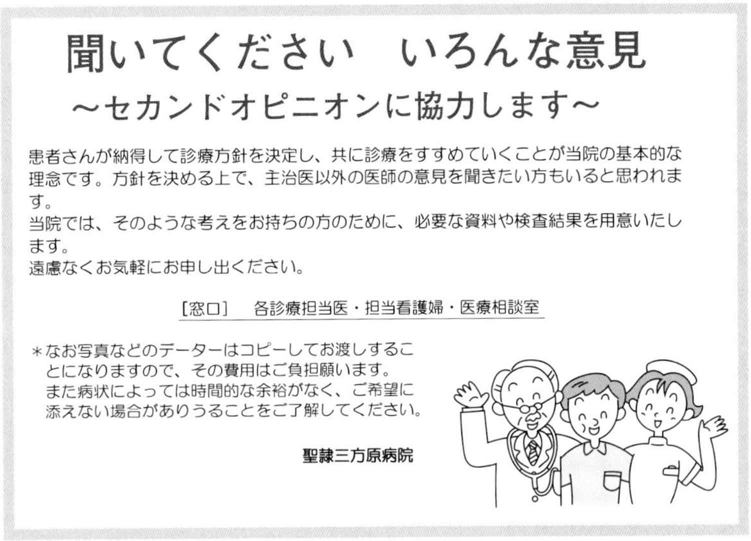

聞いてください　いろんな意見
～セカンドオピニオンに協力します～

患者さんが納得して診療方針を決定し、共に診療をすすめていくことが当院の基本的な理念です。方針を決める上で、主治医以外の医師の意見を聞きたい方もいると思われます。
当院では、そのような考えをお持ちの方のために、必要な資料や検査結果を用意いたします。
遠慮なくお気軽にお申し出ください。

[窓口]　各診療担当医・担当看護婦・医療相談室

＊なお写真などのデーターはコピーしてお渡しすることになりますので、その費用はご負担願います。
また病状によっては時間的な余裕がなく、ご希望に添えない場合がありうることをご了解ください。

聖隷三方原病院

図 16-a．セカンド・オピニオンを勧める院内掲示

選択肢に、実質的な SO の希望を加えている。また職員に対しても SO の普及に務めるように教育している[66]（図 16）。

　患者から SO を聞きたいといわれた際、医師が自分の診療に不信感をもたれたかのように感じてしまうのは現状ではやむを得ない。特に真剣に患者の病状を考えて提案をしたあとにそのような要望を持ち出されると、理屈では理解できてもムッとしてしまうのも無理からぬことである。習慣として定着していないために、お互いに必要以上に構えてしまうのである。そのような感情を少なくするにも自分の方から提案するのがよい。説明の際に SO を聞いてから結論を出すように、と提案すれば患者も希望を述べやすくなるし、自分の不快感も少なくなるだろう。

　特にさまざまの治療法が共存しているような疾患の場合、自らの提案が絶対的なものであるかのように提案すると、患者の選択権を狭めるものとみなされる可能性もある。例えば乳癌の場合など、手術治療を提案するにしてもさまざまな術式があるし、放射線治療や化学療法などもそれぞれに有力な方針として存在しているのであり、それらの可能性を積極的に検討してもらうことは重要である。したがって治療法の幅がある場合には特に SO を積極的に提案すべきである。

　また SO を聞いた後、どうすることにしたかを必ず伝えるように説明しておくとよい。これは患者のマナーの問題でもあるが、結果として転医するような場合、前医に対して後ろめたさを感じることがあって、そのままになることがあるからである。どのような選択をしたのか、結果がなんであれ知っておくこともその後の診療に役立つはずである。

　さらに SO を聞きにいったからといって、自分との関係が切れるものではないことを明確に伝えておくことも重要である。患者は得てして戻ってこられないと勘違いすることがあるの

> **Q ほかの医師に相談したいときはどうすればいいですか?**
>
> **A** たとえば、手術を勧められた場合、突然の病気で思いもよらぬ展開にとまどわれるのは無理もありません。重大な決断をしなければならない時、誰かに、できれば専門家に相談してみたいと思われるのは自然なことでしょう。**当院の担当医以外の専門家に相談してみたい、という希望がありましたらご遠慮なく担当医あるいは担当看護婦にお申し出ください。必要なデータや紹介状をご用意いたします。**
>
> そんなことを言っては失礼ではないか?とか、悪いことをしているのではないか?などと思われるかもしれませんが、まったく心配はいりません。
>
> 完全に納得できないまま診療を続けるよりも、本当に納得してもらえる方がこちらとしても良いのです。もし結論として他の病院へ移られることになっても、あるいは当院で勧めた治療方針と異なる方針を選ばれても、それは患者さん自身のことですから一向に差し支えありません。
>
> 現在の担当医からの説明に対し、他の医師の意見を**セカンド・オピニオン**といいます。当院ではインフォームド・コンセントを重視しており、これは患者さんの自己決定権を尊重するということですから、患者さんが本当に納得できるように、セカンド・オピニオンを聞くことを、むしろ奨励したいと考えています。正確なデータを持たずにこっそりと相談されることも現実にはあるでしょう。しかしそれでは相談された方も、責任ある答えはしにくいものです。誤った結論が出たりしないように、当院のデータや当院の医師の意見をお持ちになって相談してください。
>
> ただし、病状によっては時間的な余裕がなく、ご希望に添えない場合がありうることをご了解ください。
>
> **セカンド・オピニオンを聞きたい方は担当医、担当看護婦あるいは医療相談室にお申し出ください。**

図 16-b. パンフレットの中でのセカンド・オピニオンの説明

で、あくまで結論を出すまでのプロセスとして SO を聞きにいくのだという点を強調しておくことは大切である。

●**事例・聴神経腫瘍における治療法の選択**●

難聴の精査中に聴神経腫瘍が発見された 50 代の女性である。直径 2.5 cm 程度の腫瘍で脳幹を圧排するような形になっていた。手術治療を第一選択として提案し、放射線治療（ガンマナイフ）を第二選択、そしてしばらく経過観察という選択も考えられるがこれはあまり勧められないことを説明した。手術か放射線かは微妙な問題であるため、SO を聞

いて結論を出すよう提案したところ、後日夫とともに是非複数の医療機関で意見を聞きたいといわれて資料と紹介状を2通用意した。

その2カ所は患者らが自ら選んだ病院である。そのどちらでも手術治療を第一選択として提示されて、ほぼその方向で気持ちも固まってきたといわれた。しかし、ガンマナイフ治療を実際に行っている人の意見を聞いたうえで結論を出したいとのことで3カ所目を受診された。そこでガンマナイフ治療の実際を聞き、結論としてその治療を受けることになったのである。

経過から考えると少々意外な結論だが、これも合理性のある治療法なので敢えて反対する理由はない。自ら悩んで納得して治療を受けることになったことを喜ぶべきものであろう。その結果を報告にきた患者に対して、特に説得めいたことをしなかったことはいうまでもない。

③ セカンド・オピニオンが聞かれるための条件

1. データの提供

客観的な情報は必須である。それがないと相談されても一般論しか話せないし、場合によっては検査をやり直すようなことになる。

カルテそのもの、あるいはそのコピーを提供すればデータ量としては最も豊富になるが、これをルーチンにするのは現実的でないように思う。というのもSOを述べる医師にとって、その膨大な資料に目を通すこと自体が負担になってしまうからである。前医がそれなりに結論を出すに至ったポイントが明確になれば、後で診る医師にとっても役立つことになるはずである。逆に前医の考え方を引きずってしまうという危険もなくはない。その意味で紹介状を書くべきかどうか議論はあるかもしれないが診療の要約として添付した方が患者にとって利益が大きいと思われる。

ただなんらかの不信がある場合などには、すべての情報を集めて検証したいという希望が出される可能性があり、診療録の開示を要望されたら拒否すべきでないし、不信によるものではないとしても求められれば全面的に提供するのが適当である。

ともあれ通常は紹介状とともに診断のポイントになる情報があればよいと考える。X線写真、CT、MRI、エコー、心電図といった画像データや血液などの検査データなどのうち方針決定に役立つと考えられるものをセレクトすることになる。この選択は主治医にとって専門家としての良識を問われる作業である。

2. 相談すべき相手

SOを聞きに行く場所は常識的にはその疾患の専門医ということになろうが、その専門性の

レベルはいろいろである。現在の主治医よりも専門性が高い人にSOを聞かなければ意味はないという考え方があり、文字通り医学的な判断の精度を高めることを主眼にすればそのような方向になるだろうし、特殊な疾患の場合にも自然に専門家の意見を求めていくことになる。がんセンターなどでは積極的にそのような要望に応える体制をつくっているようであり、必要に応じて利用すべきであることは当然である。

しかし自己決定の支援という観点からみれば、常にいわゆるその道の権威者を選ぶのが現実的とは思えない。もし権威者の意見に無条件に従うのだとしたら、それが本当に自己決定といえるのか疑問もある。もちろん権威者の意見を1つの選択肢として冷静に判断できる患者であれば問題はない。

一般的には地域性もあり、特殊な疾患でないのならばそれほど遠くない地域のそれなりの規模の病院を選ぶということが多いであろう。主治医自身が専門家に相談したいような場合には、自分が信頼する真の専門家に積極的にコンサルテーションすべきであって、これは患者に対して最高水準の医療を提供するという趣旨からは重要なことであるが、前述のように自己決定のためのSOとは別だと考える。自分として適切な診療が行えるという自信をもって提案したうえでSOを聞いてもらうのなら、必ずしもそのような特別な専門医でなくてもよいのではないだろうか。そんなレベルの意見を聞いて何になる、と考える医師は少なくないだろう。しかしそのようにいう医師の説明が十分に理解されていないという現実を直視すべきだと考える。

ともあれその相手の選択も基本的には患者の自由であり、医療者側が制限するべき性格のものではないが、相談する相手が誰であるか、主治医にとっては気になることではある。しかし患者が自ら明らかにするのでなければあまり詮索すべきではない。もちろん患者自身がそれを明らかにしているのならアドバイスすることは構わない。例えばその疾患に関して明らかに専門外であったり、信頼性に欠けると思われる人を選んでいたりした場合、もっと適切な人を選ぶように助言することも許されるかもしれない。もちろんそのようなことがいえるのは自分自身が信頼されている場合になる。

本当に患者と自由に話ができる関係であれば、選択の余地がある場合に同一医局に属する施設を選択しないようアドバイスするのもよいだろう。当然ながらそのような関係の医師は先輩医師に遠慮したりする傾向があるからである。

またいわゆるかかりつけ医をもっている患者に対しては、その医師に相談することを勧めるのも一法である。かかりつけ医が患者の病気に関する専門医でないことも多いだろうが、少なくとも医療者の1人として相談に乗れるはずである。既に述べたように、提供された情報を十分に理解しきれないでいることは少なくないのであり、医師としてその情報をわかりやすい形に翻訳して解説することも意義のあることである。そのレベルで理解が不十分である患者が学会の最先端の話を聞いてその意義がわかるかどうかも疑問であり、提供された情報を理解してもらうためのSOということも現実的には非常に重要である。理解という意味での問題をクリアしたうえで、必要に応じて別の専門医を紹介するという形はもっと普及してよいのでは

ないだろうか。

　また今後 SO が普及していけば、医療機関側が積極的に情報発信をして、相談を求める患者の参考にしてもらうことも進めていくべきであろう。

3. 時間的余裕

　ここでいっているのは病状として検討する時間的な余裕があるかどうかという意味である。もし緊急ないしそれに近い状態であれば、残念ながら SO を聞いて結論を出すことは難しい。それでも身近なところにいる人の意見を聞くくらいのことは可能な場合はあるので、要望があれば状況に応じて情報提供に応じる方がよい。患者や家族が慌てているからこそ冷静になるチャンスでもある。

　緊急に近い形で診療が進んでいても、並行して SO を聞いてもらうことも意味はある。患者の自己決定が求められる場面は決して1つとは限らず、いろいろな段階で判断が必要になってくる。そのようなときにきっと役立つはずであり、希望があれば「いまさら意味がない」などといわずに応じるべきである。

4 かかわる医師が留意すべきこと

　現状では SO が定着していないので暗黙のルールというようなものも確立していない。しかしある程度心得ておかなければいけないことはある。

1. 主治医は

　まず何より自分の見解を明確にすることである。そこが理解されていないような状況では SO を聞いても混乱するのは目に見えている。SO を聞くよう勧める前に、自分の提案が十分に理解されているかどうかを確認するようにしたい。中には主治医の説明がよくわからないから SO を聞きたいというようなこともある。

　SO を聞きにいけば結果として自分の提案と異なる選択をされる場合が出てくる。あるいは自分が提案した方法を他院で受けるというような場合もあるだろう。他院の医師の意見が紹介状の返事として示される場合など、見解が異なると自分の診療を批判されたと感じる場合があるかもしれない。本来 SO は別の1人の医師の見解に過ぎないのであって、そのような考えの医師がいるというだけのことである。このようなとき気分として決して快適ではないが、事実として受け入れる懐の深さがほしい。もちろん SO によって自分の見解を改めなければならないようなことがあれば、それは自分にとっても勉強になることである。また患者の選択が適切でないと思われる場合も当然あるだろうが、それに腹を立てても仕方がないことである。患者が自分の判断としてきちんと結論を出したのであれば尊重するべきである。むしろ患者が自立していることを喜ぶくらいの度量をもちたいものである。

　患者が提案と異なる方針を選んだからといって、そこで関係が切れるものではない。場合に

よっては転医ということもあるだろうが、それでも喧嘩別れしたのではない。提案とは違う治療を行う場合もあるし、必要に応じて他院での治療後のフォローをしたりすることもありうる。患者が満足するように協力するのが医師の務めであり、面子のようなものにこだわるのは避けたいものである。もちろん自分の信念として、医学的な合理性がないと考えるもの、あるいは倫理的に問題があると思われるものまで協力する必要はないが、そのような場合でも患者をしかりつけるような口調で接してはならない。

要は患者にとってよき相談相手であるように心がけることである。SOを聞いた後にまた相談を受けることもあるわけであり、そのような相談ができるように良好な関係を築いておきたい。

2. セカンド・オピニオンを述べる医師が注意すべきこと

SOを述べることになる医師は、当然のようにある程度結果が出てから診療することになる。あとで診る立場というのは、得てして前医を批評する姿勢になりがちである。しかし決して評論家になってはいけない。この点は特に強調しておく必要がある。SOは具体的なデータや所見に基づいて、自分の見解を述べることであって、前医らの診療の善し悪しを判定することではない。前医がどのように判断していようと、それにとらわれずに自分の考えを述べればよいのである。

前医に対して何か不満があるからSOを聞きにきたのだろうと考えることも誤りである。現実にそのような場合もあるだろうが、すべてのケースがそうではない。むしろ今後SOが普及していけば、不信感によって動機づけられたものは少なくなるはずである。決して一段上に立って論評するようなことがないように注意したい。もしそのような傾向が強まると、前医は自分の診療が批判されることを嫌がって情報提供を渋られることにもなりかねない。それに本来自己決定の手段として利用すべきものなのに、いつの間にか別の医師のパターナリズムの傘の下に入り込んで説得されてしまうことになってしまう。

評論家ではないということは、SOを述べる医師が前医より経験豊かでなければならないということを意味しない。極端にいえば誰でもその資格はあるのである。若い医師が、既に自分より経験のある医師が診ている人にSOを述べることを躊躇することがあるようだが、本当に自信がなければ辞退するべきだが、自分で判断できるレベルにあると考えるのなら遠慮なく自分の見解を述べればよいのである。自分が結論を出してあげるということではなく、決断するのはあくまで患者自身であるということをお互いによく理解しておく必要がある。

❺ セカンド・オピニオンの現実的な問題点

SOの意義の大きさはまず異論のないところだと思われるが、現状ではいろいろ問題も生じ得る。

1. 患者の迷い

　SO が同じような見解であれば、受容に役立ちこそすれ問題になることはまずないだろう。しかし異なる見解が示された場合、患者が迷うという場面は当然発生する。特に SO を述べる医師が、節度をもって自説を強要したりしなければ、患者はまさに自分で判断することを求められることになり、戸惑うこともある。

　これは本質的な問題であるが、患者の迷いを否定的にとらえる必要はないと考えている。はじめから明快に結論が出せるものならば、誰も困らないのである。迷ったうえで、いろいろな要素を考慮して、自分の結論を導き出すというプロセスが重要なのであって、迷うことは当然出てくることである。むしろ迷ったうえでの結論の重さを重視したい。相談された場合、考え方の整理には積極的にかかわるべきであり、それぞれの選択肢の意義づけなどは専門家としてアドバイスすることは患者の利益になることである。しかし医療者はあくまで助言者であって決定する立場にはないことをわきまえる必要がある。

2. ドクター・ショッピング

　これもよく指摘されることである。SO が普及数するとドクター・ショッピングを助長するのではないかというものである。しかし満足できずにいろいろな医療機関を渡り歩くことは、SO の普及とは関係なく現在も発生していることである。

　彼らは自分なりの結論を先に出していて、そのような結論を述べてくれる人を探しているのだろう。現実を見据えられない状態といってよいかもしれない。IC はあくまで現実的なものであって、非現実的な夢物語を助長するようなものではあり得ない。納得しないで自ら転医を繰り返すのは SO の制度の問題ではなく、個々の医療機関での対応の問題というべきではないだろうか。もちろん患者側の問題も大きいが、これは IC とは別な課題である。ともあれデータをもってきちんと相談するという習慣が根づけば患者の受容につながり、むしろ無駄な受診は減る可能性もある。

3. 費用

　ここで論ずるのは SO を聞くことそれ自体にかかわる費用のことである。

　現状では SO についての特別な手当はないので、診療情報提供書を書けばその点数が支払われるのみであり、添付する資料のコピー代などは請求できないことになっている。したがって X 線関係のフィルムをコピーすればそれだけで実質赤字になる。情報提供側が赤字になるような制度は問題であり、SO の普及を妨げるであろう。

　SO を述べる医師に対しても通常の初診料、読影料以上のものはない。時間など実質的な仕事量を考えると割に合わないものである。もちろん医療行為を細切れにしてそれぞれに点数を割り振るのがそもそも合理的とはいいきれないものだが、患者にとってメリットがあり専門性を発揮する医療行為であるのだから相応の報酬はあって然るべきものと考える。

4. 時間の確保

　実はこれが最も解決の難しい問題かもしれない。実質的な意味のある面談にはそれなりの時間がかかる。ちょっと込み入った話になれば1時間くらいはすぐ過ぎてしまう。ただでさえ忙しい外来で、相談に時間を割くことは物理的に難しいのが実情であろう。そもそもいきなりデータをみせられて結論めいた見解を述べるという作業は負担も大きい。先に述べた報酬の問題もからんでくるものであり、今後検討してもらいたい点である。
　このような点に配慮して、患者がSOを聞きに行きたいと申し出た場合、できるだけ事前に先方にその旨を伝えて都合のよい時間を指定してもらうように指導するとよい。

5. 開示されないデータ

　SOを聞くためには自分の診療情報が必須であるが、いまだに請求しても開示されないことがあるようである。開示されても手続きが煩雑であったり、コピーに1週間かかるといわれたというような話も聞く。要は現状がまだSOを聞くことに慣れていないのである。SOを聞きにいくことが、不信感の表明というとらえかたをせず、患者が納得の医療を受けることを支援しているのだと考えて、快く応ずるべきである。
　逆の立場で患者がデータを持たずにSOを聞きにきた場合、できれば前医のところに戻って資料を借りてくるように促すのが原則であろう。経験的に多くの場合貸し出してもらえる。患者にも遠慮をする必要がないことやデータなしでの受診が無駄になることを教育することも必要ではないだろうか。

6. もし不当な診療が行われようとしていたら

　決して数多くはないと思われるが、明らかに過剰な、あるいは不当な診療が提案されていることに気づいた場合どうするかは別個に考えておくべきかもしれない。
　原則としては自分の見解を述べればよいのであるが、不当と考えられるような方針には論評を加えたくなるものである。ただこの場合も冷静に振る舞うようにしたい。不当だということが時に独善的になってしまう危険は常にある。自分の考え方が常にスタンダードだという意識は控えたい。
　しかし、やらなくてもよいような手術をされてしまうという現実を知った場合、自分の考えを強く主張することは許されると思う。自分の提案の正当性、有用性を強くアピールし、結果として前医の診療を批判する形になったとしても、ある程度やむを得ないことだと考える。それでも最終的に決めるのは患者自身であることは確認すべきであるし、決して患者の囲い込みのようになってはならない。

6 結果として生ずるもの

　SOは手段であって、それ自体が目的ではない。したがってそれによってもたらされるものが何かが重要である。SOを聞いても患者にとって役立たないようでは意味がない。

1．納得の医療

　最大の効果は患者が十分納得して診療を受けられ、その内容も患者個人にとって最良のものになりうることである。要するにICが実質的な意味で成立するようになるということである。ICの具体化といってもとかく抽象的な話になりがちであるが、SOが気軽に聞けるようにするというテーマはある程度具体的な目標にすることが可能である。その普及によってICが徹底されるという期待は大きい。

　またいろいろな意見を聞くことで、医療の限界を知ってもらうこともできるだろう。その医師、その医療機関の限界なのか、現在の医療の限界なのかはなかなか患者にはわかりにくいものである。しかし限界は存在し、すべてがバラ色になるようなものではない。

2．医療機関の実情開示と自由な選択

　SOが普及すれば、当然のように患者の診療情報とともにそれぞれの医療機関の診療内容が外部に流れるようになる。どの病院ではどんなレベルの診療をしているのか、内情が明らかにされてゆくであろう。

　フリーアクセスは日本の保険制度の特徴だといわれているが、医療機関を選ぼうにも情報がないという声はしばしば聞かれ、徐々に広告の規制も緩和されてきた。SOの普及はより具体的な情報が知られるきっかけになると思われる。現状では自分の診療情報が人質に取られているようなもので、一度受診すると特別な理由がなければ転医が困難であることが多いが、情報量が増えることで自由度が増すと期待される。

3．不適切な診療の排除と医療費の抑制

　これは妙な話であるが、現実には過剰な診療が存在している。やらなくてもよいような手術を勧め、自分でその是非を判断できない患者がいわれるままに手術を受けているようなことは相当数あると思われる。SOが普通になれば、そのような過剰な診療は抑制されていくであろう。過剰な診療だけでなく、不適切な診療は当然淘汰されてゆくであろう。

　また密かに受診することがなくなれば、二重の検査などは当然なくなっていくことになり、結果として全体の医療費は抑制され適正化されると思われる。適正化とは本来削減を意味するものではなく、不適当なところに配分されていたものが、本来かけるべきところに支払われるようになることであるはずである。その方向に向かったとき総医療費がどうなるかは別問題であるが、抑制される可能性の方が高いように思う。

アメリカでは保険会社が支払いの条件としてSOを求めることが多いという。要するに支払いを抑制しようという考えであり、これはここで論じている自己決定の支援という意味とは異なる。過剰な診療を防ぐという意味がある一方で、正当な診療さえ医療費抑制のために認めないということもあるといわれるが、これはわが国での医療体制とは異なる問題でありここでは触れない。

4. 地域での連携によるレベルアップ

これは自由な医療機関の選択と関連するが、地域にさまざまな特徴をもった医療機関が存在してよいはずである。同じ疾患でも治療法のオプションがいろいろあれば患者は自分にとってもっともよい診療を選択できるようになる。このようなことは結果として地域の診療レベルを向上させることになるのではないだろうか。

その意味でも患者が最終的にどうしたのか、その情報が得られるようにしておくべきである。よそで治療を受けることになった場合に、情報が入らないのは好ましくない。紹介状を書いておけば通常その返事があり、そこに結論が出されていることもあるだろう。また患者にもよそで治療を受けるのは構わないが、結論は教えてほしいということを伝えておくとよい。

また患者自身の了解が必要であるが、患者情報が地域で相互に利用できるようになれば、患者の行動範囲は広がっていく。実際に一部地域で行われているようであるが、患者とともに情報も動くようにするシステムづくりも重要な課題である。

(宮本恒彦)

8. ICをめぐる諸問題

① 診療情報の開示をめぐって

　例外的なことをとやかくいうのは止めて、原則的に診療に関する情報は患者に開示されるべきである。その開示の仕方にいろいろ配慮が必要だということであって、開示の是非を議論する段階では既にない。

　なぜなら IC が現代医療の基本になる以上、情報は必須になるからである。医療では情報開示が直ちに自己責任を意味しないということは別に述べたが、それは情報開示を制限してよいということではない。原則的に情報開示をしながら、なおかつ患者を支援して決して一方的に自己責任を求めないということである。自己決定を促す以上、情報は開示されなければならない[18)41)]。

1.「適切な情報提供」と「診療録の開示」の違い

　ところで医療情報の開示が話題になるとき、得てして適切な情報提供と診療録の開示とが混同されてしまう。両者は大いに関係することであるが、別なことである。患者が自己決定できるように、また必要に応じて外部の医療機関にかかっても不利にならないように情報提供をしておくことが適切な情報提供であるのに対し、診療録の開示は文字通り診療録自体を見せることである。診療録の開示が必ずしも適切な情報提供とはいえないし、適切な情報提供の方法は診療録の開示以外にもある。

　マスコミなどで診療録の開示の例として「私のカルテ」が紹介される[12)]。これは診療所の医師がノートのようなものを利用して診療の記録を書き込み、それを患者に持っていてもらうというものである。通院の都度患者はそれを持参し、診療所には別な記録用紙がある。医療関係者であれば、患者に渡されるものが法的な意味での診療録ではないことにすぐ気づくであろうが、一般にはこれが診療録開示の1つの形としてとらえられてしまう。

　もちろんこのような形での患者指導、情報提供は素晴らしいものであり、地域医療のあるべき姿の1つであって、まさに適切な情報提供の一例ではあるが、決して診療録の開示ではないのである。このあたりの考え方を医療関係者はしっかりおさえておく必要がある。

　もちろん診療録を媒介にした説明やコミュニケーションは積極的に試みられてよいことである。診療録の開示というととかく重箱の隅をつつくようにチェックを入れるという印象をもちかねないが、もっと気軽に内容を見せるという程度に考えておいた方がよい場合が多い。積極的に開示してコミュニケーションを図るという考え方もあり、実践している病院は実際にあ

る。

そこまでいかなくても最近はデータの電子化は進んでおり、CRT上に示したデータを見せるということも一種の開示であり、日常的に行えることであろう。慢性疾患の患者指導などに検査結果を手渡すということはかなり広く行われているし、さらに積極的に進めるべきものである。

2. 医師会のガイドライン

日本医師会は1999年4月、「診療情報の提供に関する指針」を出し、患者からの請求に対するガイドラインを示した[42]。それによると原則として閲覧や謄写を求められた場合には応ずるものとしているが、それに代えて「要約書」を交付できるとしている。要するに必ずしも原本を開示しなくてもよいということである。これは適切な診療情報の提供という意味では必ずしも間違っていないし、その方がよくわかる場合もあるだろうが、直接オリジナルの記録をみたいという要望には応えられていない。その意味では将来修正されるべきものと考える。2002年の見直しで削除される見通しとなった。

なおこの「要約書」に関しては、「原文の要約に徹するべきであり、新たに内容を解説したり、説明したりする書面ではない」とされていることには留意が必要である。これを厳密に適用すると適切な情報提供にもならない恐れがある。

3. 当院の開示マニュアル

今後増えると思われる診療録開示の要求に対してどのように対応するか、混乱を招かないようにそれぞれの医療機関内で協議しておく必要がある。当院でも1998年に診療録開示マニュアルを作成した[61]（図17）。その経緯などに関しては別項に記載されている。

ICを目指すのであれば当然情報開示は必要になり、その延長上に診療録開示がある。もともと患者に見せるように書かれているものではないとしても、業務にかかわる記録であり、見たいという要望があるときに拒否する根拠には乏しい。法的にその権利を認めようという動きもあったが現在は中断したままである。

4. 適切な記録、患者にわかる診療録であるべきか

診療の記録を残すことは義務である。医師法をはじめいろいろ規定があるが、いずれも抽象的なものであって、その内容は事実上当事者に任されているといってもよいだろう。医療では結果を保証することはできず、準委任契約といわれる診療の契約で要求されるものは手段債務であって、診療のプロセスが正当であることが重要だとされる。その正当性を証明するのが診療録である以上、その内容が問われるのは当然であろう。また請求の根拠となる書類であり、この面でも正確で客観的な記載が望まれる。看護記録についても情緒的な表現を避け、客観的な記載を心がけるなどの開示に対応できる記載が望まれる[67]。

ところで診療録の記載が患者にわかるようなものであるべきかどうか、これも議論のあると

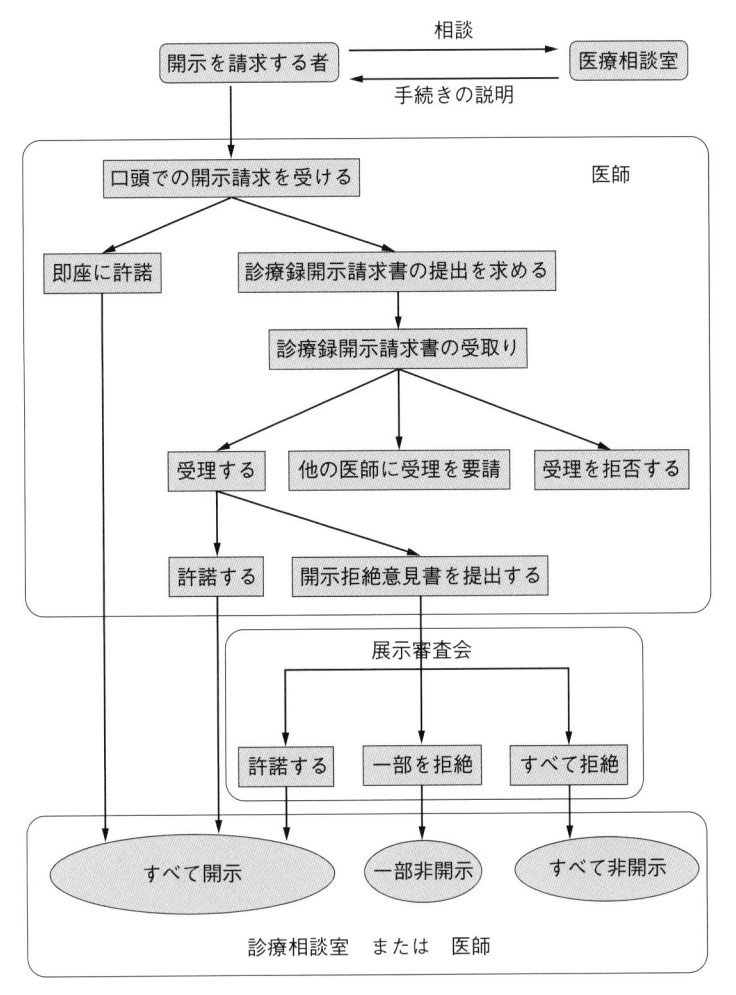

図 17. 診療録開示フローチャート

当院の診療録開示請求があった場合の手順を示す。開示に問題がないと思われれば請求された医師が開示の許諾ができるが、一部でも非開示が適当と考えられた場合には審査会を開いて結論を出す。Part 2 の 12「カルテ開示のルールづくり」（283頁）参照のこと。

ころである。基本的に業務上の書類であるから患者が見てもわからないものになるのはやむを得ない面がある。当然専門用語も用いられ、慣用的に外国語が使われることは非常に多い。あえて訳さずに使われる言葉は少なくなく、日本語訳の方がわかりにくい場合もある。これらは概念や所見を正確に記載しようとすれば当然のことであり、医療の場に限ったことではない。医療関係者からすれば、官公庁の通達の類の方が日本語であってもよほど意味がわかりにくいものである。

現実的には開示の権利は担保しておき、専門家が見ればわかる内容であればとりあえずよいのではないかと考える。チーム医療を考えてスタッフの間で理解し合えるような配慮は必要であるが、どのようなレベルが適当かは施設ごとの事情によるであろう。

5. 開示は紛争へつながるか

　診療録の開示が進むと紛争や訴訟が増えるのではないかとの懸念があるようだ。本当のところはよくわからない。しかし何かを隠していて紛争にならずに済んでいたものが明らかになるのは仕方がない。問題にすべきことは、本来過誤ではないのに診療録の記載によってミスと判断されて、誤った訴訟が増えるのではないかということになる。それに対する明快な答えはないが、当院で診療録の開示を請求されてそれが訴訟につながったケースは幸いにしてない。仮にミスと思われるような記載があったとしても、本当にミスでないのなら説明すれば多くの場合理解されるであろう。

　最近の医療事故を扱う弁護士もかなり経験を積んでおり、患者が相談しても、それなりの専門家の意見を聞いたうえで判断し、安易に根拠もなく提訴はしないものである。この種の相談を受けることもたびたびあるが、過誤ではないが説明が十分でないために誤解されているケースは少なからずある。その場合には話し合う場を設けることで解決されるであろう。

　結論として適切な診療をしている医療機関であれば、開示による訴訟の増加をあまり気にする必要はないと考えるものである。そもそも診療録の開示が医療者と患者との溝を深めるようではなんのための開示かわからない。結果としてICの質を高めるものにしてゆかなければ意味がないのであり、基本は患者にとって役立つ情報提供を主体に考えるべきものである。

② 医師の裁量権

　ICに対する概念として医師の裁量権というものがある。これは両立し得ないものなのだろうか。

1. 裁量権とは

　医師は資格をもったプロフェショナルとして専門的な判断を下しながら診療を進める。法的には患者は医師に的確な判断と適切な対応を期待して自分の診療を委任するということになる。

　委任である以上、すべてのことに対してことごとく患者に問い合わせて判断しなければならないものではない。敢えて意思を確認せずに、信頼の原則に基づいて実施してよいような領域は当然存在するであろう。

　診療行為そのものの具体的な方法などは、多くの場合医師の裁量に委ねられるものと思われる。実際その内容を詳しく聞いたとしても、患者はその是非を判断することはできないからである。高度に専門化した内容はプロとして責任をもって判断すべきであり、その判断に患者がかかわることは実質的には難しいし、同意を求めても形式的にならざるを得ない。

　その一方で、患者の意向と医師の専門的な判断が対立する場合に裁量権が問題になることがある。判例でも医療の専門家である医師の合理的な裁量は尊重されるべきとされている[14]。

専門家としての裁量の余地がないとすると、あらゆる診療行為の是非を患者に問うことになり、まったく実際的でない。独善的な判断は許されないだろうが、医学的な合理性のある診療行為に関して相当な裁量権は存在すると考えてよいのではないだろうか。この点は判例でも認められていることである。もちろん無制限ではなく、合理性のないものは裁量権の逸脱とみなされ専断的医療と呼ばれる。合理性の基準は明確ではないが、観念的にはその時点での医療水準に基づくと考えられており、当然ながら個人的な見解がすべて認められるものではない。

　裁量権を認めるということは、言い換えればICの手続きが省略されてもよい場面があるということにほかならない。それほど侵襲が大きくない診療行為に限ってはICの手続きを省略してもよいと考えるのが自然であろう。もっと広く診療全体を委任するというような考えに立てば、すべての医療行為が含まれ、まさにパターナリズムの医療というべきものになるが、現実的にはそのようなことはまずあり得ないだろう。

　しかし医師の中には、診療方針を決めるのは医師の裁量だと考えている人が少なくないように思う。個々の診療行為については説明しなければならないが、どれを選ぶかは患者が決めるのではなく、医師だと考える人たちである。面と向かってそのようにいわないし、そう意識していないかもしれないが、実質的にはそのようなものだと思っている人はかなり多いように思われる。

　裁量権と自己決定権とをどのように調整するかは画一的には決められないと思うが、できるだけ自己決定権を尊重してゆくのが現代の医療である。そのように考えても裁量の余地は当然残る。技術的な面では例えば手術の場合、標準的な術式があるとしても、より高い精度をめざすものである限り創意工夫は当然許されるはずである。そのような高度に専門的な点を患者に問いかけること自体が無意味に近い。

2. 患者の自己決定権との関係

　古川は「ICとは結局医師の裁量権と患者の自己決定権の調和をどう図るかの問題」で、患者側が侵襲を伴う方向の医療を求めることに対しては医師の裁量を広く認め、侵襲がより少ない方向を求められたときには裁量の余地を狭く認めるのが最近の司法の判断だという[53]。流れは明らかに自己決定権をできるだけ認める方向になっている。それでも医師の裁量の余地はある。

　もし医学的にみて合理性がない方針を患者が選んだときにその方針を実施しなければならないだろうか。本来医師からそのようなものは提案されないはずだが、さまざまな情報源により話題になってくることがある。よくあるのは状態が悪過ぎて本来手術適応がないのに、あらゆる可能性を試してほしいといって手術を求められるような場合である。このような専門的な判断として不適切と考えられるものであれば、強制されることはないはずである。

　また、医学的な合理性はあるが自分が適当だと考えない方針を患者が選んだ場合、自らはその方針を実施せずに転医を勧めることが許されるだろうか。これは場合によるであろう。地域によっても事情が異なり、大都市で医療機関が多くその中から選択が可能な場合であれば、患

者に説明して同意を得れば構わないのではないだろうか。しかし中小の都市などで近くに同レベルの医療機関がない場合には、不当な診療内容でない以上実施しないと患者にとって不利益がある。このような場合には妥協して治療に協力するべきだと考える。

3. 診療契約

　裁量権とのからみで、医師がどのような義務を負っているのか、診療契約という観点で確認しておきたい。しかしここで法律的な解釈を議論するつもりはないし、もとよりそのような立場にはないので法律家が述べている見解に従うことにする[17)58]。また消費者契約法が平成12年（2000年）に制定された際に、この法律と医療との関連について医師会がパンフレットを発行しており、医師患者関係の法律的な問題が解説されている[44]。

　一般に医師と患者の間には一種の権利義務関係が生じ、これは民法に規定される契約によるもので、「法律行為に非サル事務ノ委託」である準委任契約とするのが通説である。要するに診療を委任されているのだが、医療行為は法律行為ではないので「準」がつくという意味である。

　この契約による医師の債務は結果の達成を実現する義務ではなく、あくまで適切な診療行為を実施するという義務であって、法的には「手段債務」とされている。これが請負と大きく異なる点であり、医療では結果を保障することはできないので「善良なる管理者の注意を以て」（民法第644条）仕事をするということである。また、この契約は患者が診療申し込みをして医師がそれを受ければ直ちに効力を発揮し、特に契約書が必要というものではない。

　契約の結果、先の適切な診療を行うこととともに説明の義務も発生する。このあたりの法的な解釈は専門書を参照されるとよいが、説明そのものの義務というよりも、診療行為に関する同意を得る義務があるのであって、説明はそのプロセスだという考えもあるようだ。ともあれ意識しないでいても診療契約は存在し、説明を含めたさまざまな義務が課せられていることは知っておくべきである。今後このような契約関係を明らかにすべく、契約書を作ろうという動きもある。

❸ ICがあれば何もかも許されるのか

　ICは個人の問題である。では当事者同士が十分理解し合って了解していればどんなことをしてもよいのだろうか。やはり倫理的な面での制約は受けるはずである。契約が公序良俗に反するものは無効とされるのと同じように、倫理的に問題があればいくら患者が納得していても許されない行為というものは存在する。

1. 安楽死

　典型的なものは安楽死であろう。もとより自殺幇助のようなものは認められはずはないが、現行の法律では明確に安楽死を認めるものはなく、場合によっては違法性が阻却される場合が

ありうるという程度だと考えられる。

　尊厳死を望むという人たちが、実は安楽死のようなものを考えているという場合がある。そもそも定義がはっきりしないところもあるのだが、尊厳死は回復の見込みがない状態になったとき積極的な治療を望まないというレベルのことだと理解しているが、患者の真意は積極的な安楽死をさせてくれということかもしれない。しかしこれは認められないことである。このことが約束違反だとされても当然許されるはずであろう。

2. 先端医療

　代理母あるいは多胎妊娠の減数手術などの不妊にまつわる問題が話題になっている。クローン人間などを含め、生殖医療の発展でこのような問題が生じてきており、ここで簡単に結論を出せるようなものではないが、患者が望んでいて技術的に可能であるからといって、自動的に社会で認められるとはいえない。

　同様にヒヒの心臓の移植が行われたことがある。常識的にそんな無謀なことが許されるのかと思うが、当事者が同意すれば行われてしまう風潮があるようだ。もちろんそうせざるを得ないような個別の事情があったのであろうが、あまりにも実験的な医療が当事者だけの合意で行われてしまうことには危険なものを感じる。核兵器がそうであるように、可能であっても使うべきでない技術は存在する。それはまさに倫理の問題であり、当事者の問題に矮小化できない。むしろ社会全体が当事者というべきものであって、診療場面で直接かかわるもの同士での合意のみで実施するべきではない。

　近年、倫理委員会が大学だけでなく一般の医療機関内でも設置されることが多くなってきた。そのようなシステムがあるのなら、この種の先端医療の倫理性は当然議論されるべきものである。倫理委員会が十分な見識をもてるかどうかについても議論はあるかもしれないが、医療スタッフのみでなく外部の非医療者の見解も聞いたうえで実施する慎重さは求めたい。また形式的に外部の委員を入れることが公正さを表しているかのように見なされがちだが、非医療職の職員の役割も期待してよいのではないだろうか。

3. 結果が悪かったとき

　診療側からすれば、ICが成立していれば結果が悪くても許されるかのように理解している人があるようだが、それは誤りである。この点は前にも述べたが、その方針に伴う不可抗力的な悪い結果は許される可能性があるが、本来過誤を許すものではない。診療水準が低いことを言葉巧みに覆い隠し、丸め込むような説明はいわゆる「ムンテラ」ではあってもICではあり得ないのである。

　ICの考え方、つまり患者の権利を尊重する考え方に立てば、もしなんらかの予期しない事態が生じたとしたら行うべきことは情報開示しかない。事実を明らかにしたうえで、それが不可抗力であるのか過誤なのかはお互いに冷静に話し合う姿勢が必要である。過誤であれば許されることではないが、それを率直に認めることは解決の糸口にはなるはずである。

4　日本型の IC とは

　もともと IC の考え方はアメリカから入ってきたものである。他の輸入の概念もそうであるが、基になる社会が異なれば単純に移植できないものであって、その社会に合ったスタイルに修正する必要がある。バイオエシックスの権威でありアメリカでの診療経験が長い星野一正氏も「日本に馴染むインフォームド・コンセント」としてわが国の風土に合った IC を実現すべく持論を展開されている[56]。

　日本型の IC というのは要すれば患者に対する支援の意義を認めるということではないだろうか。支援するのは家族らの患者の周囲にいる人たちと医療者である。特に家族の関与に積極的な意義を認めることは特徴といってよいだろう。わが国では家族の存在が無視できないといわれ、個人主義が確立しておらず家庭の中での自己主張が必ずしも尊重されていないのである。欧米のように家族とはいえ一人ひとりが独立していると考える社会と、わが国のように家族や親戚との間で依存し合うような体質の社会では同じルールが通用しない面がある。

　特になんらかの障害をもったとき、日本の社会では自分の社会的な立場を犠牲にしても助け合うような風土があり、病者の保護者、援助者としての家族の存在とその意向は無視できないのである。というよりも、そのような家族らの力を積極的に利用して患者に役立てることを、医療者も一緒に考えるべきかもしれない（表 14）。

　もちろん時代とともに世の中は変わっていく。介護保険の思想も家族による介護にかわり社会全体で支えるシステムづくりである。流れは個人を重視する方向であるが、それでも長年の慣習はそう簡単に廃れるものではない。

　臓器移植法で本人が移植の意思表示をしていても、家族の同意がなければ実施できないというのは、個人の意志を尊重する IC の考え方からすればまったく不合理であるが、そのような配慮をしないと日本では法律が成立しないというのも事実なのである。患者とは別人格であっても、家族は患者と切り離せない存在として尊重する配慮も必要である。本人に厳しい見通しを述べるとき、実は家族も本人同様にショックを受けるのであり、患者 1 人でなくその家族

表 14．日本型のインフォームド・コンセントの特徴

家族らの関与の意義を積極的に認める
患者の了解を得て家族へも随時説明
家族もともに悩むことに配慮
家族を交えた相談を利用
療養における家族の支援を積極的に利用する

自己決定のプロセスを支援する
考え方の指導
患者の背景を考慮した提案
セカンド・オピニオンの推奨
情報提供のあと、突き放さない

をも含めたケアが必要になる。このような面を情緒的として切り捨ててはならない。少なくとも共感の姿勢はもつべきである。

また当院でのSOに関する取り組みを通じても、家族が熱心であると医療に対して積極的にかかわろうとする姿勢が目立つように思う。当人が病気にかかって落ち込んでいて冷静になれないようなとき、身近な家族が本人のために努力することで患者にとって適切な医療が得られるのであれば、決してその働きを否定すべきものではなく、むしろ積極的に取り入れるべきものではないだろうか。日本人の体質からすれば、このような点はごく自然なものであろう。もちろん家族のはたらきは尊重しつつ、本人の意志をそれ以上に重視して両者をきちんと区別して対応することは重要であり、時として家族の意向が本人のそれにすり変わってしまう危険が常にあることを意識しておきたい。

ともあれ一般論として家族への配慮といっても具体的な基準のようなものは示しようがない。それがまさに日本的なのであり、ICのような合理主義と相容れない考え方かもしれないが、それを調和させなければ日本には根づかないであろう。

医療者の関与も同様であって、わが国では個人主義は必ずしも浸透しておらず、自己決定というプロセスに慣れていない面がある。本書でも繰り返し述べているように、本当に患者が適切な診療を受けられるように医療者も支援することは重要だと考えるものである。

5 医療機関内での方針の徹底

ICを徹底させるにはどのようにするのがよいだろうか。病院の管理者の立場なら、職員には是非その精神を徹底させたいと思うだろう。しかし現実には世の中でこれだけICが話題になっていても、変わらない部分は相変わらずである。

職員に対する改革の動機づけが必要であり、最も効果的なのは患者がそれを要求することであろう。患者がICに配慮しない医療機関を拒否するようになれば否応なく医療機関も変わっていくだろうが、なかなか患者もそこまでの行動はできないのも事実である。

この点での模範解答はないと思われるが、当院ではどうしてきたかを述べることがある程度の答えになるかもしれない。

1．公的な委員会活動

当院では院長の基本方針表明に基づき、インフォームド・コンセント委員会を組織して院内のさまざまな職種により意見を戦わせた。これは同好会的なサークル活動ではなく、あくまで公式な組織であることが重要であったと考える。

委員会では活発な議論はあったのだが想像以上に職種を越えた議論の難しさがあり、10年近く経過してようやく自由な討議が行えるようになってきたように感じている。院内での階層制のような壁は強固なものがあり、これでは患者との間で自由なコミュニケーションなどできるわけがないと痛感した。職員の間で職種や年齢を意識せずに率直な意見交換ができるように

することは、患者との関係を改善するきっかけにもなるのではないだろうか。

　また活動を通じて、委員会の目標は医療に関する職員への生涯教育であるという見解をもつに至った。委員会で行動指針を細かく規定するのが目標ではなく、職員がそれぞれ診療の場面で適切に行動できるように教育していくことが重要だと考えるものである。

2. 自ら適切に判断できる素養

　いろいろな診療場面で患者に対してどのような行動をするべきか、その判断を医療者は自ら行わなければならない。診療における複雑な事情や個人差などを考慮すれば、詳しいマニュアルを用意してそれに従うというものでは対応できるはずもなく、そのときに適切な判断ができるような素養を身につけておくことこそが重要である。いわば問題解決能力を身につけておくということである。

　それはすぐに可能になるものではなく、日頃から医療全般に関心をもっていることが大切だと考えるものである。医療者は自分の専門領域に関しては自発的に勉強するはずだが、医療の在り方などに関しては無関心な人も多い。しかし今どんな医療が求められているのか、それは社会の動きに敏感でなければわからないであろう。

　よい医療を実践するのが医療機関の務めである以上、専門的な技能を高めさせることと同様に患者の権利や保険制度、福祉制度など社会との接点についても教育していくべきである。これは業務上の研修のように位置づけると実施しやすいようである。当院での経験からも、いろいろな機会を通じてICをはじめとする医療に関して嫌でも関心をもたざるを得ないような雰囲気づくりをし、行事などで考える場を用意することが有効であったと考えている。

❻ チーム医療を行ううえでの配慮

　現代の診療場面ではチーム医療の重要性が叫ばれている。もちろんICに関してもチームでの対応が必要である。

1. ICを実践するチーム

　ところでチームとはなんだろうか。単なる分業でもその総体をチームと呼ぶのかもしれないが、お互いの連携がとれて単なる足し算以上の結果を生み出してこそチームの意義がある。

　それぞれの職場で本当の共同作業が行われているか一度振り返ってみて頂きたい。ただ単に業務を切り分けて、相互の連携はほとんどなく、それぞれが自分の持分の仕事をこなしているだけではないだろうか。余計なことはしないで自分の領域にこもってしまう傾向はないだろうか。

　個人の単なる集合でなく、チームとしての機能を発揮するためには共通の目標をもって主体的にかかわる必要があるだろう。ICの実践に関してもそのような積極的な協力体制が望まれる。繰り返し述べているように、ICは実態として患者にとってもっとも適切な医療サービス

が提供されなければならないのであって、そのためにコ・メディカルがどう参画すればよいのかというように考えてほしいものである。ほかの人に責任を押しつけるのではなく、自らが何をすればよりよいサービスになるのかを常に考える姿勢が重要である。これはマニュアルで決められることではなく、個々の患者、その場面でかかわるスタッフたちが自ら結論を出していかなければならない。

そもそもスタッフ間で良好なコミュニケーションができないような環境で患者良好な会話が成り立つとは思えない。もし医療チームの中に従属的な関係があったとしたら本来のチーム医療はできない。チームのリーダーは必要だが、意思の疎通が十分に行われていなければ単なる下請け仕事になってしまうだろう。その結果責任の押し付け合いのようなものになれば、患者の不幸である。またこのような点は医療事故の防止という観点でも重要である。

医師同士は一見同レベルにあるようだが、実際には医師の中での階層制があって自由に意見が言えないことが少なくない。特に「長」と呼ばれる医師に対して部下が率直にものが言えるかどうかが重要だが、これはそれぞれの良心によるところが大きいとはいえ、上に立つ者が自由に発言できる土壌を用意するべきであろう。

医師同士でさえそうなのであるから、医師とコ・メディカルとの間が風通しがよいとはいえない。これは長年の習慣にもよるし、それぞれの職種の養成制度の差も影響しているのであろうが、医師に対する遠慮は無視できないほど強い。チーム医療が意味をもつのは、スタッフのそれぞれが自分の役割を自覚して責任をもって行動したときであって、対等に議論が行われて問題点が深められてはじめてチームとして機能するといわなければならない。もし情報が一方

表15. コ・メディカルのICへの貢献

	職種	業務上ICに対する貢献の例
医療職	看護師	患者の自己決定の支援
	薬剤師	服薬指導
	検査技師	検査の具体的な内容の説明
	放射線技師	検査の具体的な内容の説明
	OT・PT・ST	治療内容の説明、障害の受容、社会復帰への支援
	栄養士	栄養管理の重要性の説明、患者に応じた食事の提供、患者の嗜好に配慮した食事の提供
	臨床工学技師	安全な医療の提供を通じて計画された診療が実施されるように機器を管理
非医療職	医事課職員	医療費の内容の説明、支払い方法の説明、円滑な受診の方法を説明
	診療録管理士	患者の病歴の管理、セカンド・オピニオンのための資料づくり、必要な個人情報の提供
	資材課職員	必要な時に必要な物品が提供できることで患者にとって適切な医療が実施される
	医療相談室員 MSW	患者の権利が侵害されていないかの監視、具体的な患者の要望の吸い上げ、社会的な援助の仕組みの案内
	施設課職員	安全で快適な療養環境の提供を通じて適切な診療を援助
	地域医療連携室員	紹介患者がスムーズに受け入れられる仕組みをつくることで患者に適切な医療を提供する、退院後の円滑な引き継ぎの支援
	事務員	病院が全体としてうまく機能するための体制を築き、適切な医用を提供する

通行で命令が伝えられるだけであれば敢えてチーム医療というものではない。現状では一部を除いてスタッフが医師らと対等に議論していることは少ないように思われる。このような傾向は残念ながら当院でもみられ、その解消は長年の課題になっている。

その意味で当院の特徴として栄養士の独自の活動があることは誇るべきものだと考えている。かなり前から栄養士が直接病室に出向き、患者と話し合いながら適切な食事の内容を決め、かつ指導を行うということが行われている。栄養管理に関しては多くの場合医師よりも彼女らの方が詳しく、速やかに患者の状態に応じた食事の提供が行われるようになっている。当初医師の専門領域に他職種が介入するという感じで否定的にとらえていた医師たちも、現在では特に違和感も覚えないようになっている。もちろん医学的な判断は医師が行うのであり、特別食はその指示がなければ勝手に出せるものではない（**表15**）。

2. チームにおける医師の役割

医師が頂点に立つという考え方は批判されるかもしれないが、チームの中で医師が果たすべき役割はやはり非常に大きなものがある。1人の患者の診療をコントロールする役割を誰が果たすべきかと考えれば、将来的には看護職ということもあり得るであろうが、現実的には主治医たる医師であろう。

では医師がことごとく診療行為にかかわるのがベストであろうか。もちろん医師特有の仕事である診断や手術などの侵襲を伴う医療行為を実施するのは当然である。しかし診療のさまざまな業務は細分化され、それぞれ専業化したコ・メディカルスタッフが誕生している今日、もはやそれらの業務をことごとく医師が自ら実施するのが適当とはいえない。

例えば検体検査はもちろん、生理検査なども資格はあっても医師なら誰でもできるというものではなくなっている。そのような専門の能力をもったスタッフが既に存在しているときに、医師が自ら行うべき仕事は何かを再検討してみるべきである。ほかのスタッフには権限を委譲できないものは何かと考えれば、患者との面談や書類の記入など、ICのために患者と向き合うことが医師に課せられた大きな仕事だと思える。

例えば入院時診療計画説明書というものがある。入院時の説明の項でも述べたように、スタート当初は入院時に診療計画などを文書で説明することに点数がつき、それが増額された後2000年からはその分が包括され、書かれなかった場合に相当分を減額するという形になった。これは説明が重要な医療行為であることを国も認めたということである。言い換えればこの種の書類を書いたりすることは、余計な仕事が増えたと考えるべきではなく、医師の専門的な業務が認められたということである。また書かなければ減算というシステムは、このような情報提供が最低限のレベルになっていることを意味しているともいえよう。

患者と話をすれば当然時間もかかる。忙しい医師にとって時間は重要である。しかし患者との接点は大切にしなければならないものである。となれば医師自らが行わなくてもよい業務は専業化したスタッフに任せてゆくしかない。それも下請仕事ではなく、責任を伴って権限を委譲することが重要なのである。

従来コ・メディカルスタッフたちは、自己の専門性は主張しながら責任に関しては曖昧な対応をしていたようにもみえる。何か問題が生じても患者とのやりとりは通常主治医が対応することが多かったのではないだろうか。しかしこれからは自分の領域に関しては責任をもって受け持つ姿勢が求められるはずであり、それでこそプロフェッショナルといえるのである。医師たちも彼らの能力を積極的に活用することで自らの専門性を発揮することができるのであり、結果として患者への質の高い医療の提供につながることであろう。

　ICの成立のために努力することは、患者にとって適切な医療サービスの提供になるのであって、これは医師の役割となんら矛盾するところはなく、その専門的能力を発揮すべきフィールドと考えてほしいものである。この種の行為に十分な経済的な手当てがないと非難する前に、チームとして行うべきことはたくさんあるように思う。

3. 看護師のかかわり

　コ・メディカルの中で看護師は特に患者との接する機会が多い職種であり、診療上果たすべき役割も多い。ただ看護師がICに関してどのようにかかわるべきかに関してはいろいろ議論があるようで、ICを狭くとらえて医師患者関係に限局する立場からは看護師の介入はあり得ないだろう。しかし医療は現実にはチームで行われており、患者との接点はむしろ医師よりも看護師の方が多いくらいである。

　再三述べているように、ICの目指す個々の患者にとって最もよい医療の提供という目標のためには患者との接点の多いスタッフ、つまり看護職のスタッフは積極的にかかわることが重要だと考えている。そもそもICを「説明と同意」というように理解してしまうために看護師のかかわり方がみえてこないのだと考えている。

　しばしば指摘されるように、患者はなかなか医師の前で本音をいわないようである。実際にはいろいろ問題があるのに、医師の前では不満がない、あるいは治療がうまくいっているかのように装うことさえあるといわれる。それに比べ看護師に対しては接する時間が長いこともあるだろうが、本音を吐くことが少なくないようである。これは大事なことであり、その特性を生かして患者の望む医療を提供すべく積極的にかかわってほしいものである。患者のニーズを知るということは適切なサービスを提供するための基本である。

　説明してもそれがどの程度理解されたかはいつも問題になることである。医師が「わかりましたか？」と尋ねても、通り一編の「はい」で終わってしまいかねないが、本当に理解したかどうか、看護師が会話の中で把握する方が現実的に意味があるだろう。

　但し、十分に理解していないとき事実としての情報提供はしてもよいが、迷っているときに誘導するのは危険である。このようなことは高度な医療を提供しているチームなどでは起こりやすいことではないだろうか。全体が1つの方向を向いていて、自らが実践している優れた医療を提供することが患者の利益になると信じて説得に向かってしまうという構図である。説得は必ずしもICと矛盾するものでないことは既に述べたが、医師の立場とそれ以外のスタッフとは役割が異なり、一緒になって説得するのは問題である。

このようなとき看護師は、一歩下がって患者の理解度を客観的に把握することに務めてほしいものである。患者が誤解をしていないか、迷っていないか、説明を補足するとしたらどのような点か、といったことを冷静に判断し、必要に応じて主治医にフィードバックすべきであろう。もちろんチームとしての了解があれば、診療内容に関する事実を再度説明することも有用である。ただ看護師自身が十分理解していないことを不用意に説明すると、かえって混乱することもあるので自分の説明すべき範囲はきちんと確認しておくべきである。

　また患者がどのような背景をもっているか、これは方針を決める際にも問題になることであり、できるだけ情報は得ておきたいものである。このような情報をつかむのは医師よりも一般に看護師の方が向いている。ただ、どこの病院でも入院時に看護師が病歴や家庭環境などについて聞いているであろうが、これらは重要なプライバシーであり、機械的に網羅的に尋ねるのではなくその疾患に応じた必要なことを聞くという姿勢であってほしい。

4. 情報の共有

　スタッフは当然ながら情報を共有しなければならない。それぞれの職務の特性により取得する情報の内容に差があるが、それを共有して診療に役立てる姿勢が重要である。特定の部門の中だけでの情報で動くというのはチーム医療とはいえない。そんなことはないと考えている人もいるだろうが、現実にある。医師は自分の診療記録にしか関心がないことが多いし、看護師は看護記録の中だけで判断する傾向がある。もっとお互いの情報に関心をもち、大切なことは積極的に他部門に情報を流す姿勢が必要である。

　この場合に留意することはプライバシーであり、患者は直接話した相手にだけ伝えたつもりであることも少なくない。そのような情報であっても業務上はかかわるスタッフが知っておくべきものはある。その都度了解を得るのは現実的でないが、本来なら重要なことなのでほかのスタッフにも知らせてよいですかと断るべきなのであろう。実務上はお互いに患者のプライバシーに留意して、業務上知り得たことを決して口外しないことを実践することが重要と思われる。

　チームは一貫した方針に従って協力し合わなければならない。これはボスが1人いてその命令に従うということではない。情報を共有するということは、チームの誰がどのようなことを進めているということもお互いに了解し合うという意味でもある。もしそこに何か問題を感じたら、スタッフ間で調整をする必要がある。患者がどのような情報をもらってどのような自己決定をしたのか、その事実を知って、その患者の目指す方針が安全に実施されるように協力し合う姿勢が重要である。もし医療者の間で見解が分かれたとき、判断の基準は患者自身の意思を確認するところにあるはずである。

5. 各々が「かかりつけ医」として振舞う姿勢

　医療機関が大きくなると1人の患者にかかわる人間も多くなる。ともすると分業で自分のかかわる領域を限定してしまう傾向が生まれがちで、患者を全体的にとらえることが難しくなる。誰かが「かかりつけ医」のような役割を率先して行わないと、いわゆる「木を見て森を見

ない」診療になってしまい、結果として患者が不利益を被ることになる。

　複数科がかかわる場合というのは、要するに多くの病気を抱えているということであり、ただでさえ悩むことが多くなる。そこで何か診療上の大きな出来事が発生したとき、患者は情報を掌握しきれずに戸惑うようなことになる。

　そんなとき、誰かがリーダーシップをとって全体を調整してゆくことが必要である。つまり求められるのはコーディネーターとしての行動である。誰がその役割を果たすか予め取り決めるのは現実的ではない。それぞれが積極的にそのように振る舞う習慣をつければ、仮に重複したとしても折り合いはつけられるはずである。逆にみんなが遠慮して行動しなければ患者が取り残されてしまうのである。

7　患者の参加をどのように促すか

　医療、そしてICは患者という相手があるものである。一方的に医療者が行動するだけでよい医療ができ、ICが成立するものではない。患者が主体的に参加することで実現されるはずのものである。医療者もともすればパターナリズムに郷愁をもち、自分を慕っていうことを素直に聞く患者を可愛がる傾向がある。このようなもたれあいを解消していかなければ真のICは実現しない。

1. 自己の情報への関心

　まず何より患者が自らの診療情報に関心をもつことが重要である。医療者としても、説明したことをまず理解してもらわないことにはそれから先には進まない。「どうせ難しいことはわからないからお任せします」などといわずに、理解しようとしてほしいものである。ICは正確な情報提供を前提として、患者自身が自ら考え自己決定してゆくことに意義があり、せっかくの情報が生かされないままでは本来の自己決定も進むはずはない。形のうえで自己決定したことになっていたとしても、実情はお任せ医療に過ぎないものになっているのではないか、との危惧がある。

　しかしこの点では患者の自発性を待つのではなく、医療者が近づいて行かなければ変わらないだろう。患者のニーズに応えるということなら、求められた時にそれに応じて必要なことだけ説明すれば事足りるかもしれないが、ニーズを発掘するという姿勢も必要であろう。

2. 患者用ファイルの提供

　これまで述べてきたように当院ではICの実践を目ざしてさまざまな取り組みをしてきており、積極的な情報提供を試みてきた。「診療方針の説明」書など各種の書類が作成され、それぞれ内容としては従来よりもはるかに充実したものになったと自負している。それ以外にも入院患者用のパンフレット、クリニカル・パスを導入した際の患者用パス（スケジュール表）、各種の指導用パンフレットなど患者に手渡される書類は非常に多くなっている。それらが結果

として患者の療養や自己決定に役立つことを期待しているのであるが、実際にはあまり関心をもたれないまま放置されていることも少なくない。

そこでもっと自分自身に提供された診療情報にもっと関心をもってもらうように、この種の書類をファイルして保存してもらうことを考えた。少なくとも読んでもらえれば病気について勉強するようになり、治療方針に自分の意見をいう姿勢が生まれるのではないかと期待したのである。その結果として患者自身にとって最もよい医療を受けるというICの目標が達成されるのではないだろうか。

これは98年から当院脳神経外科でテストケースとして実施していたが、最近になって病院全体で実施される運びになった。

❶ どのようなものを提供しているか

試行の頃は市販のＡ４サイズのフラットファイルと呼ばれるものを利用していたが、今回病院の入院案内のパンフレットを改訂する際に、内容を随時改訂しやすくする意味もあってファイル形式にし、これを書類の保管にも利用してもらうこととした。このファイルは特注であ

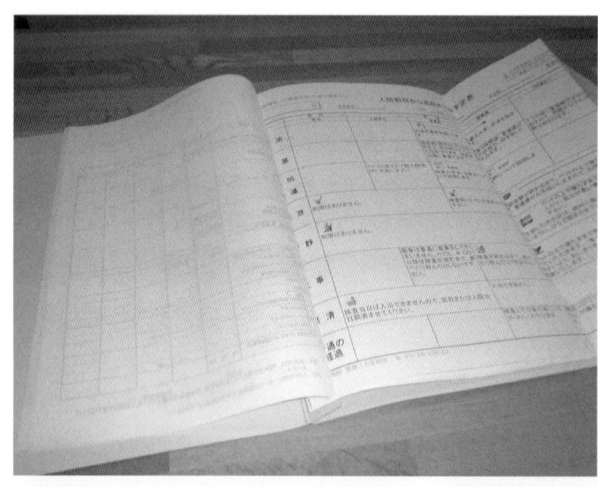

図 18-a. 試行のファイル
患者用パスをとじ込んだ例

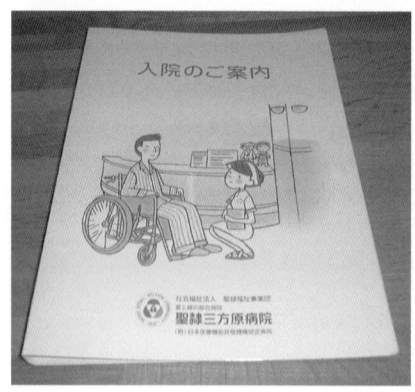

図 18-b. ファイル形式の入院案内

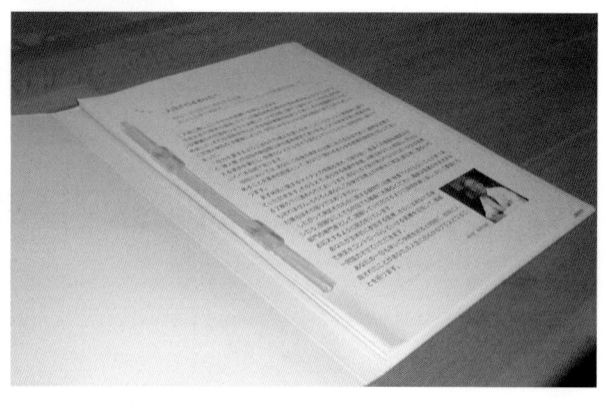

図 18-c. ファイル形式の入院案内
印刷物とともに各種の書類がとじ込める。

るが、従来のパンフレット作製の費用を考慮すれば特に高額になったわけではない（図18）。

内容としては、今回の病院全体でのシステム変更について統一のフォームができあがっていないため、脳神経外科での施行段階のものを示すことにする。

まずなぜこのようなファイルを提供するのかを説明し、手渡される説明書や検査結果などの各種の書類をファイルし、じっくりと読んでほしいということを伝えている。次に病棟のオリエンテーション、看護体制、担当医名などを記載している。

そして代表的な疾患の一般的な説明を用意して患者ごとに選択してファイルするようにしている。当然ながらこれらは一般論の説明である。個々の患者の病状に合った説明とはいえないが、それでもかなり参考になるものと考えている。主治医の説明を聞く際の基礎知識といった感じであろうか。文章としては必要以上に詳し過ぎないように配慮し、版を重ねるごとに図などを増やすようにしている。

また脳神経外科に入院される患者には疾患を問わず、「障害が残ったら」というタイトルで、慢性化した状態になった場合で家でのケアが難しければ転院や施設の利用を考えてもらう必要があることを解説した用紙を入れることにした（4-2.⑰「退院・転院」の図8、61頁参照）。

❷ 使用状況

脳神経外科では緊急入院が多く、入院当日病棟で看護婦がオリエンテーションをする際に手渡している。検査入院のような場合には外来であらかじめ手渡して、事前に読んでもらうようにしている。いずれの場合でも入院時に、病気の解説を参考にしてもらうことと、今後渡させる書類などを綴じ込んで意識的に目を通すように指導している。これからは入院案内で入院の手続きをする際に手渡されることになり、ファイルの使い方もこの場で説明される予定である。

熱心な患者や家族は医師との面談の際にこのファイルを持参される。事前に読んで疑問点を確かめるというような使い方をされることも多い。以前に実施したアンケート調査では回答した全員がよい試みだと評価されたが、どのような点で意義があったか、という点では資料としての価値を認めた人が多いのに対し、書類をファイルして整理することに意義を見い出した人は残念ながらそれに比べて少数であった。

このあたりの評価は難しいが、現状では口頭での説明を心がけていても、まだまだ患者のニーズを満たしていないという事実を率直に認めるべきであろう。ファイルを活用している人も少なくないのだが、患者自身が利用できるような疾患の方が役立つことが期待される。

❸ 今後の課題

最近の診療報酬改定でも入院時の診療方針の説明に関する加算の要件が厳しくなり、より具体的で経時的な方針の提示が求められるようになってきている。このような点はクリニカル・パスの応用で標準的な経過表を添付することが有用であろう。近年クリニカル・パスは急速に普及してきており、その手法を用いれば表を作製することは必ずしも不可能ではない。むしろ

患者がそのような情報に対して積極的に関心をもつかどうかが問題である。それでも例外はもちろんあろうが、情報が豊富になることは歓迎されるはずである。

情報が多いことはよいとしても、未整理な形で提供されてもあまり役立たない。一般論と患者固有の情報などが分類されることも必要である。ファイルを用いることで書類がまとめられ、自分自身への提案を一般論と比較するなど意識的に目を通す習慣がつくことを期待している。

ともあれこのようなファイルはあくまで1つのツールであって、それだけで患者が自分の情報に関心をもつようになるというものではない。患者にわかりやすく説明し、さらにいろいろな工夫をしながら自己決定を促すことをやり続けることが大切であろう。ファイルすることで情報にはそれだけの価値があることを示すことも有益だと考えるものであり、逆にいえば保存して読み返すだけの内容のある情報を提供する努力も並行して行う必要があるということでもある。

3. 患者のかかわる領域の広さを知らせる

もともと医療は医療者に任せきりにはできないものである。慢性疾患など典型的なもので、医療者のアドバイスは必要だが、自らの健康管理が非常に重要になってくる。患者がその気にならなければどんなよい方針も無意味になる。

実は患者自身が関与する部分は意外に多いのであり、そのことを患者に知らせることは重要であろう。自分の健康は自分で管理しなければ医療者が面倒をみてくれるものではないということを、患者に理解してもらう努力をしてゆかなければならない。医師が親代わりのような姿勢で面倒をみるのがパターナリズムだといっても、現実的には方針を示したあとの日常的な生活のフォローはできないのであって、これは患者自身がかかわらなければよい医療は得られないのである。

方針決定にあたっても、患者自身の希望や個別の事情などは自ら積極的に述べなければ自分にとって適切な提案はされない可能性が大きくなる。そのようなことを患者自身に理解させる努力も惜しんではならない。もちろん自己主張が明確な患者をうるさがるようではいけない。そのような患者の積極性をよい方向にもっていくような指導が必要であろう。

⑧ 地域での連携に関する情報提供

ICと地域がどう関係するのかすぐには理解されないかもしれない。しかし繰り返し述べているように、ICが患者にとって最もよい医療を提供することだと考えれば、実際の診療と同様に地域との接点があることがわかるのではないだろうか。地域全体での医療の実践に関しての情報提供と自己決定も重要なテーマである。

1. 医療機関同士の連携

　診療所と病院、あるいは急性期型の病院と慢性期型の病院などいろいろな関連があって地域医療を支えている。患者がそれらのそれぞれ役割が異なる医療機関をうまく使い分けて、適切な自分の望む医療が受けられるように医療機関同士も連携する必要がある。このようなシステムが存在することに関する情報を伝え、そしてそれらをうまく利用できるように指導することも医療機関の重要な役割といえるだろう。

2. 福祉施設との連携

　福祉施設との連携も同様に重要になる。高齢者や後遺症が問題になる人などの場合、医療というよりも福祉として対応した方が患者の利益になることは少なくない。このような場合、医療機関側が福祉について十分な情報をもっていないと適切な提案ができない。

　介護保険も導入され、実際に医療から介護へという流れもできてきており、福祉施設とも連携して患者にとって適切な医療あるいは介護サービスが提供できるようにしてゆく必要がある。医師であるから医療保険の範囲内のことだけ知っていればよいというものではなく、行政の枠にとらわれずに医療と福祉の連携を図る役割も求められてゆくであろう。

3. かかりつけ医の役割

　かかりつけ医のICに関する役割として特に指摘しておきたいのは、別項でも述べたがSOに関するものである。一般にかかりつけ医はGPであり、専門的な医療に関して必ずしも詳しいわけではない。したがって専門的な診療内容に関してSOを述べるにはふさわしくないともいえるかもしれないが、患者の自己決定を支援するという意味ではSOを述べる資格は大いにあると考える。

　少なくとも患者よりもはるかに医療に詳しいのであり、大局的に状況を判断することができるはずである。患者が決断できないでいるような場合に、よい助言者になれるであろう。そして専門的な見解がどうしても必要になるのなら、自分のネットワークからSOを聞くべき医師を紹介すればよい。今後このような役割がかかりつけ医に求められていくのではないだろうか。

　また高齢者など、多くの疾患が合併して並行した診療が必要になることは珍しくない。専門の各科では自分の領域に関して見解を述べるのは得意とするものだが、全体の調整をすることには必ずしも有能ではない。このような場合に何を優先すべきかなどに関してかかりつけ医が介入することで、よりよい診療が行える可能性が出てくる。実はこのようなかかわりは実はすべての医師が心がけるべきことでもある。

4. 行政とのかかわり

　普段あまり意識しないことであるが、医療と行政との接点は非常に多い。患者にとって適切

な診療を受けてもらうには、場合によって行政の支援も必要になる。医療保険や介護保険は代表的な行政との接点であり、これらの制度を理解し、その中で適切な診療を行うことが必要である。

医療は病院や診療所の中で完結するものではなく、あくまで社会の中で機能するものである。障害をもった患者をどのように社会復帰させるか、というテーマなど典型的なものである。どのような社会資源が利用できるのかを知っておくことは患者に適切な指導を行ううえでも重要である。

⑨ 医療の安全

各地で発生している医療事故のために、医療の安全対策が問われている。IC は事故の問題と直接関連するものではないが、医療現場での事故の情報は患者の意思決定に大きな影響を与える可能性があるという意味で無縁ではない。

また事故が発生した場合の情報開示という問題もある。

1. リスクの開示による患者自身の意識づけ

これまで報道されなかっただけで、事故はしばしば発生している。何をもって事故とするかは難しい問題だが、予定した診療がうまくいかないということはしばしばある。そして悪い結果が生ずることも稀ではない。

患者の取り違えというのは本来医療行為に基づく事故ではない。責任の所在という意味ではなく、これは患者自身が気をつけていれば防げた可能性もある。最近では腕にネームバンドをつけることも普及したが、それでも間違いは発生しうる。

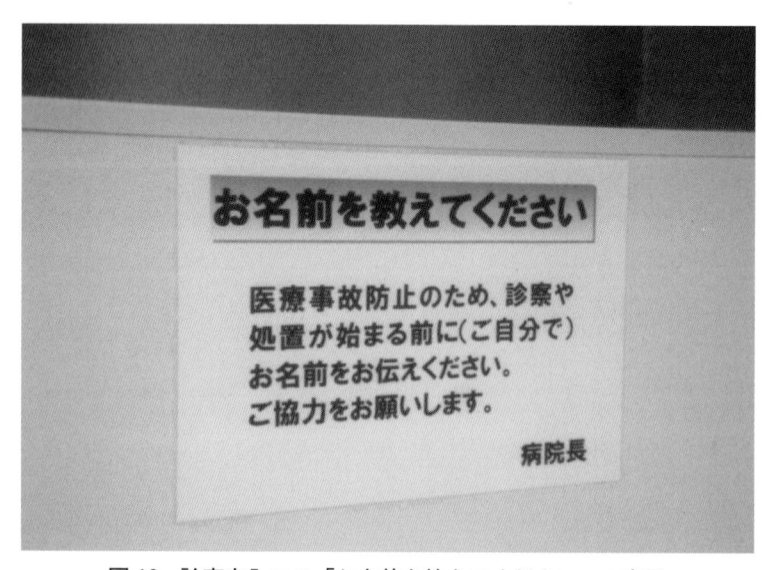

図 19. 診察室入口の「お名前を教えてください」の表示

当院では患者の人違いを避けるために、外来などで自ら名乗ってもらうことを呼びかけるようにした。現実に人違いの事故が報道されているので、その意義は患者もよく理解して行動してくれている（図19）。

　あるいは薬剤の副作用、術後の合併症など、事前に十分な情報がないために我慢してしまうという問題もある。きちんと指導することが先だが、患者自身がおかしいと感じたときにそのことを指摘するのは非常に役に立ち、自らを守ることでもある。その点の意識づけは意味のあることである。

2．日々生じている「事故」をどこまで説明するべきか

　実際に予想外の悪い出来事が起こったとき、どのように事実を伝えるかは現実的な問題になってきた。「急変」のところでも述べたが、タイミングのよい説明は重要である。医療者も焦ってしまう場面であるが、患者の関係者は医療者以上に心配しているのであり、適切な情報提供は是非しなければならない。基本は事実を伝えることである。

　その場合、必ずしも詳しい解説をする必要はなく、事実のみを伝えてあとで詳しく検討してから説明するという態度でよいと思われる。このような場合、どうしても訴訟とか賠償責任といったことが頭にあって防衛的に行動してしまいがちであるが、変に理屈をこねるよりも常識的な判断を示すのが適当であろう。もちろん結果が悪いからといって直ちに過誤とはいえない。

　また転倒、誤嚥など障害をもつ患者の管理をしているとほとんど必発といってよいような問題を、どのように説明するかというテーマもある。これらも事実は説明しなければならない。そのうえで防止が困難な理由などを理解してもらい、現実的な対処法を一緒に考えるという姿勢が必要だと考える。

（宮本恒彦）

9. 患者と医療者の関係はどのようなものになるか

　患者と医療者とは対等な関係だといわれる。しかしこれは観念的なものであり、医療現場での意思決定のプロセスで、医療者が専門家として指導的な役割を果たすことは今後も変わらない。患者に権利があるということは、患者がすべてを決めるということを意味しているわけではない。実際的には自分の希望を自由に表明してよいということではないだろうか。もちろん希望があっても実現できないことは当然ある。ただ最終的に患者自身に行われることである以上、どんな医療行為でも患者が納得して同意しない限り実施はできない、という意味で患者の権利は保証されることになる。

　これは通常の経済活動で見積りをとるという場面に似ている。例えば家を建てるというとき、設計図を書くのは通常の場合依頼主ではない。いろいろ注文をつけ、予算などのさまざまな制約の中でプロである建築士が提案をするわけである。かなえられる要望とそうでないものは当然明らかになるし、両立し難い条件もありうる。強い希望があるからといって構造上の欠陥を容認することはプロではあり得ないはずだ。

　依頼主はその提案を検討し、気に入らなければ発注しないという構図も医療における患者と医療者の関係とほとんど変わることはない。相見積もりというのはいわば SO であろう。

❶「患者が主役」の意味

　「患者が主役」というような言い方をすることも多いが、その言い方に倣えば医師は演出家であろうか。主役だからといって自分の好きなことをしてよいわけではない。その公演をどう組み立てるかは演出家の考えによる部分が多いはずであり、診療という舞台でも同様であろう。

　当然ながら両者が対立した関係でよい結果が得られるわけがない。主役は演ずることで、演出家は演出という行為を通じて全体をまとめ、主役が光るようにそれぞれの任務を果たすのである。患者もまた診療という舞台で決して観客ではなく、当然演ずべき役割がある。

❷ イベント・モデルとプロセス・モデル

　今後患者がよりよい医療を求めるのなら、患者として果たすべき責任を自覚して療養に参加する心構えも必要になってくるだろう。例えば自ら提供すべき情報はきちんと伝えるべきである。診療は医療者と患者との共同作業であり、医療者に全面的に依存するものではない。患者にもよりよい結果を引き出す責任はあるのであって、その点を自覚してもらうように促すこと

IX. 患者と医療者の関係はどのようなものになるか

医者にかかる10箇条
あなたが"いのちの主人公・からだの責任者"

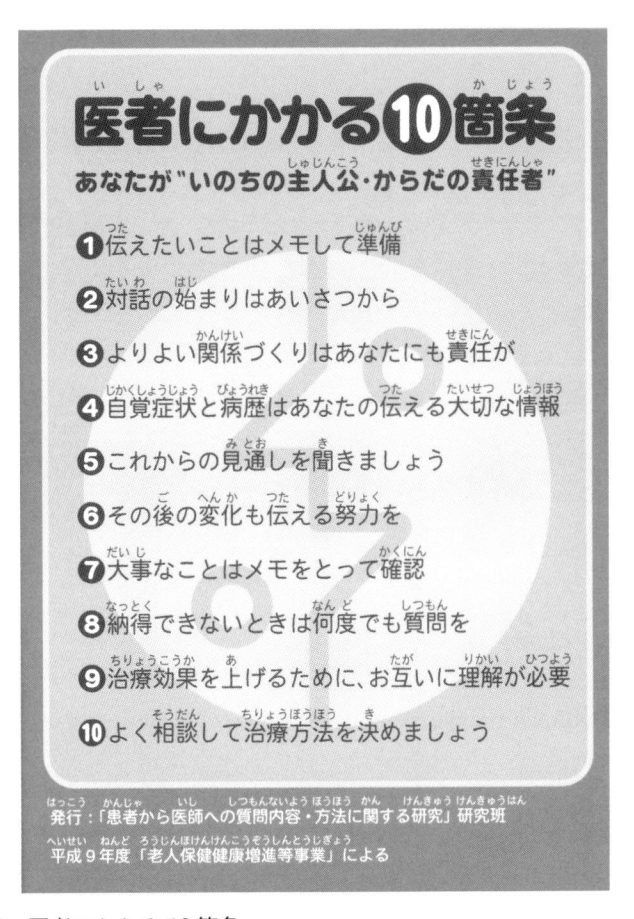

1. 伝えたいことはメモして準備
2. 対話の始まりはあいさつから
3. よりよい関係づくりはあなたにも責任が
4. 自覚症状と病歴はあなたの伝える大切な情報
5. これからの見通しを聞きましょう
6. その後の変化も伝える努力を
7. 大事なことはメモをとって確認
8. 納得できないときは何度でも質問を
9. 治療効果を上げるために、お互いに理解が必要
10. よく相談して治療方法を決めましょう

発行：「患者から医師への質問内容・方法に関する研究」研究班
平成9年度「老人保健健康増進等事業」による

図20．医者にかかる10箇条
一部内容の異なる「新・医者にかかる10箇条」がCOMLから発行されている。

も重要である。

　NPO法人ささえあい医療人権センターCOMLが厚生省などと協力して発表した「医者にかかる10箇条」（図20）はそのような視点で参考になるものである。

　実はこのような関係のあり方はICのプロセス・モデルと呼ばれるものに近くなる。医療者と患者との間で絶えず交流があり、両者が協議しながら方針をみつけていくというようなスタイルである。これに対する言葉はイベント・モデルと呼ばれ、ある特定の場面で説明をしてそれに対しての自己決定を促し、なんらかの結論を導き出していくというものである。そのようなイベントは1回のみとは限らないが、大きなイベントがなければ意志の疎通を図ること自体が少なくなってしまうという傾向がある。従来の診療場面での意思決定の形はほとんどがこのようなモデルの変形だと思われる。

　プロセス・モデルのような関係が望ましいとしても、患者も医療者もそのような共働作業を行うという意識に欠けており、慣れていないという現実がある。このようなことは徐々に浸透するものであろうが、とりあえず医療者はできるだけ多くの機会にその都度情報を提供することから始めなければならないだろう。患者も思ったことや自ら感じる病状などを細めに伝え、

方針決定に積極的に関与する姿勢をもたなければ理念通りにはいかない。

③ 過大な期待をもたない、もたせない

　ICの話をしていると、医療者も患者もいつの間にか完璧な理想の医療を目指してしまっているような気がする。いうまでもなくICは不可能なことを可能にするものではあり得ない。現実的な選択肢の中から自ら最もよいと考えるものを選ぶのであって、医療の限界は何も変わるものではない。事実を見据える姿勢はICの基本である。

　患者もそのことをよく理解する必要がある。ICはバラ色の夢のような医療をもたらす魔法ではない。現に病気がある以上おのずから限界があり、何を行うにしても必ずリスクが伴うものであることを患者に知ってもらうことは、当たりまえのようだが敢えて強調しておく必要がありそうだ。

④ 個別性を尊重した診療

　昨今遺伝子やDNAが話題になることが多く、DNAも今や一般用語になった感がある。この分野での研究はどんどん進んでおり、個人の遺伝子の解析はいずれ日常的なものになるのかもしれない。そうなると発癌のメカニズムなどもわかり、そのデータに基づいてその人に合った治療をするというオーダーメイドあるいはテイラーメイドの医療と呼ばれるような考え方が実際に生まれている。

　そこまでいかなくても患者という集団を対象にするのではなく、個々の患者に対してその特性に応じた診療をしてゆくという傾向はさらに強まるはずである。これは個人にとって最もよい医療を提供するということでありICの目標となんら変わるものではなく、その目標に向かってより精密な医療が行われるようになってゆくのだろう。科学としての医学も当然のように個を大切にする方向に向かっているのであり、その精神が生かされるためのソフトウェアとしてICが位置づけられるのではないだろうか。医学の進歩が個別性の応じた多数のオプションを用意し、個々の患者が自分にとってその中のどれが最適かを正しく判断できるような橋渡しをするのが医療者の役割であり、ICはその重要な原理となるのである。

⑤ 立場の違いを理解したうえでの協働

　患者と医療者ははじめから立場が異なるのである。極端にいえば利害も異なるのであり、その点をお互いに理解したうえで協力し合うのでなければ診療もうまくいかないであろう。利害が異なるとはいっても決して敵対するものではない。患者にとって満足される医療を提供することは、医療者にとっても幸せなことである。それは医療が事業として成り立つ基盤にもなるはずである。それを実現させるためには、患者が何を求めているのかを知る必要があり、患者

も自分の要望を伝えて協働作業としての診療を行う必要があるだろう。

　ICの考え方は異なる価値観を尊重しようということでもある。医療者の価値観が普遍性をもつと考えることは誤りであろう。専門家としての見解を述べることはもちろん非常に重みのあるものであるが、それが絶対ということではない。医療は純粋の科学とはいえない面があり、またサービス業の1つでもあり、利用者であり受益者である患者の価値観を優先して考えるべき分野である。ただ結果が患者の生死や障害にかかわるものであり、倫理もかかわる領域であって無条件に患者の意向に従うものではなく、時には説得を試みるべき場面も当然ある。

6 患者の自立

　ICは結局患者の自立を求めるものでもある。全面的に医療者に依存してのでは適切な医療は受けられないのである。かつては医療そのものにそれだけの余裕がなく、個別性に配慮することはできなかったのであるが、既にそのような時代は過ぎつつある。自分にとって納得できる医療を目指すのならば、患者自身もできるだけ病気を知り、提案に対して明確な意思表示ができるようにならなければならない。医療者は患者がそうなっていくようにオリエンテーションをする必要もあるだろう。

　パターナリズムの医療などといっても、医療者には患者の面倒を全面的にみることなどはじめから不可能なのである。依存することの危険性を患者も自覚すべきであり、そのように指導することが重要ではないだろうか。

　医療者の間で今でもパターナリズム的な考え方が根強くあるのは、結局患者には当事者能力がないと考えているからかもしれない。ある程度の判断能力はあっても、最終的には医師が判断した方が適切な診療ができると思っている人は少なくないだろう。一見もっともらしいがそこには誤解がある。

　これまでにも繰り返し述べてきたように、医学的な専門的判断を患者に委ねることがICではなく、そのような意味で権利が対等だといっているのではないし、判断能力が同等にあるわけでもない。したがって専門的な判断は医療者が責任をもってしなければならないのであるが、医学的な合理性のある範囲で相当な選択の余地が残されているはずであり、そこでの患者の自己決定の意義を認めるべきなのである。

　慢性疾患への理解が進めば指導がさらに生かされて、健康管理への動機づけができるということもある。一方的に指示的なことばで指導をしても必ずしも効果的ではない。患者はどうせわからないだろうと決めてかからずに、患者の当事者能力に期待するのがICではないだろうか。

　もちろんすべての患者にそのような能力を期待するのは適当ではないかもしれないが、決して素人だから判断ができないものではない。民事の裁判でも基本的には当事者同士の論争である。法律に疎いとはいっても、いざ自分の身に降りかかってくれば真剣に考えるものである。

弁護士に一切任せてしまうのも1つのいき方であろうが、自ら考えたうえで弁護士に相談して助言を得るのが常道であろう。同じように患者にも当事者能力を積極的に期待するのがこれからの医療の在り方ではないかと考えるものである。このあたりの課題を中島は「オートノミーを育てる」と表現し、今後の医療の在り方を論じている[40]。

❼ 患者の満足を自己の満足とする姿勢

医療者に求めたいのは、患者がよい医療を受けて満足することを自分の満足ととらえる姿勢である。これは経済的な報酬とは別に患者から与えられる一種の「報酬」といってもよいのではないだろうか。

これはパターナリズムの時代にもあったはずで、善行をなすことで尊敬を集めるという医師像と共通点は多い。ただかつては医師の考える「善行」が常に患者にとってもよいものと考えられていたのだが、患者の求めるものに応じて医療サービスを提供することがそれに代わってきたのである。その点を理解すれば何も医師の社会的な役割が大幅に変わるものではないことがわかるのではないだろうか。

もちろんボランティアではないのであり、文字通りの報酬も重要であるが、それだけで専門職としてのプライドが満たされるものではないはずである。自分の働きが社会に貢献することによって真の満足が得られるものと考える。その意味ではよい医療を提供することはプロとして自分のためでもある。

❽ ICは医療における民主主義

政治では主権在民といわれ、一般の国民がさまざまな権利をもっていることになっている。しかし国民が自ら政治を行っているのではなく、間接民主制で政治家に委任したようなものである。

政治家は国民が求めるものに対して敏感にならないと選挙で選ばれない。しかし国を治めるにはすべての人によい顔はできないのであり、大局的な判断で国の舵取りをする必要がある。もちろん情報は開示されなければならず、それに対していろいろ意見はいえるが、最終的な判断は権限を委任された政治家が行うしかない。そのとき大衆におもねるようになれば衆愚政治であり、結果として国の衰退を招くであろう。そうならないように政治家の見識が問われることになるが、民主主義には常にそのような危険が付きまとう。

政治を医療に置き換え国民を患者に置き換えると、構図はそっくり当てはまるのではないだろうか。ICとは医療における民主主義のようなものではないかと思えてくる。

医療者には専門家として判断する役割があり、それは時に患者に苦痛を強いることもある。それがなぜ必要かを理解してもらうことが重要なのである。患者の権利を尊重するということは、決して患者の言う通りにするということではない。結果として患者にとって利益になる方

針を提案し実行することが、業務を委任された医療者の役割であり、患者はもちろん当事者として意見はいえるが、医療者の専門家としての見解は尊重されるべきものである。

　国が混乱すると哲人を待望するようになるといわれる。これは医療なら自分の生命を委ねてもよいと思えるような、強烈なカリスマ性をもったパターナリズムの医師を求める姿勢ではないだろうか。しかし民主主義の医療がいつの間にか衆愚政治のような混乱を招き、パターナリズムに回帰するのがよいとは思えない。

　医療者はせっかく実現しつつある民主主義の医療、つまり患者中心の医療を根づかせるべく、専門性を発揮して適切な方向づけをしてゆく重大な役割をもっているのである。

(宮本恒彦)

Part I で取り扱う内容は性格上、個々の記述になんらかの文献的な裏づけがあるというものではない。そこで特に根拠を示す必要があると思われた部分にのみ引用文献を示し、それとは別に参考文献を挙げた。引用文献の中の成書の類は引用カ所だけでなく広く参照すべきところは多い。

引用文献

1. Appelbaum PS：インフォームド・コンセント．臨床現場での法律と倫理．杉山弘行(訳)文光堂，東京，1994．
2. Braddock CH, et al：外来における患者に説明される診療上の意思決定．JAMA 282(24)：2313-2320, 1999 (JAMA 日本語版 5361, 2000年9月号).
3. 松田一郎(監修)，福嶋義光(編集)：WHO 人類遺伝プログラム．遺伝医学と遺伝サービスにおける倫理的諸問題に関して提案された国際的ガイドライン，1998．
4. 浅井 賢：インフォームド・コンセント実践学．より良き「医師患者」関係のすすめ，メジカルビュー社，東京，1997．
5. アナス GJ：患者の権利．上原鳴夫，赤津晴子(訳)，日本評論社，東京，1992．
6. 阿部敏樹，新保敏和，細谷亮太：小児疾患のインフォームド・コンセント．診断と治療社，東京，1996．
7. 飯島克巳：外来でのコミュニケーション技法．日本醫事新報社，東京，1995．
8. 池上直己，キャンベル：JC，日本の医療 統制とバランス感覚．中公新書，東京，1996．
9. 池田俊也：EBM の今後の展開．新医療 1：77-79, 2002．
10. 池永 満：患者の権利．九州大学出版会，福岡，1994．
11. 医療技術評価の在り方に関する検討会：医療技術評価推進検討会報告書．1999.3.23．
12. 医療記録の開示をすすめる医師の会：医師のための医療情報開示入門．金原出版，東京，1999．
13. 岩永 剛，正岡 徹：インフォームド・コンセントの基本と実際．医薬ジャーナル社，大阪，1997．
14. 植木 哲，斎藤ともよ，平井 満ほか(編)，医療判例ガイド，有斐閣，東京，1996．
15. 上田慶二，本間光夫：新薬の治験(開発)とインフォームド・コンセント．日医雑 116(8)：1113-1118, 1996．
16. 江口研二(編)：がん治療・臨床試験のインフォームド・コンセント．南江堂，東京，1997．
17. 大谷 實：医療行為と法．弘文堂，東京，1997．
18. 奥平哲彦：カルテの開示について．日医雑 120(2)：260-264, 1998．
19. 小坂義弘：麻酔とインフォームド・コンセント．南江堂，東京，1998．
20. 小野博久：インフォームド・コンセントと医療過誤訴訟；米国における歴史的背景と現状．Neurosurgeons 12：327-335, 1993．
21. 小野寺時夫：新治る医療，殺される医療．中公新書クラレ，東京，2001．
22. 家族性腫瘍研究倫理委員会：家族性腫瘍における遺伝子診断の研究とこれを応用した診療に関するガイドライン(2000 年版)．
23. 加藤良夫：医療過誤から患者の人権を守る．ぶどう社，東京，1993．
24. 河原 格，医師の説明と患者の同意．成文堂，東京，1998．
25. 患者の権利法をつくる会：患者の権利法をつくる．明石書店，東京，1992．
26. 木村利人：いのちを考える バイオエシックスのすすめ．日本評論社，東京，1987．
27. 畔柳達雄：医療訴訟から見た Informed Consent；承諾・同意の前提としての説明義務．Neurosurgeons 12：336-346, 1993．
28. 厚生省健康政策局医事課：生命と倫理に関する懇談報告．医学書院，東京，1985．
29. 後藤由夫：医学と医療 総括と展望．文光堂，東京，1999．
30. 佐藤和雄，水口弘司：インフォームド・コンセント ガイダンス 周産期編．先端医学社，東京，2000．
31. 進藤勝久：消化器系インフォームド・コンセント 臨床医の心得と実践資料．金芳堂，京都，1999．
32. 砂原茂一：臨床医学の論理と倫理．東京大学出版会，東京，1974．
33. 砂原茂一：臨床医学研究序説．医学書院，東京，1988．

34. 関口定実(監訳)，輸血のための説明と同意．日本赤十字社，東京，1994．
35. 高久史麿，長谷川和夫：精神疾患患者におけるインフォームド・コンセント．日医雑 116(1)：8591，1996．
36. 高田利廣：事例別医事法 Q&A．日本醫事新報社，東京，2000．
37. 月本一郎(編)，インフォームド・コンセント　ガイダンス　血液疾患編．先端医学社，東京，2001．
38. 寺本松野，村上國男，小海正勝：IC　自己決定を支える看護．日本看護協会出版会，東京，1994．
39. 中島和江：情報開示時代にいかに備えるべきか．日医雑 120(2)：272-278，1998．
40. 中島 弘：バイオエシックスのグローバリゼーション 21世紀の医療のために日本の現状を考える．日医雑 127(2)：233-240，2002．
41. 名古屋弁護士会人権擁護委員会医療部会：診療情報の提供と診療記録の開示．名古屋弁護士会協同組合，名古屋，1999．
42. 日本医師会：診療情報の提供に関する指針．日本医師会，東京，1999．
43. 日本医師会：医の倫理綱領．日本医師会，東京，2000．
44. 日本医師会：医療と「消費者契約法」解説．日本医師会，東京，2000．
45. 日本人類遺伝学会理事会，倫理審議委員会：遺伝学的検査に関するガイドライン．
46. ハインド CRK：いかに"深刻な診断"を伝えるか　誠実なインフォームド・コンセントのために．岡安大仁，高野和也(訳)，人間と歴史社，東京，2000．
47. 橋本信也，紀伊国献三，出月康夫(監修)：医療の基本 ABC．日本医師会，東京，2000．
48. 長谷川万希子，杉田 聡：患者満足度による医療の評価；大学病院外来における調査から．病院管理 30：231-239，1993．
49. 林 昌洋：妊娠とくすり．日医雑 124(7)：1023-1027，2000．
50. 久繁哲徳(編)：臨床判断学．篠原出版，東京，1989．
51. フェイドン R　ビーチャム T：インフォームド・コンセント　患者の選択．酒井忠昭，秦 洋一(訳)，みすず書房，東京，1994．
52. 福島 裕，兼子 直(編)：てんかんと妊娠・出産．岩崎学術出版社，東京，1993．
53. 古川俊治：メディカル・クォリティ・アシュアランス　判例にみる医療水準．医学書院，東京，2000．
54. フレッチャー RH，フレッチャー SW　ワグナー EH：臨床疫学　EBM 実践のための必須知識．メディカル・サイエンス・インターナショナル，東京，1999．
55. 星野一正：医療の倫理．岩波新書，東京，1991．
56. 星野一正：インフォームド・コンセント　日本に馴染む六つの提言．丸善，東京，1997．
57. 前田和彦：医事法セミナー．医療科学社，東京，2000．
58. 松下正明，高柳 功，中根 文，ほか(編)：インフォームド・コンセント　ガイダンス　精神科治療編．先端医学社，東京，1999．
59. 箕輪良行，佐藤純一：医療現場のコミュニケーション．医学書院，東京，1999．
60. 宮本恒彦：セカンド・オピニオンを聞いて納得の医療を；①セカンド・オピニオンとは何か．健康保険 52(12)：56-62，1998．
61. 宮本恒彦：カルテ開示マニュアル作成の手順と要点．日経ヘルスケア　8：6268，1999．
62. 宮本恒彦：セカンド・オピニオンを聞いて納得の医療を；②セカンド・オピニオンを聞くシステム作り．健康保険 53(1)：82-89，1999．
63. 宮本恒彦：セカンド・オピニオンを聞いて納得の医療を；③セカンド・オピニオンを定着させるためには．健康保険 53(2)：52-59，1999．
64. 宮本恒彦：看護にとってのセカンド・オピニオン．婦長主任新事情 4(71)：610，1999．
65. 宮本恒彦：セカンド・オピニオンを普及させるために；インフォームド・コンセントの実質的保障．からだの科学 215：100-105，2000．
66. 宮本恒彦：セカンド・オピニオンと医療情報．月刊ナーシング 20(4)：32-35，2000．
67. 宮本恒彦：診療録開示の意義と看護婦の立場．婦長主任新事情 5(91)：4-22，2000．
68. 森岡恭彦：インフォームド・コンセント．NHK ブックス，東京，1994．
69. 森岡恭彦(編)：インフォームド・コンセント．ガイダンス　がん診療編．先端医学社，東京，1999．
70. 文部科学省，厚生労働省，経済産業省：ヒトゲノム・遺伝子解析研究に関する倫理指針，

2001.3.29.
71. 柳田邦夫(編)，元気が出るインフォームド・コンセント．中央法規，東京，1996.

参考文献

1. 岩井郁子：医療への患者参加を促進する情報公開と従事者教育の基盤整備に関する研究．1999.
2. 岩井郁子：医療への患者参加を促進する情報公開と従事者教育の基盤整備に関する研究．2001.
3. 太田和雄，石垣靖子(編)：癌診療におけるインフォームド・コンセントの実践と検証；質を問われる新しい医療に向けて．先端医学社，東京，1994.
4. 川渕孝一：医療・看護の変革とインフォームド・コンセント．医学書院，東京，1996.
5. 杉田　勇，平山正実：インフォームド・コンセント；共感から合意へ．北樹出版，東京，1994.
6. 武山満智子(訳)：患者教育のポイント；アセスメントから評価まで．医学書院，東京，1990.
7. 中島一憲(編)：現代のエスプリ　インフォームド・コンセント．至文堂，東京，1995.
8. 日本学術協力財団：インフォームド・コンセント；日本学術会議主催公開講演会における記録．大蔵省印刷局，東京，1996.
9. 特集　インフォームド・コンセント；教育と医学 42(9)，慶應通信，東京，1994.
10. 水野　肇：インフォームド・コンセント；医療現場における説明と同意．中公新書，東京，1990.

PART II 実践レポート

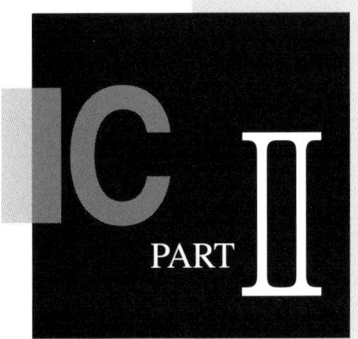

実践レポート

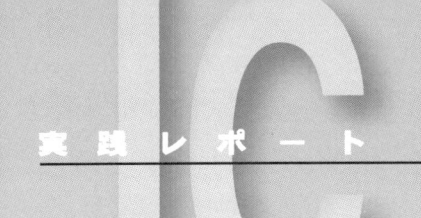

1. 外科におけるICの軌跡と今後の課題

はじめに

　私たち外科の過去10年間におけるインフォームド・コンセント（以下＝IC）の試みを振り返るとともに、今後の残された課題についてまとめてみた。

　私たちのICの試みは、患者が主治医を選択できるという権利に対してより始まり、がんの告知問題、さらに告知のできない患者に対して抗がん剤を使用できるかという問題へと進んできた。

1　主治医の選択権をどこまで認めるか

　まずは患者の主治医選択権の問題であるが、この問題は当院院長が病院の基本姿勢として掲げた患者の権利に関する宣言に対してより始まった。この権利宣言の中で、外科という分野に特有のとても受け入れることのできない項目が存在した。具体的には患者は主治医を選ぶことができる権利があるという項目である。これを認め出すと一部の経験豊かな医師に患者が集中し、研修指定病院として、若い医師を育てるという当院の重要な任務が遂行できないことになる。また患者の人気取りのために例えば退院調整を患者の希望通りに延長するような行為が横行する可能性が出てくる。しかし、患者の権利宣言の内容に関してはなんら問題はなく当然の権利であると思われたので、外科の事情により受け入れられない項目に対する対策を講じることとした。

　まず、同一疾患に対する治療行為が主治医によって変わらないことと引き換えに、主治医の選択権を外科科長に委ねて頂くことにした。言葉では簡単であるが、実際にはこれが結構たいへんな負担となってくる。取り組み始めた今から約10年前、クリニカル・パスの概念もまったく浸透していない当時の医師たちは、私の提唱する均一化された医療、例えば胃全摘術とすれば抗生物質の投与方法、投与期間、術後の検査項目、検査日、術後食の投与スケジュールなど、自動的に決まった医療サービスが与えられるようにしようという治療法に対して抵抗を示した。経験の少ない若い医師はいろいろなことを自分自身が指示してその結果がどうなるかを学びながら成長したいようである。また、このような積極的な姿勢の医師はまだよい方で、一度覚えた治療法を新しく赴任した別の研修病院でもそのまま守り通し、病院病院で多少事情が異なり、それに伴って治療法も違って当然であり、これらを学ぶためにいろいろな研修病院を回っているのだという柔軟性を容認できない適応力に多少の問題を伴う医師などに関しては、彼らに均一な医療サービスの提供を理解させることはほとんど不可能であった。最後は業務命令でしかこれを解決できない場合も間々生じたものである。

医学部卒業後の研修期間は、大学医局より派遣されるいろいろな研修病院にて、診断技術、治療方法を学んでゆく。過去の出張病院により、またそのときの上司により教わる医療行為に多少の差異を生じても当然である。そしてそれらがそれぞれの医師の財産となり、その経験の多い少ないがその医師個人の能力評価につながってゆく。しかし、このような自由を容認していては、患者の権利宣言の交換条件として外科の特殊性を認めて頂くことは許されないし、聖隷三方原病院に診断治療を求めてこられた患者に対し、めぐり合わせた主治医によって個々の患者が受ける医療サービスに差異が生じることにも問題があると考えられた。

　また、当院のように満床状態になる機会の多い病院では、症例により特に問題がない限り入院期間を一定化しておかなければ予定入院患者が入れない。しかし、患者によっては、家族の都合などで退院延長を希望されることがある。このときに科として一定の態度をとらず、医師による自由裁量に任せていては主治医間に差異を生じ、敢えてこのような問題で今まで培ってきた患者との信頼関係を退院時に壊したくないと患者と戦わない医師に人気が集中する。しかし、提供する医療サービスと関係のない家庭事情により、次に入院を待っている患者が医療サービスを受けられなくなるのなら、たとえ信頼関係にひびが入っても帰っていただかねばならないし、よく説明すれば理解が得られるはずである。科として一定の方針を示し毅然とした態度で臨まなければ、頑張って患者や家族と退院時期について戦って外科の方針を貫いてくれた医師が逆に患者からの評価が下がるという逆転現象が生じてしまう。このように主治医の選択権を外科科長に一任して頂くための交換条件として科長に課せられた代償は、決して小さなものではなかった。

　しかし、一方で患者と主治医との相性の問題は両者の妥協だけでは解決できない場合も生じて当然である。一旦崩れた信頼関係のままで危険を伴うような医療行為を続けることは互いに不幸を生むだけである。はじめの主治医の選択権は科長に委ねて頂くが、その後の医師と患者との間の人間関係の崩れに対して患者サイドよりどうしてもという交代の要請があれば、ここ5〜6年で4〜5回の主治医交代をした記憶がある。

❷ がん告知での現実的問題

　以上のような問題がようやく少しずつ解決できた後には次の問題として、がん告知の問題が生じてきた。

1. 科ごとの方針の違い

　当院外科の症例の内訳（表1、2）より入院期間の長い悪性疾患の症例の割合は全入院患者の過半数を占めるため、この告知の問題をクリアせずにはICは語れない。私たち外科の扱う症例は、まず消化器内科にて診断がつき手術適応であるとされ、消化器外科に転科してこられる消化器系疾患の患者と、乳癌や甲状腺癌、鼠径ヘルニアのように直接一般外科外来より入院されてくる患者とに分けられる。消化器内科より症例が送られてくる消化器外科領域は、まだ

I. 外科におけるICの軌跡と今後の課題

表1. 2001年度外科手術症例数

全身麻酔症例数	562例
腰椎、硬膜外麻酔症例数	187例
局所麻酔症例数	100例
計	849例

表2. 2001年度外科手術症例内訳

	疾患名		症例数
全身麻酔、硬膜外、腰椎麻酔	食道癌		7
	胃十二指腸	悪性腫瘍	86
		良性腫瘍	5
		その他	14
	腸間膜血栓症		3
	イレウス		19
	急性虫垂炎		102
	結腸悪性腫瘍		56
	直腸	悪性腫瘍	31
		脱	4
	肛門		3
	肝切除		14
	胆嚢良性		155
	胆道	悪性	12
		良性	3
	膵	悪性	12
		良性	1
	副腎		2
	脾		5
	甲状腺		13
	乳房悪性		59
	ヘルニア	鼠径	117
		臍	2
		腹壁瘢痕	6
		閉鎖孔	2
		大腿	5
	その他		39
	計		777
局所麻酔			100

 ほとんど告知が進んでいなかった当時の他の医療と同様に、告知はなされていなかった。しかし症例が直接入院してくる一般外科領域では、私たちの扱う乳癌、甲状腺癌の場合、かなり前からほとんど全例に外来にてがん細胞を確認した段階でがん告知がなされていた。
 そして、これらの症例に対して告知をしたことに対する大きな問題は過去に生じていなかった。

2. 告知しないことによる弊害

　告知により生ずる諸問題よりも告知をしなかったために生じる諸問題の方がはるかに私たちを悩ませることを既に一般外科領域の悪性疾患症例より私たちは学んでいた。つまり、過去にほとんどの医師が経験していると思われるが、告知をせずに虚偽の病名で話を進めてゆくと、将来病状が悪化してきたときに必ず説明のつじつまが合わなくなってくる。そこで大抵の患者は自身の病気が悪性であったのだなと気づくものと思われるがその真意は正せない。相手がわかっているのかわかっていないのかもわからないままにうそで固めた話をどんどん進めてゆく。相手がうすうす感じていれば、それこそその後の話はまったくの茶番劇である。わかっていなければ真剣にうそを重ねてつじつまを合わすための努力を費やさねばならない。いずれにせよ治療と関係ない部分に神経を使い、うそがばれないように次第に患者との話は短く済ますようになる。告知をしてはいけなかった時代は、この説明のうまい医師が経験豊かな名医とされていた。

　告知をするに関する問題は簡単にクリアできた。つまり私個人としては遅遅としてがん告知が進まない当時の医療に何かのきっかけを待っていたのが実情であった。ここに院長のおすみつきが出たのであるから話を進めないはずがなかった。

　しかし、他科には他科のこと事情があるだろうし、外科に転科となってからは告知の方向で話は進めることができたとしても、その前段階である消化器内科入院中のことまでは強制できなかった。

　本当のICは、患者が入院するのかしないのか、手術するのかしないのかもすべて告知後に患者自身に判断していただかなければならないのであるが、とりあえず外科転科となってからの方針として原則告知の方向で話は進んでいった。

　病床運営の都合上、外科への転科が手術前日となるケースも珍しくなく、このような場合には手術前日に手術の説明をするところが、外科医と患者およびその家族との初めての対面の場となるのである。このような状況におけるがん告知は、手術を翌日に控えそれでなくとも不安定な精神状況のところへもってきてのがん告知はどう考えても患者に対し不利益しか与えないと判断された。このため当面は術後に患者の状態が安定し退院までの時間が残る安定期にゆっくりと時間をかけたがん告知を行った。

　最近2〜3年は消化器内科も方針の変更があり、外科に転科される時点で患者のほとんどががん告知を既に受けており、その結果最近では、手術の説明、手術後の治療法の説明も非常にスムーズにできるようになってきている。

3. 告知の現状

　外科で扱う中で比較的症例数も豊富で代表的な疾患である乳癌、胃癌、大腸癌（結腸癌、直腸癌）についてがん告知状況を年次推移にて表す（表3、4、5）。調査は1994年から2000年までを対象に、外科にて手術を施行した症例である。胃癌、大腸癌の治療法としてEMR（内

I. 外科における IC の軌跡と今後の課題

表 3. 乳癌の告知率

告知の有無	あり	なし	不明	計	告知率（%）
1994	16	0	15	31	100
1995	25	0	18	43	100
1996	17	0	19	36	100
1997	33	2	10	45	94.3
1998	17	1	16	34	94.4
1999	28	1	16	45	96.6
2000	36	0	26	62	100

表 4. 胃癌の告知率

告知の有無	あり	なし	不明	計	告知率（%）
1994	30	41	40	111	42.3
1995	67	14	18	99	82.7
1996	62	8	8	78	88.6
1997	66	4	6	76	94.3
1998	68	4	4	76	94.4
1999	68	1	4	73	98.6
2000	89	1	14	104	98.9

表 5. 大腸癌（結腸、直腸）の告知率

告知の有無	あり	なし	不明	計	告知率（%）
1994	28	26	21	75	51.9
1995	53	16	19	88	76.8
1996	53	18	7	78	74.6
1997	83	5	9	97	94.3
1998	72	5	5	82	93.5
1999	70	7	11	88	90.9
2000	73	4	18	95	94.8

視鏡的粘膜切除）によるものが相当数存在し、この適応症例はほとんどが早期がんのため、すべて告知されているが、消化器内科にて治療されるため今回の調査対象となっていない。また、今回の調査は疾患により調査方法を変えることなく一定にするためにすべて退院要約にて調べた。したがって退院要約に告知の有無の記載がなければ不明症例として分類している。特に乳癌症例は、今回の調査では不明となっているほとんどの症例で、外来カルテ記載時に既に告知済みであり正確な告知数は精神疾患や、痴呆にて自己決定能力を欠くごく一部の症例を除きほぼ全例に告知されている。

4. 家族の反対にどう対処したか

　がんの告知に関して常に抵抗勢力となるのが家族である。そこで入院時の患者全員にアンケート調査を行いがん告知の希望を記載してもらっている。一部の御老人に"悪性の場合には病名も病状も知りたくない"という項目に○をつけているケースがあるが、大多数の患者は告知を望んでいる。

　また、自分の身体の調子が悪く、お金を払ってなぜ調子が悪いのかを診察してもらうために病院に来ているにもかかわらず、本当の病名を医師が告げないこと自体違法であるという司直の判断が今まで下されていなかったことの方が考えてみれば不思議である。

　実際のがん告知に臨んで、まずアンケートにて本人が告知を望んでいるかを確かめる。そして次に家族を呼び家族に患者へのがん告知についての了承を求める。ここで多くの家族はがん告知に対して反対の意見を述べる。その理由の大半は、本人は気が弱く告知にはきっと耐えられない。あるいは、告知を行うと自殺するかもわからない、である。

　家族の反対理由は、その可能性としてはゼロではなく、その意味からは確かに一部正しい主張である。しかし、がんという命にかかわる病気にかかった患者が、落ち込むからといって告知をしない理由となり得るだろうか。自殺するかもしれないという理由で告知を望む患者に虚偽の病名を告げてよいという理由になるのだろうか。そんなわずかの可能性のためにきっちりと自分の生き方を決定できる大多数の患者の自己決定権を無視してよいのであろうか。そんな心配までしていては、大学の合格発表まで不合格となった学生の精神状態を考えると発表できなくなってしまう。

　今までは、悪性疾患の患者に対して私たち病院側が行ってきた説明は家族にとってどうするのが一番よいかという説明でしかなかった。つまり、家族にとっては、病名を告知されていろいろと患者に悩まれ、その都度気を遣いながら励まさなければならない状況をつくるよりも、その場限りの適当な説明で患者本人を勇気づけておく方がずっと楽なのである。告知後のサポート体制の整備が十分にできているのかと家族は私たちに問い正す。しかし、病名の告知によって落ち込んだ患者を病院関係者がいかに親身になって励ましたところで、所詮は赤の他人である。やはり、患者本人を本当に励ますことができるのは、家族であり親しい友人である。家族も友人も自信がないためどうしても告知せずにごまかしたままの医療を求めてくる。しかし、患者本人は告知を希望しているし、もしも悪性疾患であれば、その進行度合いによって、その後の生き方は当然変わってくるはずである。早期のものであれば、頑張って治そうと治療にも積極的になれるだろうし、根治性があまり求められない状況であれば、それこそ残された生涯をどのように使うのか真剣に考える必要がある。家族も本人の希望に沿って、いかに残された期間の中で有意義に家族の絆を深めるかを考え直す必要があろう。このような種々の厄介なことから回避して、患者不在の医療行為に甘んじた方が家族にとっては都合がよかったのである。また医師にとってもいろいろと医療機関に苦情を持ち込むのは、残された家族の方であるため、これからも長い付き合いとなる家族の意見にしたがっておいた方が後々の医療機関へ

の苦情も少ないと判断され、ここでも患者不在の医療行為が横行するに至ったのである。

　以上のような経過を踏まえて、家族との面談に際し、今後は患者中心で物事を考えていきましょうとまず強調させて頂く。告知に賛成してくれる家族に対しては、その後に本人および家族を同席させ、ICが始まることとなる。しかし、告知に消極的である家族の場合には、家族と喧嘩してまでの患者への告知は現時点では主治医となる医師に強制していない。時間をかけて、何度も何度も家族を説得させるように主治医を指導している。

　しかし、これらの努力もはじめのアンケートで患者本人が告知を希望していることが大前提であり、患者自身が"悪性の場合は告知してほしくない"という項目を選択されているのであれば、主治医にその旨をうまく患者から再度意志確認するように心がけたうえで、最終的には患者の希望に沿うようにしている。

5. 紹介医との間で生じたトラブル

　原則告知を外科の方針としたことに対して、近隣で開業されている先生より苦情が持ち込まれたことがある。言い分はせっかく聖隷三方原病院を紹介したのに、紹介した患者の家族より「聖隷三方原病院でがんの告知をされてしまった。もともと気の小さな患者なのに告知後は落ち込んで弱気になってしまって困っている」と苦情を持ち込まれたというのである。開業された先生は、僕がせっかく「がんの疑いがあり今ならがんになる前に手術してもらえ、十分に治せると説明したのに」と言われるのである。病棟の看護師たちは「先生、やはり告知は時期尚早だったでしょ」と私を責めた。しかし、外科の方針として、原則全例告知を掲げた時点でこのような苦情の1件や2件起こることは当然覚悟していた。開業医の先生には苦情を言ってきた家族に「聖隷三方原病院の方に苦情はもっていくようにいって下さい。病院の方で家族には十分に説明させて頂きます」と謝り、「今後は病院の方針として患者の権利を掲げる以上ICは十分にさせて頂く。どうしても告知されては困るといわれるなら当院を紹介して頂かなくても結構です」と説明した。もちろん、その説明の口調はもっとずっと丁寧であったことはいうまでもない。またその後も、その開業医の先生は、私たちの主張を理解下さり、現在でもどんどん患者を紹介して頂いている。

　告知の環境整備や、告知後のサポート体制が十分に整うのを待ってから、がん告知は行うべきなのだろうか。私は反対で、告知は環境整備ができてから行おうと思っているといつまで経ってもできないと考える。まずある程度の環境整備を目標に、これが達成されたなら告知を行うべきである。その後に、何か問題点が浮き彫りにされたならその対策はそのあとで考える。まず初めに告知ありきなのである。

　もちろん自分の意思決定のできない精神発達遅延や、痴呆、小児、精神疾患の患者の場合は従来通り家族の意思を尊重して治療方針を決定している。

　以上のような経緯を経てがんの告知問題に関しては特別なケースを除いて原則告知の方向で進め、また**表3、4、5**のような告知状況となっている。

③ 抗がん剤投与での告知の方針

　次の問題として持ち上がったのが、抗がん剤の投与に関するものであった。
　以前は、抗がん剤の投与に関して、ある医師は肝臓の薬と説明し、ある医師は免疫の薬と説明した。また、患者がこの薬は何に効くのかと聞いてこられたときに、何の薬であると説明するようにという指示を、いちいち指示書に記載しておかなければ、聞かれた看護師より主治医に夜中にでも電話がかかってきたりもしたものである。

1．原則告知の根拠

　抗がん剤はがん細胞を死滅させることを目的につくられているのであるから現在の技術では当然正常細胞にも悪影響を与えるはずである。
　強い薬であればそれだけ副作用も強いのが一般的である。使用する薬剤にもよるが、抗がん剤の影響で白血球の減少や血小板の減少などをきたし、これに感染を併発すれば致命的にも成り得る治療なのである。このような危険を伴う治療を行うにあたり、本人になぜこのような治療を行うのかをはっきり示さずに開始することなど、患者の権利宣言からも許される行為ではない。また、一般に抗がん剤がよく効くようになってきているといっても、奏効率はせいぜい40〜50％である。逆に考えれば50〜60％の患者にまったく効果がなく、それでいて副作用は存在し、種類によっては入院をかなり長期間行わなければならないような治療行為を、患者の納得を得ずして行うことなど頭を冷やして考えれば間違っているのは当たりまえのことである。
　患者の状態が末期的であり、一般的な抗がん剤治療によっても強い副作用が出る可能性が予想される場合には、特に患者への説明と同意なくして治療行為は成り立たない。私たちはこのような観点から、告知なき抗がん剤治療は有り得ないと決定した。つまり、がん告知を許さない家族に対して、その患者への抗がん剤治療を拒否するという決定である。
　この決定に対しては、いろいろと異論の出ることは承知のうえであった。
　1996年3月から薬剤部で患者からの要望があれば投与された内服薬の薬効を示した紙面が添付されるようになった。こうなっては、抗がん剤は肝臓の薬でも免疫の薬でもあり得なくなる。いよいよ病名を隠すことはできなくなり、ここでの虚偽の説明は医療の信頼関係を崩すだけとなり、ますます私たちの方針は決定づけられた。

2．家族との戦い

　家族の反対により告知できなかった症例の中に、本当に告知させて頂かなければならないような若い一家の主のような症例は、幸いにも今まで一例もなくこの問題で頭を悩ませたことはほとんど記憶にない。しかし、仮に告知の有無で家族と意見が食い違った症例があったとしても、あまり私たちが抗がん剤を告知できていない患者に投与しないことに対して矛盾を感じなかった背景には、消化器系悪性疾患に本当に有効と思われるような抗がん剤が存在していなかった

こともまた事実であった。最近になりようやく消化器系の抗がん剤も乳癌ほどではないにしても以前に比べて奏効率の高い薬剤が認可されるようになってきた。このような事実は、家族によく説明して納得して頂き告知をさせて頂く材料としても有効な手段となってくるものと思われる。

　しかし、それでも告知には反対で、告知することなく抗がん剤の使用を希望する家族がいたときが最も問題となろう。一方的に告知を許さない家族の方へ責任を押しつけ、患者自身の抗がん剤治療を受ける機会を奪ってよいのであろうか。しかし、現時点では抗がん剤にそれなりの副作用が存在する以上やはり家族を何度も説得し最終的には抗がん剤はがんの告知後に使用するという現在の科の方針を尊重したい。抗がん剤治療は、がん告知後に患者本人の抗がん剤治療に対する意思を確認したうえで使用するという大原則を貫く以上、これがだめであった場合、次善の選択肢に挙がってくるのは、告知することなく抗がん剤の使用という選択肢はあり得ず、家族と喧嘩してでもがん告知という選択肢になるはずである。

3. 患者が告知を望まないとき

　では病名告知を患者自身が望まないケースでは抗がん剤治療はどういう方針で臨むべきなのであろうか。化学療法を受ける権利はないのだろうか。さらに、その中間の意見として詳しい告知を望まないケースも実際には存在するが、このような場合には抗がん剤療法も含めて外科としての統一意見を出しておかなくてよいのか。実際に上記のようなケースには、遭遇していない。しかしいつでも起こりそうなこれらのケースでの対応を考えておかなければ、各主治医の裁量に委ねておいてよい問題とも思えない。今後の検討課題ではあるが、告知を望まないあるいは詳しい説明は望まないという患者の希望に対しては、かなり説明に無理が生じるのは承知のうえで、告知や詳しい病状説明と抗がん剤の使用とは分けて考えなければならないと考える。例えばあなたの現在の病状を考えると、40〜50％症状を改善できる可能性を有する薬が存在するがその反面その薬には副作用も強く出る可能性がある。これを使用する治療法に対しての患者の賛否をそれとなく聞くというようにするしか方法はないように思われる。

4　今後の課題

　今後の私たちの科のICに対する取り組みとしては、がん告知をするための環境整備が挙げられる。告知を行うべき環境がハード面で整えられているだろうか。病棟に入院中の患者は、説明できるプライバシーの保たれた部屋が各病棟に配備されている。しかし、忙しい外来業務中に行わねばならない甲状腺や、乳房の悪性疾患の患者に対する告知の環境整備は極めて劣悪である。当然改善してゆかなければならないと考えているが、しかし、環境整備が不十分であるからといって、がん告知を控える気持ちはまったくなく、ただハード面での不備を少しでもソフト面で補うべく、告知後しばらくの間、看護師を中心とした精神的なサポート体制の整備を進め、看護師にも対応の習熟に力を注いでもらっている。

　4年前より当院には消化器センターが誕生した。外科の中で消化器外科と一般外科に2分さ

＿＿＿＿＿＿＿様　　　　診療方針の説明

1. 現在かんがえられている病名・病状

　　　鼠径ヘルニア

2. これから予定している具体的な診療内容

　　（手術・検査・処置・投薬・放射線療法など実施予定日時も含めて）

　　　　　月　　　日に腰椎麻酔にて鼠径ヘルニア根治術を行います
　　　（全身麻酔になる可能性があります）
　　□　HIVを含む感染症の検査を行います。

3. 上記を実施した場合の見通し

　（改善の度合い・入院期間など）

　　　術後　　日目に退院予定
　　（合併症がある場合, 延期する可能性があります）

4. 上記を実施するうえでの問題点・危険性

　　麻酔の合併症：頭痛, 臓器障害, ショック
　　手術の合併症：出血, 感染（再手術となる可能性があります）睾丸の腫大　萎縮
　　　　　　副損傷（精管, 血管の損傷, 膀胱・腸管の損傷）神経痛, 創部痛
　再発の可能性
　術後2～3ヶ月はなるべく腹圧のかかる動作は控えてください。

　　　□輸血に関して、その必要性, 副作用等につき、「輸血についての説明書」を渡し、説明しました。
　　　　治療に必要な場合には（自己血, 全血, 血漿, 血小板, 赤血球, 白血球を約（　　　ｃｃ）輸血します。

5. 上記以外の選択肢とその場合の見通しなど

　　　ヘルニアバンド
　　　嵌頓した場合, 腸閉塞となり緊急手術となる場合があります。

　　　　　　　　年　　　月　　　日
　　　　　　　上記を説明しました。　　担当医：＿＿＿＿＿＿＿
　　　　　　　上記の説明を聞きました。お名前：＿＿＿＿＿＿＿
　　　　　　　　　（本人でない場合には患者さんとの関係：　　　　　）

図1. ヘルニアの術前説明に使用する用紙

れる領域の消化器外科分野と、もともと存在している消化器内科が機能的に働けるようにセンター化したのである。当然ICに関してもセンター化の長所を発揮してゆく必要がある。患者の流れは当然消化器内科外来にて診断を行い、入院精査が必要と判断されれば消化器内科病棟に入院し精査を行い手術適応があれば消化器外科に移り手術を行い軽快退院後は一般的には消化器外科の専門外来にて経過観察加療を行うことなっている。消化器内科外来にて診断がついた時点よりゆっくり時間をかけた告知を行いたい。そのあと入院するかどうかについても含めて、すべて患者に選択権を与えるべきであり、当然そのときに希望があればセカンド・オピニオンにも協力すべきである。入院精査後は手術適応であっても、手術しない場合の治療法も選択肢の1つとして提示すべきであり、また手術に際しては輸血する可能性があるなら自己血を希望するかどうかも含め選択して頂く必要がある。消化器センターとして内科外科の垣根を越えて考えてゆかなければならない。

　また、乳癌などで外来より入院治療、その後の外来での化学療法を含めた経過観察まですべての経過が外科で把握できている疾患に関して、現在の治療法よりICに関してさらなる改善点を考えてみた。乳癌はICのモデルとしては非常に理想的である。手術のみを取りあげてみても、乳房温存手術、胸筋温存手術など患者に十分に説明を行い、最終的には患者本人に決定していただくべき内容が多く存在する。また、手術後の治療法にしても放射線治療、ホルモン療法、化学療法など十分なICが必要となる。

　今までの印象として、医師が思っているほど患者は医師の説明内容がわかっていない。例えば外来にて悪性細胞が証明されがん告知がなされたとする。忙しい乳房専門外来にて告知に引き続き手術日の決定、手術術式の選択、手術前の乳房専門CT、MRIの予約、全身麻酔に必要な検査の説明など医師は理路整然と言い忘れのないように説明する。しかし、問題はがん告知を受けた患者本人および同席するように勧めて来院された家族が、頭の中が告知によって真っ白になりその後の医師からの説明内容がほとんど理解されていないケースが非常に多いことである。

　また、告知を受けたばかりの患者の心理として、絶望より何か希望をもてる内容がないかを、医師の説明内容の中に求めようとする。したがって医師が落ち込む患者を慰めようと、頑張れば完治する可能性もあるといったとしても、患者は外来の先生から完治するといわれたと入院後に手術の説明をする主治医となる医師に訴える。つまり、説明した内容のごく一部の患者にとって都合のよい部分のみを強調して頭に記憶させているようである。

　患者にもゆっくりと落ち着いた環境で何度でも時間をかけて理解に努めることができるように当院の治療方針のマニュアルを作成し、これを小冊子として告知後の患者およびその付き添いの方に渡し、手術前日までによく読んでおいてもらう必要がある。また、説明する医師側にも忙しい中で説明項目に漏れがないように、また説明する医師によって内容が変わらないように乳癌に留まることなく当科の扱う代表的疾患についてみんなで手分けして医師側の説明マニュアルを作成中である（図1）。このように、ICを徹底してゆくためにはまだまだ残された仕事は山積みである。

（荻野和功）

実践レポート　2．精神科医療現場のIC

はじめに

　わが国で精神科医療のICについて初めてまとまった特集が組まれたのが1991年と記憶するから、一般医療における普及とさほど時差はない。但しその実践となるとさまざまな要因から、精神科では必ずしも期待される水準に達していないかにみえる。

　確かに精神科医療現場ではしばしばICが成立しがたい場面に遭遇する。そしてそれらを切り抜けるために、次のような手段が用いられる。

- 形式的なICで体裁を整える（例：入院時の書面告知）
- 保護者の代理同意をもってよしとする（例：医療保護入院、強制的な薬物療法、ECT）
- 情報提供を無視するか、加工するか、あるいは一部を省略する（例：病名告知、薬剤情報）

　もちろん当院精神科も、これらから完全に脱却できているわけではないことをまず告白しておく。しかし精神科医療がどのような局面においても、治療者と患者との関係性を軸に展開するという自明の原理を踏まえれば、ICはむしろ良好な治療関係を構築するための臨床的ツールとして機能する可能性をもつはずである。経験を積んだ精神科スタッフは、適切な情報提供や説得技術を駆使して、患者の治療意欲を促す努力を日々実践しているわけだから、敢えて意識せずともICは実は精神科医療現場においてたいへん日常的なテーマにほかならない。

　本稿では、精神科ICの理論や詳細については成書に委ね、当院での実践上の理念と実際の活動について報告したい。

❶ ICを精神科医療現場で実践するうえでの基本的な考え

　当院精神科でのIC活動においては、次のような信条を踏まえることにしている。

1. 良好な治療関係の構築のための臨床的なツールとしてICを応用する

　前述のように治療者と患者との関係性は精神科治療の成否を左右する重要なファクターである。ICを医療の基本原理として教条的に成立させることよりも、良好な治療関係の構築のためにがめつく利用することを第一義と考える。

2. 患者への情報提供は個別性を重視して実践する

　本来情報は客観性や普遍性を備えたものとして、ありのままに提供されることが理想ではある。しかし例えば活発な幻覚妄想状態にあり、興奮し治療や入院を激しく拒絶する精神病患者

を前にして、良心的な臨床家はいきなり病名告知を始めたりはしない。

　情報提供はあくまで患者の個別性（疾病、病像、性格、知的水準、社会的状況など）を重視して、その内容や提供の時期が決定されるべきである。このたたき台として、各種の情報を性質ごとに分類し、時系列的に配置した入院治療中の情報提供モデルを後述する。

3. 患者の同意能力については多元的に評価する

　患者の同意能力または意思決定能力は、一元的には評価できない。筆者は以前、陰性症状の顕著な長期慢性経過の統合失調症患者が口腔に発生したがんの治療を拒否しながら、剋然と死を受容したケースや、痴呆患者が子宮がんの手術治療に対してごく妥当な意思決定能力を発揮したケースを提示し、同意能力や意思決定能力と精神症状の重症度とはパラレルな関係にはなく、個別の生活史・価値観や、意思決定を求められている治療内容などに応じて多元的に決定されるべきであると論じたことがある。

　同意能力や意思決定能力の客観的評価基準は存在するが、最終的には治療者と患者が誠実な折衝を繰り返す中から浮かび上がってくる複雑で有機的な表象を、現場で読み解いていくしかない。

4. 提供する情報の信頼性を高める

　ここでいう「信頼性」とは、情報の客観的精度のことではない。提供された情報内容に虚偽がなく、ごまかしなく遂行されていく過程で、治療者と患者との信頼関係が形成・維持される効果を意味する。

　当たりまえのこととはいえ、これが結構難しい。問題なのは治療者が情報内容の虚偽性を見落とし、知らぬ間に患者側に不信感を与えている場合である。誠実に治療を行っていたつもりが、ある日意外な（治療者からみればささいな）きっかけから患者が医療不信に陥っていたことを知らされ驚くなどは、誰しも経験があるだろう。

　精神科の医療現場では、特に入院治療中の情報提供においてこうしたことが起こりやすい。これについても当院なりの改善の工夫を試みたので、後述する。

❷ 精神科で問題になりやすい情報提供

　精神科で行う情報提供のうち、よく話題になるものについて、われわれの考えを書いておきたい。項目は「病名告知」「薬剤情報提供」「カルテ開示」としてみた。いずれも「精神科では実践上の問題がある」とみなされがちなものである。ただ書き終えてみると、それぞれの項で問題となる部分は要するに一般医療でも同様に起こりうることであって、医療の社会化という潮流の中で、精神科医療だけが特殊事情に拘泥して情報開示に立ち遅れる根拠が見当たらないことに気づく。

1. 病名告知について

　この分野で従来話題の中心になってきたのは統合失調症の病名告知についてである。これに関しては1999年の「精神科治療学」特集に寄稿された諸家の意見を読むことで、わが国の現況を俯瞰できる。ここでは総じて病名告知は慎重さを要するが、それなりに行われるべきであるという意見が大勢であるが、両極の告知不要派と原則告知派についても臨床実践の重みがあり参考になる。

　当院精神科の立場はおそらく標準的なそれからはやや推進的な位置にあって、このテーマで継続的な論述を行ってきた高木の考えに近い。すなわち病名告知を含んだICの臨床上のメリットがデメリットを上回れば、できる限り行うことにしている。われわれは先に挙げた基本方針の通り、ICの臨床的な有効性を重視するからである。

　確かに1対1の治療現場であれば、治療関係の構築に病名告知が必須だとは言い切れない。外来診察室の中での会話は、病名抜きでも成立させることはできるし、現実にはむきになって病名を問いつめてくる患者はほとんどいない。しかし統合失調症の治療や援助が、チーム医療や医療機関と地域の連携を軸に展開されつつある現在においては、これらを選択し利用するために患者や家族が病気についてどう理解しているかが重要である。リハビリテーションや心理教育への参加、各種の公的サービスの相談、社会復帰施設等の利用のためには、情報が相互に共有されていなければならない。病名はこれらの情報の要の1つであって、これを明らかにできないような支援はしまりのないものになってしまう。実際リハビリテーションや社会復帰施設を利用するような患者となると一般よりかなり高い率で病名を認識しているらしい。

　当院の家族心理教育を例に取るが、既に病名告知を受けていることを参加条件の1つとするこのプログラムにおいては、参加者は非常な熱心さを示し、率直な意見交換を行うことができる。全クールの終了後にも家族同士が自発的に交流をもつことも少なくない。参加者のモチベーションがもともと高いこともあるが、告知による疾病の認識なくしては、このような熱気と連帯感と風通しのよさは発生しないだろう。

　告知に関してのわれわれの技術的理解は、高木の提案を踏まえた次のようなものである。
・自分の病気について知りたいという姿勢を患者の側に作り出すような話し合いを心がける。
・病名を言い放つことでよしとするような乱暴な告知は厳禁である。患者の個性や理解度を探りながら、病名告知をトータルな情報提供の一部として行う。
・告知に適当な時期を選ぶ。
・「知りたくない」意志があればそれを尊重する。
・告知後のアフターケアを怠らず、可能ならば教育プログラムに導入する。

　2002年、日本精神神経学会が「精神分裂病」の用語変更を決定した。国や健保機関の承認も得て、「統合失調症」という新しい用語は2002年夏以降あっという間に普及した感がある。患者、家族に聞くと好意的な感想が多く、筆者自身もよい名称だと思っている。この用語変更が病名告知の問題に本質的な解決をもたらすわけではないにしても、「精神分裂病」という用

語につきまとっていたスティグマが一時的に緩和されたことは素直に受け止めておきたい。

しかし結局は「統合失調症」という用語が旧語と同様の差別的ニュアンスに早晩まみれてしまうのではないかという危惧を多くの関係者が抱くに違いない。そういう事態を最小限に留めるためにも、この疾患に関する啓蒙と病名告知をはじめとした正確な情報提供の実践は、今後ますます重要な意味をもつのではないだろうか。

ところで精神医療の現場ではさほど話題にならないが、統合失調症と同等かそれ以上に困難なのが、人格障害の病名告知ではないかと思われる。

人格障害を告知することの困難さは、まず「人格に障害がある」という言葉が患者の存在そのものを批判しているかのようなニュアンスを伝えてしまうところにあり、近年に発生した犯罪報道において「人格障害」という用語がこれまでになく多用されたことも、この表現のネガティブイメージの拡大に拍車をかけることとなった。鈴木は人格問題に障害という用語を導入したことで概念の混乱が生じていることを指摘している。

もう1つの原因は、DSM分類のバージョンアップの度に人格障害の分類が変更されていることからも明らかなように、診断基準そのものが未完成なものであり、十分な客観性を備えていないことにある。

用語の妥当性の問題と診断・分類の客観性の疑義という点では、かつての「精神分裂病」と同じ構造をもち、さらに先鋭化されていることに気づく。

したがって人格障害をそのまま告知することは、現在のところ臨床的合理性を欠いていると考えざるを得ない。そこで治療者は説明にあたって統合失調症よりさらに高度なテクニックを要請されることになるのである。

具体的には、対人関係の特徴や行動上の問題などを話題にしながら、病名ぎりぎりのところまで迫ることになるのだが、考えてみれば人格障害の場合、こういうアプローチ自体がもはや精神療法の一部に組み込まれてしまう。

すなわち人格障害治療においては、病名告知や情報提供が明確にはICの方向へは向かわず、むしろ例えば境界性人格障害の治療において面接構造の大枠を示し、患者が承諾・拒否を選択するという「治療関係の限界設定」あたりが、ICに沿うことになるのだろう。

2. 薬剤情報提供と服薬コンプライアンス

精神科での薬剤情報提供の是非については、もはやほぼ決着したといえる。医薬分業の普及によって、患者は院外の薬局で薬品名、投薬量、識別コード、効能、副作用の一覧表を受け取り、簡単なインフォーメーションを得ることができる。治療者が意図的に隠蔽しない限り、基礎的な薬剤情報は、一般診療科と同等の容易さで入手できる状況が急速に進展しつつある。現在の課題は医療現場でいかに正確でわかりやすい情報提供を行うかという段階に移っているのである。

例えば気分のコントロールのため処方されているバルプロ酸を「どうして私がてんかんの薬を飲むのか」と勝手に抜いてしまったり、副作用情報をみて、風邪症状を「熱がある、筋肉が

硬い」から悪性症候群だと自己診断してしまったりと、情報提供によって思わぬ混乱が発生することがある。正確でわかりやすい情報提供については秀逸なガイドラインがあるので、当院でも参考にしているが、副作用情報が患者を混乱させないように、次のような整理をして伝えるようにしている。

・その副作用は発生頻度が高いものか、低いものか
・対処が可能（可逆的）か、対処が難しい（不可逆的）か
・しばらく我慢してほしいか、すぐに対処すべきか

　ここでも強調したいのは、薬剤情報の提供が治療者の義務であるという側面よりも、治療関係を改善したり、服薬コンプライアンスを向上させるという臨床的なメリットについてである。服薬コンプライアンスを低下させる主因の1つである副作用においてさえ、臨床上有効に作用することがある。例えばアカシジアの発生で困惑する患者にその副作用の性質を説明し、適切な対処で簡単に症状が消失したり、非定型抗精神病薬による体重増加の可能性を予測し、適切な生活指導を行うなどは、向精神薬の科学性を理解させ、かえって薬物治療の信頼性を高めることにもなる。このような合理性を好む患者は意外に多いように思う。また、たとえ副作用のコントロールがなかなかつかなくとも、説明をしながら誠実に工夫を繰り返す治療者の姿が、治療関係に悪影響を及ぼすとは考えにくい。

　このテーマの終わりに、精神科救急の立場から希望を付け加えておく。われわれは静岡県西部ブロックの精神救急を担当しており、その現場では、情報が常に不足する状況で迅速な対応を迫られる。特に夜間休日に連絡がとれない診療所に通院する患者が多量服薬で搬送されてきたような場合、常用薬物の情報が提供されていないことが生命にかかわることがある（救急対応の際には状態像の把握が優先されるので、病名はむしろ必須な情報でない）。

　診療所の先生方には、患者や家族に薬剤情報を提供し、投薬手帳のようなものを携行させるような指導をぜひお願いしたい。情報はICのためだけに必要なわけではなく、病診連携の基本的条件でもある。

3. 精神科でのカルテ開示

　最初に打ち明けておくが、当院でカルテ開示の体制を開始して以来、精神科での開示請求の件数は片手で数えるに足る。またいずれも誤解に基づく医療不信や医療事故にまつわるものであって、カルテ開示がICに組み込まれて、患者のエンパワメントに繋がるような事例は、残念ながら今のところない。

　言い方を変えれば、患者がカルテ全体を見せてほしいという事態は、治療関係が維持されている限りはあまり発生しないらしい。実際には診察の場面で「見せてもらえますか？」と依頼されることはあるが、処方、検査結果、病名一覧などを直接確認したいという部分的な閲覧希望であって、これらは特に断る理由もないので大抵の場合その場で見せている。

　しかしわれわれがカルテ開示についてまったくリベラルな立場を採っているかというと、実はそうではない。当院のカルテ開示に関するマニュアルでは、精神科カルテの開示請求があっ

た場合、主治医の判断で開示を保留し、委員会に報告し、承認があれば拒絶することが可能とされており、われわれもそういう拒否のルートがあってよいと考えている。

精神科カルテ開示の問題点についてはさまざまな指摘や論議があるが、抽出すれば次の2点に集約される。
・開示が患者本人の心身の状況や治療効果を著しく損なう可能性
・精神科カルテには第三者情報が多く含まれていること

また視点をかえれば、開示が適当な情報群と不能な情報群とが、現在の一般的なカルテ様式では区別なく記載・ファイルされているため、結果的にカルテ全体の開示ができなくなるという大きな問題がある。さまざまな情報を開示に関する特性で整理すると次のような分類が得られる。

❶ 開示すべき情報群

患者自身に関する客観的情報、行われた医療内容・結果、文書類など、客観的事実の記録。開示請求の目的を問わず、原則として無条件に開示する。

> 患者の基本情報、客観的観察事実、臨床検査データ、画像フィルム・生理検査の記録とその評価、治療やリハビリテーションの方針、指示内容、処方内容、行われた治療の記録とその結果や客観的な評価、処遇の記録、患者と取り交わされた文書など。

❷ 開示してもよい情報群

治療者の主観的な記述や評価、臨床心理検査の結果など、抽象性や不確実性を伴う情報。これらの開示は患者に心理的ダメージを与えたり、治療効果を損なう可能性があるため、患者の心身の状況や開示請求の目的を踏まえて行う。逆にこれらの開示が患者のエンパワメントに寄与する可能性もある。

> 治療者の主観的所見・評価、病名、精神分析・精神病理学的解釈、精神療法上の戦略や評価、臨床心理検査の結果など

❸ 開示すべきでない情報群

開示することによって第3者の不利益に繋がる情報

> 第3者に関する情報（第3者についての情報や第3者の関与の記録など）、第3者から得られた情報（特に患者についてのネガティブな評価や、秘密にしておいてほしいと依頼された情報）。

但しこれらの情報群を区別して開示することは、一般的なカルテ形式ではかなり困難な作業である。将来普及すると思われる電子カルテを応用して、情報群をそれぞれファイルして開示するシステムが出現することが期待される。

❸ 入院治療における IC の実践

　精神科の入院治療は初期治療の舞台となることが多く、持続的・集中的なかかわりが可能であることから、ICの実践がより重要な現場である。一方、入院中は患者の混乱によって理解や同意が困難な場合や、隔離・拘束、各種の制限事項、強制投薬など同意抜きの行為が行われる場合があり、ICが頓挫しやすい現場でもある。

　精神科病棟はむしろ「患者が治療者に同意を与える」こととはほど遠い印象の環境である。特に入院期間の前半では強制性を帯びやすく、個々の治療行為や処遇に同意が存在しないことが多い。それでもなおここにICの導入を目論む理由は、繰り返し述べてきたように、良好な治療関係を構築するための臨床的ツールとしての価値を認めているからである。

　入院治療における IC について、われわれは次のような考え方を採用する。

❶ 治療の全般的・段階的な理解と同意

　多くは慢性経過をとる疾患の医療であるから、性急に個々の治療行為の同意を得ることよりも、回復過ほどの中でじっくりと治療全般の理解が進み、段階的に同意が得られるように誘導する。

❷ 情報提示の計画

　情報提示は、回復のステージに見合った内容とタイミングで計画的に行う。例えば先述の通り、病名告知には適当な時期があり、予備的な情報提供や治療関係の進展を経て、(統合失調症でいえば回復後期のはじめに) 行われる方がよいと思われる。

❸ 情報の信頼性

　治療・処遇についての情報はできる限りわかりやすく提供され、正確に保障・遂行することで、信頼性を維持する。

　これらを踏まえた病棟内での実践を以下に報告する。

1. 入院期間中の構造的情報提供

　先述の①②については、入院期間を通して各種の情報を計画的にインフォームし、退院後の外来治療を視野に入れた包括的なコンセントを最終的にとりつけるという意味である。回復のステージに合わせた構造的情報提供のために、入院中に必要な情報群を以下のように整理している。

＜A群情報＞
- 安全や保護、人権擁護に関する法的内容の情報が主となる
- できるだけ即時に、簡潔に、しかも漏れなく説明し、その内容は入院期間中いつでも確認できるよう配慮する。

　　　入院形態、信書の自由、電話・面会・外出の制限に関する説明
　　　入院生活のオリエンテーション
　　　隔離・拘束やその他の安全保護対策
　　　処遇改善や退院の請求権とその方法
　　　初期の薬物鎮静やECTについての説明

＊これらの情報群は儀式的な説明や代理同意に陥りやすいが、工夫された説明はたとえ同意が得られなくとも、その後の治療関係に影響をもたらし得る。例えば治療者が入院の同意は得られないだろうと予測しながら、敢えて時間をかけて説得するといった行為は、治療者が協力者とし認知されるための種を蒔くことであり、後に治療関係の構築に寄与することを周知しているからである。

＜B群情報＞
- 症状や検査、治療や看護についての臨床的情報が主となる。
- 急性期後の症状変化が大きく、疲労した時期に行われるので、医学的評価を行いながら時期、内容、ボリュームを工夫する必要がある。

　　　症状の説明と短期的な見通し
　　　簡潔な治療計画や看護計画
　　　初歩的な薬剤情報
　　　各種の検査内容

＜C群情報＞
- 疾病や治療の構造的理解、退院の準備や退院後の生活についての教育的内容の情報が主となる。
- より広範囲の詳細な情報が主となるため、各分野の専門スタッフが協力して担当する必要がある。
- A・B群情報よりは、患者・家族の個別性やニーズを踏まえた内容にアレンジする必要がある。

　　　病名告知、今後の中・長期的治療計画
　　　より詳細な薬剤情報、服薬指導、集団精神療法・心理教育についての情報
　　　社会保障・福祉・社会復帰制度についての情報

　これらの情報群を精神分裂病の模式的な入院治療の経過に配置すると、次の図2のようになる。

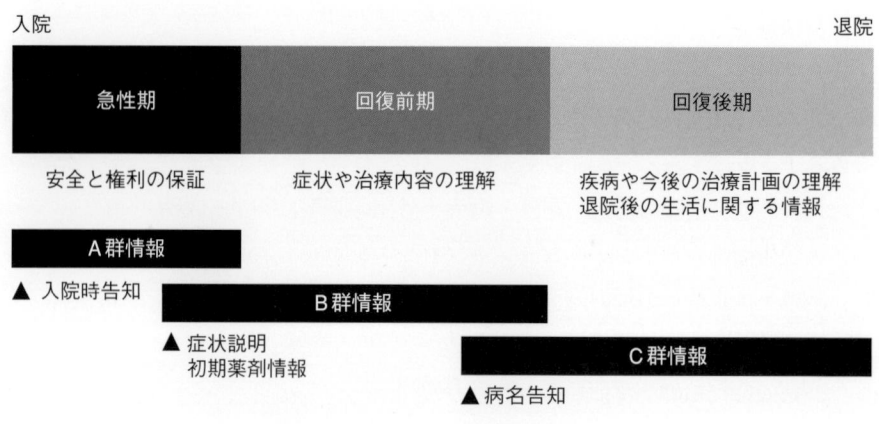

```
入院                                                              退院
┌──────────────┬──────────────┬──────────────┐
│   急性期     │  回復前期    │   回復後期   │
└──────────────┴──────────────┴──────────────┘
  安全と権利の保証  症状や治療内容の理解  疾病や今後の治療計画の理解
                                        退院後の生活に関する情報
    ■A群情報
  ▲入院時告知
              ■■■B群情報■■■
              ▲症状説明
                初期薬剤情報
                            ■■■■C群情報■■■■
                          ▲病名告知
```

図 2. 精神科入院治療中の情報提供スケジュール

　こうして配置してみると、情報提供に関する一種のクリティカルパスが形成されることに気づく。A・B・C 群の情報提供のきっかけは、それぞれ「入院告知」「症状説明、初歩的な薬剤情報」「病名告知」としてみた。実際の個別経過ではさまざまなバリアンスが発生するが、精神科入院治療におけるパスとして構成してみる価値はあるかもしれない。

2. 情報の信頼性

　もう 1 つ入院治療中の IC のポイントの③「情報の信頼性」についての実践を報告しておく。

　そもそも情報の信頼性などをテーマにすること自体が、精神科医療における情報提供の欺瞞性、不正確さを暴露しているようなものだ。しかし不正確といっても、B 群情報にある症状評価や治療方針がたびたび変更されたり、経過の個別的な偏差が大きいのは精神科治療の特徴であり、これらの移ろいやすさは治療者も意識していて、普通誠実に患者と向かい合いながら修正していくから、提示された情報が遵守されないこととは質が違う。また C 群情報は原理的に不正確さをあまり含まない。

　そういうことで情報の信頼性低下は A 群情報において起こりやすく、問題は患者が入院治療初期にあることと、治療者自身が信頼性低下に無頓着でいるか、気づかないままに放置してしまうことにある。

　A 群情報は入院告知から始まり、告知時に渡される文書には、処遇や各種の制限事項や人権擁護に関する重要な情報が記されているのだが、大半の患者は入院時にこの情報を十分に理解できないように思う。その理由は次のようなものだろう。

・理解しにくい文面であること
・精神的に苦痛な状況にあるためそれどころではないこと
・後で読み返そうにも入院時のごたごたで文書を失くしてしまったり、その存在そのものを忘れてしまうこと（渡されるやいなや破り捨ててしまう人もいるが）

　実際に患者は信書や通信面会の自由を低く受け取っている傾向があり、退院や処遇改善の審

査請求を行うことも稀である。

　先日当院は、さる第三者機関のサーベイを受けたのだが、あるサーベイヤーから「治療者は入院告知を手順通り行い、その旨診療録に記録を残すことが重要なのであって、患者が文書を破こうがそれは患者の自由である」という指導を受けた。医療の質をシステムの合理性で評価するようなサーベイであるらしく、その点では正論なのだが、本稿の冒頭からこだわり続けている「情報提供やインフォームド・コンセントを臨床に応用する」という立場からいえば、これは明らかにおかしい。提供した情報が患者に理解されなかったり、利用されなければ、少なくとも治療的にはなんの意味もない。

　この点については、精神科病棟の看護スタッフの機転で工夫が行われた。まず正規様式の告知文書とは別に、項目ごとにわかりやすい文章に置き換え、見た目もきれいな情報シートを作成し、入院中患者がいつでもアクセスできるように病棟ホールに掲示した。さらにこれらは隔離・拘束などの強い行動制限を受けている患者にこそ、より必要な情報なので、コンパクトにまとめたものを隔離室内に掲示してある（図3）。

　余談だが、この隔離室用の掲示には、「病室内の備品・設備を大切に扱って下さい」という別欄があり、それらを破壊した際の修理費や弁償代の一覧が併記してある。ご承知の通り病院の備品・設備の価格は、世間的な感覚からすると少々割高であるから、あとで請求額に驚かれるよりは（実際には保護室隔離が必要な精神症状のある患者に責任を問い、請求することは稀であるが）フェアなインフォームではある。ただこの表示の目的は、患者の破壊行為そのものを牽制することに重きをおいていない。むしろ感覚遮断的な特殊環境で過ごす患者に現実のルールを示唆することで、病的な行動の歪みを自己制御する動機をもってもらいたのであり、治療者が患者を頭から責任無能力者と決めつけるのではなく、まずは責任のある社会人として認識していることを理解してほしいのである。うれしいことに、隔離中の患者は意外に関心をも

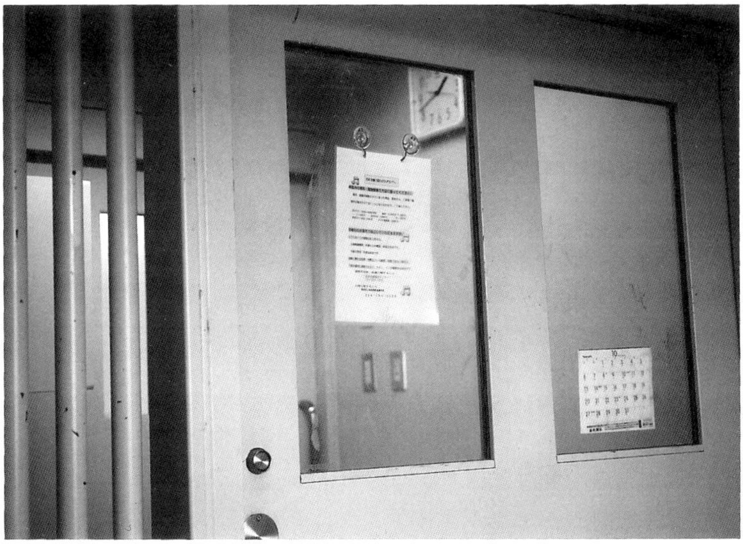

図3．保護室内からみた掲示

って読んでくれているらしい。

　さて提供した情報をできるだけ忠実に保障し、情報の信頼性を確保することについて話を元に戻すが、最近の試みとして、隔離・拘束中の患者の通信の自由に関するものを報告しておく。

　隔離・拘束中の患者が電話をかけたいときに、興奮などのため病棟内の公衆電話まで連れて行けない場合がしばしばあり、これでは電話制限が必要ない患者でも実質的に禁止してしまうことになる。告知文書や情報シートで保障した通信の自由が、隔離・拘束によって包括的に制限されるという不合理は患者に不信をもたらし、また絶対保障すべき人権擁護に関る行政機関や弁護士への電話連絡が制限されるとすれば、告知内容に虚偽が含まれることとなり、折角の情報提供が治療上の弊害になることさえある。この件については残念ながら最近までわれわれも無頓着であった。

　既に対策を立てている精神科医療機関もあると聞くが、当院では（これも病棟の看護スタッフの提案で）患者用のPHSを導入することで解決を図った。携帯電話の使用は病院内ではご法度であるから、医療機器に影響を与えない職員用のPHSを貸し出し、患者は交換を通して外部と通信ができる。ちなみに電話代もしっかり頂くシステムである。当院精神科は総合病院にあるため、身体合併症をもつ精神科患者の受け入れも積極的に行っており、ベッドから離れられない状況の患者にもこのPHSを貸し出している。これはなかなか好評であるから、一般病棟の重症室やICUの患者にもニーズはあるだろう。

　これまた余談であるが、現代では通信といえば電子メール、情報へのアクセスとしてはインターネットが当たりまえになっており、これらの応用についても検討してみたいと考えている。さらに脱線するが、病棟の公衆電話はICカード式のものがお勧めである。従来のコイン式やテレフォンカード式のものより機械的な故障が少なく、ICカードには電話番号が一件登録できるので、自宅の電話番号が覚えられない知的障害などの患者にとって、通信の自由度が高まる。

　さてこの項ではA群情報の信頼性について論じてきたのだが、情報シートの掲示やPHSの導入が、即臨床上のメリットを生むとは思っていない。ただ少なくとも、入院初期の苦しい時期に不自由な療養を迫られ悩む患者に、治療者の誠意がいくばくか伝わればと期待しているのである。そういうことで、これらの取り組みのアウトカムは「患者の満足度（不満足度？）＝患者による治療、処遇、スタッフなどの評価」だと考えている。最近われわれは、精神科での入院治療およびサービスと病棟環境の質を問う「患者満足度調査」を開始した。これは一時的な調査ではなく、常時医療サービスにフィードバックさせるためにルーチンなものにしたい。またその結果は、当院精神科の評価として公表していこうと思っている。

おわりに

　本稿では、ICを患者の権利としてとらえるよりは、臨床上の応用として論じた。その意味で、ICの実践には、（基本原則はとりあえず踏まえるにしても）医療現場の特性に合わせたオ

リジナリティーが必要である。精神科のように個別性を重視する領域では、患者一人ひとりにそれぞれのICのスタイルがあってよいとさえ考えている。

　何事もスタンダードは大切であるが、それに依拠することでよしとすれば輝きは失せてしまう。わが国でICが普及してきたとはいうが、様式化することで形骸化する危険もまた内包する。

　この章で報告した当院精神科の取り組みは、取り立てて目新しいものではないが、われわれの医療現場の必要から自然発生的に構成されたオリジナルなものである。読み返してみるとICと呼べるかさえ怪しいものもあるから、恐縮ながらこれはあくまでも参考程度と理解して頂き、皆さんは皆さんで独自の実践を展開して頂きたい。

（永山健次）

参考文献

1) 特集／精神医療における「説明と同意」．臨床精神医学 20(12)：1841-1891，1991．
2) 永山建次，鈴木　茂，新居昭紀：精神病患者のがん手術に対するインフォームド・コンセント．精神医学 36：625-632，1994．
3) 特集／分裂病の病名告知．精神科治療学 14(12)：1309-1372，1999．
4) 高木俊介：精神分裂病告知の問題．インフォームド・コンセントガイダンス；精神科治療編，松下正明，高柳　功，中根允文，ほか（編），p 87-96，先端医学社，東京，1999．
5) 高木俊介：分裂病という病名を伝える；インフォームド・コンセントと分裂病の病名告知．現代のエスプリ 339：104-112，1995．
6) 鈴木　茂：人格障害とは何か．岩波書店，東京，2001．
7) 渡邊衡一郎，八木剛平：薬物療法におけるインフォームド・コンセントの実際．インフォームド・コンセントガイダンス編；精神科治療編，p 186-213，先端医学社，東京，1999．
8) 佐藤忠彦，岩下　覚，前田典子：精神科医療における情報提供とカルテ開示．臨床精神医学講座 S 12 巻，p 17-3，中山書店，東京，2000．
9) 宮木志穂：急性期精神科病棟における電話の権利保障への一考察．平成 13 年度看護研究集録，聖隷三方原病院看護部教育委員会（編），p 52-55，2002．

実践レポート

3. 緩和医療におけるIC

はじめに

　わが国では告知やICについては、さまざまな場で議論されてきており、医療者だけでなく一般の人々の認識も高まるにつれて告知率も次第に向上してきた。さらに、どのように告げるべきか、告知後どのように援助するのかという問題についても活発に議論されている。

　聖隷ホスピスは1981年にわが国で最初のホスピスとして開設して以来、2,200名を超える患者が入院した。1997年5月に新ホスピス棟が完成してからも既に800名を超える患者が入院した。

　当院では、1991年9月に患者の権利宣言が出されて以来、ICが認識され、がん告知も積極的に行われるようになってきた。そのため、ホスピスでは病名告知自体が問題となることは少ない。しかし、主治医からの紹介内容と患者・家族の病状理解との間に隔たりがみられたり、ホスピスについての十分な情報を提供されずに、主治医の強い勧めで受診する患者・家族が増えてきている。そして、患者や家族の抱えている問題、個々の背景、希望するケアも多様化してきている。そのため、個々のケースに合わせて必要十分な情報を速やかに整理し、提供することが課題となっている。

　末期がん患者には、疼痛をはじめとするさまざまな苦痛症状が出現する。症状緩和のためにモルヒネをはじめとする薬剤や放射線治療、神経ブロックなどを行うが、副作用やリスクを含めた説明が必要となる。また、症状緩和のための鎮静に対するICやスピリチュアルケアが問題となる。

　聖隷ホスピスでの現状を踏まえながら緩和医療における告知、ICについて述べる。

1 告知について

1. わが国の現状と課題

　2000年9月の朝日新聞社が実施した世論調査によると、自分ががんになったときに告知を希望する割合は約8割だが、家族ががんになったときに本人に知らせたいと希望する割合は約4割とかなり少ない結果となっていた。また、2001年10月に東京都が公表した世論調査では、がんが治る見込みがあるときには告知を希望する割合は約9割で、治る見込みのないときでも告知を希望する割合は約6割であった。このように本人が望んでいても家族の意向で告知されなかったり、本人の望まない告知がされたりするケースがある。さらに、医師のコミュニケーション技術にもレベルにかなりの差があり、医師が一方的に説明をし、患者に熟慮する時間を与えず、同意ばかりを求めることも時折みられる。

また、がんの再発や転移について適切な説明がなされなかったために不安やうつ状態に陥る場合もあり、再発や転移という悪い知らせをいかに適切に患者に伝えるかも重要である。

　病名告知を妨げるものとして、まず医師の病名告知に対する消極的態度が挙げられる。経験がない、方法がわからない、権威が保てなくなる、結果に自信・責任がもてない、時間がないなどが挙げられる。また、告知後の患者・家族に対する支援体制が整っていないことも挙げられる。わが国では患者の知る権利の希薄さもあり、全体の「和」というものを大切にするという社会的背景がある。個人の意思の尊重という考え方がまだ十分には育っていないため、患者の意思が確認しにくい。それとともに、家族の干渉や無理解が挙げられる。

　「患者が知りたいだけを患者に」ということは欧米では一般的だが、日本ではいまだに「まず家族に、そして患者に告げるべき内容を家族が決定する」という流れがある。しかし、患者をさしおいて家族に告知することは日本的文化、社会背景を考慮しても正当化されないにもかかわらず、病気を告げられて困惑する患者と向き合うよりも、家族の困惑につき合う方がまだ容易であると感じている医療者がいまだに多い。

　告知は患者の人生、将来における不確実性を取り除き、患者が理解し、選択、決断をすることを可能にする。しかし、これは決して第一義的ではない。自律を促進することを第一とすれば患者の知りたくない事実までを強制する結果となることがある。そのためにも患者とのコミュニケーションを何度も繰り返し時間をかけて行う以外に方法はない。また、患者の満足度は単に時間をかけたというだけではなく、その質によるところが大きい。

　告知後の対応も重要である。患者・家族の理解度を確認しつつ反応を観察しなければならない。安易な励ましや非現実的な保証は避けつつ、患者・家族の希望を支える。最善を尽くすことを伝えながら、コミュニケーションを継続し、信頼を維持していかなければならないが、1人で行うのではなくチーム全体で支えるよう努める。そのためにも告知後の支援体制をつくっていくことが重要である[1]。

2. 家族が告知に反対した場合

　告知に関して、家族と相談したときに「絶対に話さないでほしい」という家族がいる。家族は告知そのものを反対しているのではなく、患者を傷つけたくないと思って反対している場合が多い。そのため、家族の気持ちにも理解を示し、すぐに告知へと働きかけることはせず、とりあえず家族の意向に従う。しかし、患者の病状は今後変化していき、それに伴い、患者の気持ちも変化していく。それに合わせて、家族と話し合っていきながら、告知へと方針を変えていくことが望ましい。現状では告知しないが、この方針を守り続けることが大切なのではない。方針は患者の状態に応じていつでも変えられるという柔軟な態度を最初からもっていることが大切である。患者が疑問や悩みをもちはじめ、家族が病名や病状を隠すのに限界を感じ、真実を伝えることに気持ちが傾いていく場合もある。このような段階を踏みながら、家族の信頼を得ることで最初は反対していても、次第に気持ちが変化していくことがある。そして、家族がそのように方針を変えると、今度は逆に患者を支えていこうという気持ちも強くなる[2]。

3. 真実を伝える

「悪い情報」を伝えたあとに患者が落ち込むのは自然な反応である。患者への思いやりが根底にあり、患者との信頼関係が維持されていれば情報を悪い方へ修正することも患者は受容できる。また、治癒が望めないということを少しずつ伝えていくだけで、病名を敢えて言わなくても、患者は理解し、自分の将来を考えていくことができるので、病名にこだわる必要はない。患者が納得して日常生活を過ごすために必要な情報を、家族の気持ちにも配慮しながら選択し、提供していくことが、わが国での現実的な対応である。

真実を伝えるということは、希望を与えるためにするものでもないし、希望を奪うためにするものでもない。あくまでも患者が必要としていることを、患者が現在の状況に納得し、将来について自己決定をしていくために、患者の支援者として真実を伝える。医療者は伝える前から自分たちの価値判断や家族からの情報だけで患者が必要としている情報を制限したり、患者の心配や将来を推測で判断して、今後の方針を立ててしまう傾向がある。しかし、患者に情報を伝えずに患者の心配や抱えている問題を探るのは困難である。患者はさまざまな考えや信念をもち、心配や抱えている問題もさまざまである。このことを理解せず、患者に自分の心配について話す機会を与えずに、勝手に情報や助言を与えることは避ける。患者はその情報により、さらに新たな心配を抱えることになるかもしれないし、安易な励ましとなってしまうかもしれない。あくまでも患者が必要とする情報を伝え、伝えたあとどのように患者に伝わり、理解しているかを何度も確認する。そして、患者が何を心配し、何を希望しているかを直接聞き、医療者は何を援助できるかを一緒に考えて、体制を整えていくことが大切である[3)-5)]。

患者の必要に応えるために真実を伝えるのであれば、その時期は関係ない。末期状態での告知は残酷でかわいそうであるという結論には必ずしも結びつかない。患者が自分自身の生き方を考えるために必要であるならば、時期は問題ではない。

4. 否認について

否認は防衛機制の1つであり、最後まで否認や対決姿勢をとり続ける患者・家族に対しては、その認知、行動様式を理解し、そのうえで援助することも必要である。否認にとどまることが悪いとか、受容していればよいとかの価値判断はできない。患者・家族のそのときの心理状態を的確に把握し、否認が支えになっているのであれば、医療者側の価値判断で無理に修正すべきではなく、その認知、行動様式を認め、尊重していくという姿勢が大切である。また、患者だけが否認している場合には、そのことにとまどっている家族をも支えていく。ホスピス・緩和ケアの目的が患者・家族の受容にあるわけではない。患者・家族のQOLの向上につながるのであれば否認のまま亡くなるということを援助することも十分なケアである。医療者にとっての問題点ではなく、患者・家族にとっての問題点に焦点を当てなければならない。そして、患者・家族の必要や問題、苦悩にどれだけ誠実に応えられるか、解決できなくても応えようと努力していることを理解してもらえるかが大切である[6)]。

2 ホスピス・緩和ケアプログラムの基準

　全国ホスピス・緩和ケア病棟連絡協議会では緩和ケア病棟承認施設におけるケアの質の確保を図るために1997年1月にホスピス・緩和ケアプログラムの基準を示した（**表6**）。

　聖隷ホスピスでも、この基準に従ってケアを行っている。病状説明や治療方針、ケア計画などについて基本的には患者・家族と十分話し合い納得したうえで行っている。病状が終末期の場合やせん妄が出現した場合には家族のみに説明を行うことが多いが、自己決定能力があり、患者本人がすべて知り決定したいと希望する場合には、看取りの場面まで含めて説明する。

表6．緩和ケア病棟承認施設におけるホスピス・緩和ケアプログラムの基準

ホスピス・緩和ケアの基本的な考え方
　ホスピス・緩和ケアは、治癒不可能な疾患の終末期にある患者および家族のQOLの向上のために、さまざまな専門家が協力して作ったチームによって行われるケアを意味する。そのケアは、患者と家族が可能な限り人間らしく快適な生活を送れるように提供される。ケアの要件は、以下の5項目である。
　1）人が生きることを尊重し、誰にも例外なく訪れる「死への過程」に敬意をはらう。
　2）死を早めることも死を遅らせることもしない。
　3）痛みやその他の不快な身体症状を緩和する。
　4）精神的・社会的な援助を行い、患者に死が訪れるまで、生きていることに意味を見い出せるようなケア（霊的ケア）を行う。
　5）家族が困難を抱えて、それに対処しようとするとき、患者の療養中から死別したあとまで家族を支える。

施設におけるホスピス・緩和ケアプログラムの基準
1．患者と家族について
　1）ホスピス・緩和ケア病棟のケアは、患者とその家族とを1つの単位として提供される。
　2）いずれの患者や家族もそれぞれ独自の価値観と信念を持っていることを認識し尊重する。
2．入院の条件について
　1）医師が治癒が望めないと判断した悪性腫瘍またはエイズの患者を対象とする。
　2）患者と家族またはその何れかが入院を希望していることが原則である。
　3）入院時に病名・病状について理解していることが望ましい。理解していないときには、患者の求めに応じて、適切な病名・病状の説明がなされる。
　4）家族がいないこと、収入が乏しいこと、特定の宗教を信仰していることなど、社会的、経済的、宗教的な理由で差別しない。
3．ケア計画について
　1）ケア計画は、患者・家族の求めに応じ相談の上で立案する。
　2）提供したケアに関する適切な記録がなされ、チームメンバーが共有する。
　3）症状緩和やケアに関するインフォームド・コンセントを得る。
　4）患者との死別前から、家族や大切な人々に対するケア計画をたてる。
4．痛みなどの症状緩和について
　1）適切な治療法によって、痛みなどの不快な症状を緩和する。
　2）症状緩和は、患者と家族が持つ身体的・精神的・社会的な要求を確かめ、それに対応することを双方が認識し実行する。

（緩和ケア病棟承認施設におけるホスピス・緩和ケアプログラムの基準　全国ホスピス・緩和ケア病棟連絡協議会　1997.1.16より抜粋）

③ ホスピス初診時のIC

　ホスピス初診にあたって、患者本人の希望で患者自身が受診した場合はあまり問題とはならない。

　患者に病名告知がなされておらず、家族のみが入院相談にくる場合は、意識障害や痴呆など自己決定能力がない場合は別として、「ホスピス」がどういうところかを患者が知っている場合には、告知が前提となることを家族に伝える。そして、主治医または家族より本人に告知をして、本人の意思を確認した後入院となる。

　また、患者が「ホスピス」を知らない場合、特に高齢者では、病状説明が十分されないまま入院することもある。しかし、患者が病名や病状を知りたいときには、嘘はつかず、段階的に患者の知りたいことを話していくことを家族に了承してもらっている。

　他病院からの紹介の場合は、家族だけで入院相談に来院することが多い。したがって、患者自身の病状理解の程度やホスピスに対する希望が明確となっていない場合が多い。そのため、ホスピス入院後に本人がどのような言葉で病状を説明され、どこまで理解しているかを確認していく。そして、家族を含めて今後の方針などを話し合って決めていく。

　ホスピスについて十分な知識を提供されず、主治医から勧められるままにホスピスを受診する場合も増えてきている。このような場合は、ホスピス・緩和ケアの基本的な考え方を説明し、同意が得られれば、ホスピス外来または入院してケアを行っている。

　通院困難であるが、自宅でのケアを希望する場合は、院内の訪問看護部と協力して、24時間体制で在宅ホスピスケアを行っている。病状の安定している間は自宅で過ごしたいという場合と自宅で最期を迎えたい、看取りたいという場合がある。介護する家族の人数、年齢、家庭の状況、今までの経験などを十分考慮して、患者や家族の希望に応えられるよう初診時または初回訪問時に十分に話し合いをもち、ケア計画やゴール設定を行う。

　家族が介護に不安を抱えている場合は、容易な介助法を指導し、しかも安全であることを保証する。そして、家族が注意して観察しなければならない項目をあらかじめ挙げておくことで何か変化があっても素早く対応ができる。また、家族に対しての精神的ケアもケア計画の中に含めなければならない。決して批判をせず、家族がこの状況に対処しようと努力していることを理解し、尊重する。特に、介護者が1人の場合は、その介護者を支える体制を整えることが必須である。

　また、病状が悪くなり入院を希望する場合には、いつでも入院できることを保証することで、患者の家族ともに安心して在宅療養できる。

4 ホスピスでのIC

1. 聖隷ホスピスの現状

　聖隷ホスピスは27床で全室個室になっている。そのため、患者や家族と病状について話しやすい環境にある。毎日の診察のときでも、患者から病状について質問があればその場ですぐに話をすることが可能である。また、廊下にはベンチのあるコーナーが3カ所と談話室がある。正式な面談以外に、家族が患者のいるところでは聞きにくいことを相談する場合などに用いられる。立ち話ではなく互いに座ることにより、家族にも安心感を与えられる。時間は短くても何度もコミュニケーションをもつことが重要である。

　聖隷ホスピスでの病名告知率は、80％程度である。しかし、意識障害や痴呆の患者を除いた自己決定能力のある患者に限定した場合は、95％に達する。残り5％程度の患者は、高齢者で自分の病気について聞きたくないか、あるいは、聞いてこないため伝えていない場合である。わが国では「医療者側におまかせする」という傾向がみられ、特に高齢の患者ではこの傾向が強い。患者自身が、病気について知りたい場合は、段階的に病状説明を行っている。しかし、家族の了承を得なければ行えないことが多く、今後の課題である。

2. 病状理解・今後の病状変化・予後

❶ 病状理解

　ホスピス入院時に患者・家族の病状理解の程度を再確認する。前述した通り、前医からの紹介内容と患者・家族の病状理解の間に大きな隔たりが時折みられる。その場合には、現在の病状をもう一度説明し、確認を繰り返しながら隔たりを縮めていく。

　また、患者・家族の受けとめ方もさまざまである。特に、否認が強く、がんと闘う気持ちがまだ強い場合は、セカンド・オピニオンを受けたり、民間療法など代替療法を希望するケースもある。この場合も、危険がないようであれば、まったく意味がないとは決めつけず、患者・家族の気持ちをしっかりと聞き、受け止めている。

❷ 今後の病状変化

　患者にとって今後どのような変化が自分に起こるのかということは非常に心配なことである。中には、不安やパニックになることもある。そのため、患者が何に対して不安を抱き、心配しているのかを医療者が反復しつつ、具体的に聞き出す。その一つひとつに応えながら今後起こりうることを説明し、それに対してどのような治療やケアが提供できるかを説明することで不安や心配を減らしていく。また、家族は患者の心配や不安に比べれば、自分たちの心配は大きな問題ではないと考え、医療者に相談しないこともあり、医療者側から積極的に聞き出し、患者と同様に対応していく。

　在宅ケアの場合は、入院の希望があるかどうかをその都度確認していく。看取りの段階で

は、患者の部屋ではなく別の部屋で家族と話をすることが多いが、その場合も患者を1人にはせず、必ず家族またはスタッフがそばにいるようにする。

❸ 予後について

予後告知については、ホスピスにおいても多くはなく、20％程度にとどまっている。仕事の整理や財産分与などどうしてもやらなければならないことがある場合は伝えるが、無意味な予後告知は患者にとって不幸であると考えるからである。予後は不確実な面もあり、中には前医から余命を伝えられたために、その時期が近づくにつれて不安が増して眠れなくなることもある。家族に対しては、知りたい場合はおおよその見通しを伝えるが、必要に応じて何度も修正していく。また、終末期では急変の可能性が高くなるため、急変やそのときの対応についても家族と話し合うことが多い。患者には、いたずらに不安をあおるだけなので、心理的配慮から急変の可能性について詳しくは話さないことが多い。

3. 治療方針、ケア計画について

❶ ギアチェンジ

患者が病気について詳しくは知りたくない場合でも治療方針やケアについて話し合うことは可能である。診断や予後に関する情報と治療方針やケアに関する情報とに分けて考えることが大切である。

まず、現状をどのように患者・家族が理解し、受け止めて今後の方針を立てていくかが問題となる。病状理解の程度により患者・家族と医療者、患者と家族、医療者間のギャップが生じ、不満や不信感が増してしまうことがあるので注意する。

積極的治療から緩和ケアへギアチェンジを行わなければならないが、患者・家族への説明の方法に留意し、慎重に言葉を選び、希望のないような説明のしかたを避け、効果的なコミュニケーションを維持していく。前医に見捨てられたように感じることなく移行していかなければならない。「治療はもうできない」「緩和のみ」などホスピスに入って死を待つだけというような生きる望みを絶つような言い方は決してしてはならない。

❷ ケアと治療のゴール設定

緩和医療においては短期間での達成可能な具体的、現実的なゴールを設定し、提案する。そして、定期的に評価し、見直す必要がある。なぜならば、末期がん患者の病状や気分は日によって、また1日のうちでも変化するため、病状全体を毎日、ときには1日に何度も確認し、把握する必要がある。

ゴールが実現困難になったときには限界を決め、その時々の患者の病状や期待に合わせて、その都度ゴールを柔軟に変更していく。そして、症状緩和に最大限の努力を払い、QOLを向上させることに集中する。患者の尊厳を保ち、意味のある生を援助しつつ、最善のケアを提供していく。医療者は最良の状態を望みつつ、同時に最悪の事態にも備えていくことが重要であ

る[7])。

❸ 症状マネジメント

疼痛や呼吸困難に対してモルヒネなどのオピオイドを使用するが、一般の人々の間には、まだ「モルヒネ」や「麻薬」に対する偏見や誤解がある。また、前医より十分な説明を受けず、モルヒネの副作用のため二度と使いたくないという場合もある。また、ホスピスでは、ステロイドも苦痛緩和のためによく使用するが、副作用もあり、また民間療法を併用している場合には、ステロイドの使用を認めないことが多いので、患者・家族の希望や価値観を尊重しながら十分話し合う必要がある。

症状緩和のための放射線治療や神経ブロックを行う場合にも、十分リスクまで説明したうえで行う。

❹ 輸液

病状の進行に伴い食事量は減少する。しかし、末期では摂取量が減ったからといって、輸液を行っても、栄養にならないだけでなく、浮腫を増強させ、胸水や腹水の貯留、また気道分泌の増加など体液過剰兆候を招き、苦痛を増す原因になることがしばしばみられる。しかし、患者・家族にとっては、食べられなくなることは「死」に結びつくため、輸液を希望することが多い。十分に時間をかけて説明を行うが、理解を得られなかった場合には、希望に従って輸液を行う。しかし、体液過剰兆候がみられた段階で、再度現状を患者・家族に説明し、輸液を減量・中止する方向へと導く。

❺ 代替療法

代替療法には、健康食品、漢方、鍼灸、気功、免疫療法、アロマセラピーなどさまざまなものがあるが、ホスピスでは代替療法を患者・家族の希望で併用している場合が多い。基本的には、他の患者に迷惑がかからないものは許可しているが、静注や点滴などを行う場合は断っている。代替療法について尋ねられた場合には、頭ごなしに否定はせず、患者・家族の気持ちや希望を尊重し、その気持ちを支えるようにしている。しかし、内服でも量が多く食事がとれないような場合や非現実的な希望のために高額な民間療法を受けている場合には修正を促すこともある。また、家族や知人の勧めで仕方なく使用している場合には、患者の気持ちを代弁することもある。

❻ 鎮静（Sedation）

標準的緩和治療に反応しない耐え難い苦痛がある場合、患者の意識を低下させる薬剤を投与して鎮静を行う[8]。

鎮静開始時、患者自身はせん妄状態になっていることが多いため、家族のみに説明を行うことが多い。患者に自己決定能力がある段階で、今後起こりうることを話し合える場合には、鎮

静のことまで説明して希望を聞く。

　積極的安楽死と混同していることもあるので、安楽死との違いも含めてわかりやすい言葉を用いて繰り返し説明する必要がある。併せて、無意味な延命治療もホスピスでは行わないことを説明する。また、医療者も安易な鎮静を行わないよう注意しなければならず、必要に応じてカンファレンスを行う。

　患者と家族の間で意見の相違がみられることもあるが、わが国では患者の意思より家族の意思が尊重されることが多い。特に、患者がせん妄などで意思の再確認ができない場合には、事前の患者の意思が無視されてしまうこともある。

❼ 鎮静における意思決定過程

　鎮静を行うにあたり、苦痛が著しく、回復の見込みがなく、ほかの手段がないことは7〜8割の患者に伝えている。また、意識が低下することも6割の患者に伝えている。しかし、そのまま目がさめない可能性や重篤な合併症の可能性については9割以上の患者に伝えていない。伝えていない理由としては、せん妄のため自己決定能力がないことや心理的な配慮から伝えない方がよいと判断したことなどが挙げられる。一方、家族に対しては9割以上に明確に説明を行っている。意思決定に影響を与える因子としては、せん妄や意思表示のアンビバレンツ、評価困難な苦痛、自己価値感の低下、家族の情緒的・身体的消耗、経済的問題、家族の意思の不一致、医療者内の異なる意見などが挙げられる[9]。

❽ スピリチュアルケア

　「ホスピス・緩和ケアプログラムの基準」で述べたように、スピリチュアルケア（霊的ケア）とは、生きていることに意味を見い出せるようなケアを行うことである。末期がん患者では障害や機能低下による不自由さが増すことにより、意味・目的・希望のなさなどから自己価値感の低下や自己同一性の喪失が起きる。そのため、現実を受け入れることを援助し、患者が今まで対応してきたこと、今後も対応できることを保証する。病気であっても価値あることを選択する自由が自分にはある、病気は人生をさらに意味あるものにする契機になる可能性があるという認知を促す。また、喪失したものと喪失していないものとを区別し、「失ったものはあるが、失っていないもの、できることもたくさんある」という考えを促し、今できることを探すことによって、喪失のもたらした影響を最小限にとどめることが大切である。そのためにも、患者の言葉に心から傾聴し、非言語的メッセージにも注意を払い、患者に関心を向けて理解しようとしていることが患者に伝わるよう患者との信頼関係を確立しなければならない。

　また、感情を受け入れることを援助する。特に、否定的な感情の表出を促し、感情を明確にする。そして、その感情をもつことが一般的であり、異常ではないことを保証する。さらに、家族や友人など患者が必要としている関係を継続、維持できるように配慮し、社会的支援を強化するとともに家族に対するケアも強化することが大切である[10]。

おわりに

　緩和医療におけるICについて聖隷ホスピスにおける経験を通して述べた。ICは緩和医療においてもまだまだ不十分であり課題が多く残っている。ICが適切に浸透していくためには、医療者と患者間のコミュニケーションがさらに充実し、今後の病状変化についても十分話し合うことができ、患者が自己決定できない段階のことまでも事前に話し合えるように環境も含めて改善していかなければならない。また、ICは多職種チームとして取り組むべきであり、各々の役割に対する責任感と相互理解が要求される。そのため、医療者間でのコミュニケーションもさらに密にし、医療者のコミュニケーションスキルを向上させるための教育プログラムを作成し啓蒙していく必要があると考える。

(井上　聡)

参考文献

1) 恒藤　暁：真実を伝える．最新緩和医療学，p 38-43，最新医学社．大阪，1999．
2) 柿川房子，山崎章郎，志真泰夫，ほか：ターミナルケアにおけるコミュニケーションスキルを考える（前編）．がん看護 3：307-311，1998．
3) Robert B：悪い知らせの伝え方；6段階のアプローチ．真実を伝える，恒藤暁(監訳)，p 65-97，診断と治療社．東京，2000．
4) Peter K：Breaking Bad News．柿川房子，佐藤英俊(訳)，がん看護 3：130-135，217-224，1998．
5) Peter M：終末期がん患者とその家族とのコミュニケーション．緩和医療における精神医学ハンドブック，Chochinov HM，William Breitbart(編)，内富庸介(監訳)，p 315-326，星和書店，東京，2001．
6) 柿川房子，山崎章郎，庄司進一，ほか：ターミナルケアにおけるコミュニケーションスキルを考える（後編）．がん看護 3：454-457，1998．
7) Emanuel LL, et al：Goals of Care；The Education for Physicians on End-of-life. Care Project(ed)，EPEC Participant's Handbook, pM 7-1-17. http://www.epec.net, 2002.
8) 森田達也，ほか：苦痛緩和のための鎮静の概念．ターミナルケア 11：315-319，2001．
9) 森田達也，ほか：症状緩和のための鎮静における意思決定過程．ターミナルケア 9：65-72，1999．
10) 森田達也，ほか：終末期がん患者の霊的・実存的苦痛に対するケア；系統的レビューにもとづく統合化．緩和医療学 3：444-456，2001．

実践レポート

4. IC とクリニカルパス

はじめに

　クリテイカルパスまたはクリニカルパス（CP）がどのようなものであるかについては、多くの文献や著書があり、また、既にわが国でも多数の病院で普及しているため、改めて解説する必要はないであろう。CPを作成し、使うことの目的は、医療の標準化、チーム医療の推進、経済的効率の追及などといわれるが、ここでは、ICの推進におけるCPの役割について述べてみたい。

❶　"CPを作ること"とIC

　CPとは、「チームが共有する、理想とする患者の経過」であるとされる。そうであるならば、それを作成する過程において、チーム内で理想とする経過に関しての共通認識をもっている必要がある。そしてCPの最大の目的の1つが医療サービスの標準化であるなら、作成の過程において世界における標準的な治療計画、標準的な介入方法を取り入れなければならない。効果が証明された根拠ある介入方法について、それらを取り入れる努力が行われる必要がある。

　以上の2点、つまり根拠のあるグローバルスタンダードを取り入れ、それをチームの共通認識としようとする行為は、既にCPが担うIC推進における重要な作業を行うことに等しい。手術後のケアの方法、検査の内容と実施タイミング、薬剤の使用量と使用期間など、CPの中にちりばめられたあらゆる診療行為の一つひとつの内容が患者に与えるべき情報であるから、CPを作成すること自体がICと重大な関係があるといえる。与える情報が世界的標準からかけ離れ、独善的なものであった場合、ほんとうのICが成立するであろうか。インフォームする情報が適切なものでなければ、そのICは根底から意味を失うのである。そして、与える情報が医療者間によって異なる場合、すなわちインフォームする内容が異なる場合にも理想的なICは成立しがたくなる。意見の違いのレベルを越えた、標準的と異端の違いは問題となるであろう。

　医療界における情報の開示において、CPは今後ますます重要なものとなっていく。CPの作成は、すぐにCPの開示へと進展し、それはその医療機関における医療サービスの標準化の程度を開示することに等しい。患者は、自分が受ける診療行為がその時点における標準的なものであり、なおかつ、どの医療者においても共通の認識がもたれたうえで実施されることを望むものと考えられ、したがって、CPの作成は極めて重要な行為といえる。

　CPの作成は適切なIC成立の基盤となることを述べたが、特に、患者用CPなどといわれ

「人工膝関節置換術」を受けられる患者さんへ

入院から退院までの予定表

様　　性別：男性・女性　　ID:　　主治医

＊この予定表は、おおよその目安です。患者さんの状態等により予定が変更になることもありますのでご了承ください。なお、わからないことがありましたら遠慮なくスタッフにご相談ください。

	月 日 入院1週間前	月 日 手術3日前 入院	月 日 手術2日前	月 日 手術前日	月 日 手術前	手術後	月 日 1日後	月 日 2日後	月 日 3日後	月 日 4日後	月 日 7日後	月 日 14日後	月 日 15日以降
診察 リハビリ		理学療法士の診察（日程は前後します） 入院中は水曜日に廻診があります。		麻酔科医師（時間は未定）			リハビリ開始 病棟で、器械を使って 膝の曲げ伸ばし運動 →	訓練室でリハビリ	歩行器練習		杖歩行練習	階段練習	
処置 投薬 治療	水虫、湿疹などのある方は医師、看護婦にご相談ください。 弾性ストッキングを買った方は持参して下さい。 飲み薬、坐薬など入院時に持参してください。	入浴後、手術する足を消毒して、きれいな布で覆います。 持ってきた薬を確認します。薬の変更がある場合は、お知らせします。		足の毛を剃ります。入浴後、足を消毒して布で覆います。	足を消毒して布で覆います。 手術をしない足にストッキングをはきます。 8時頃から、点滴 抗生剤の点滴 胃を保護する注射	手術をした足に包帯を巻きます。膝と腰に管が入っています。 点滴 抗生剤 痛い時は、坐薬を使います。	適宜ガーゼ交換。→ 膝と腰に入っている管を抜きます。 食事が7割くらい食べられれば点滴は中止になります。 抗生剤朝・夕 採血	抗生剤朝・夕	抗生剤朝・夕		包帯からストッキングにかえます。 Xray レントゲン	抜糸 Xray	
説明 指導		薬剤師が、手術前後の点滴について説明します。（日程は前後します） 膝の運動について	手術前の説明 車椅子の操作の説明。	手術室の看護婦		医師 手術後の説明。				薬剤師 注射薬の副作用や痛み止めの効き具合について確認します。（日程は前後します）			
安静 移動	制限はありません					ベット上で安静。寝返りは、看護婦が介助します。	ご自身での移動は、足に力が入らないのでお止めください。ベットから降りる時は、看護婦がつきそいます。		痛みにあわせて車椅子から歩行器にかえます。		状態にあわせて歩行器から杖にかえます。→杖		杖を使って歩きます。
トイレ		便秘気味のときは、相談してください。				尿の管が入っています。	尿の管を抜きます						
食事	普通の食事で結構です。	栄養士 普通の食事です。栄養士が病室に伺います。		午後9時以降は、飲んだり食べたりしないでください。		看護婦 おなかの動きを確認してからの飲水、食事になります。	普通の食事です。食事の食べられない方は、看護婦、栄養士にお知らせください。						
入浴	毎日入浴をしてください。洗濯した衣類を着てください。	入浴時に、手術する膝を丁寧に洗って下さい。			入浴できません。		看護婦 ヘルパー できない所は介助します。						お風呂、シャワーに入れます。
普通の経過		手術の前日までお風呂に入れます。			麻酔が覚めてくると、足の痛みが出てきます。		車椅子に乗れます。	痛み止めを使いながら、だんだんと歩行練習をしていきます。				抜糸が終わり、杖で歩けたら退院。	

総合病院 聖隷三方原病院 ℡ 053-436-1251（代）　　整形外科 患者さん向けクリニカルパス。

図４．人工膝関節置換術の患者用 CP

る治療やケアの予定表は、今まで以上に緻密なICの実践を可能とする。これらは、詳細な治療計画書ともいえ、いわば、医療界における見積もり書である。顧客である患者に対してサービスを提供する側の病院または医療従事者が「治療の見積もり書」を示すことは当然のことであり、われわれ医療者がこのような認識をもつまでに、あまりにも長い年月を必要としたことは反省すべき点である。

患者の入院生活の中にはわれわれ医療者が気づかない多くの疑問や心配事があるに違いない。医療者はそれらを推測し、患者にかわって、あらかじめ情報を提供することが望まれる。患者が"心配ごと"に直面する以前に、それらに関する情報を提供し、直面する以前から、または直面した時点で納得のいく説明をすることが重要である。

図4は人工膝関節置換術の患者用CPである。手術が終わった直後にはどのような状態であるのが普通であるかが示されている。膝と腰に管が入っていて、点滴が行われていること、麻酔が覚めてくると足の痛みがあり、坐薬の鎮痛剤が用いられること、寝返りは看護婦が介助し、尿管カテーテルが入っているので排尿の心配はないこと、飲水と食事はお腹の動きが確認されたあと可能なこと、医師による手術後の説明があることなどが記載されている。これらは患者であれば誰しも気にかかることであり、それらをあらかじめ知らずして手術に望むことは大きな不安を抱えることになるであろう。

表7は待機的に経皮的冠動脈形成術を行った患者に対して配布した患者用CPである。入院の前に外来にて配布し、入院時に持参するよう奨めた。退院時に行ったアンケート調査の結

表7. 経皮的冠動脈形成術の患者用パス

月日	1(入院)	2(PTCA)	3	4	5	6(退院)
検査など	・胸部レントゲン ・心電図 ・診察 ・剃毛	PTCA後に ・採血 ・心電図 ・胸部レントゲン	・採血 ・心電図	・心電図	・心電図	
治療	・薬の確認 ・中止する薬があればお知らせします	・点滴をします(午前) ・準備麻酔として飲み薬をのみます(約1時間前) ・PTCA	・点滴を抜きます ・動脈のくだを抜きます ・その後ビンで圧迫 ・清拭	・ビンをはずします ・清拭		
安静	・自由	・ベット上安静 ・くだが入ったままです足は動かさないで下さい ・腰痛がありましたら遠慮なくご相談ください	・くだを抜いた後は3時間絶対安静その後3時間はベットで上半身を30度あげます	・病棟内自由歩行 ・くだが入っていた部分に注意してください ・出血、腫れがあればすぐにお知らせください	・院内自由 ・シャワー可(看護婦にご相談下さい)	
食事	・治療食の確認 減塩食 糖尿病食 ・低脂肪食など	・朝は通常どおりです ・昼は中止です ・水分はPTCA 2時間前まで ・PTCA後2時間で水分可 ・PTCA後3時間で食事可	・食事は動脈のくだを抜いたあとでしてください			
睡眠	・眠れなければ薬を処方します	・眠れなければ薬を処方します				
排泄	・ベット上で排泄訓練をします ・排泄習慣をお聞きします	・PTCA前にはトイレに行ってください ・PTCA後はベット上での排泄となります ・自分で排尿できない場合は膀胱にくだを入れることもあります	・ベット上での排泄となります	・トイレ歩行可		
その他	・看護婦がいろいろお聞きします ・承諾書を確認させていただきます ・ビデオでの説明	・安静について説明します ・治療結果の説明をします	・経過の説明をします ・心筋梗塞のしおりというパンフレットをお渡しします	・日常生活の注意点の説明		・退院後の注意点を説明します ・発作時の対応 ・薬、食事の確認をします

Ⅳ. IC とクリニカルパス

1. 関心度	記憶無し	5 (症例数)
	読まなかった	7
	読んだが持参せず	2
	読んで持参した	16
2. 理解度	理解できず	1
	だいたい理解した	9
	よく理解した	8
3. 正確度	全く違った	0
	少し違った	3
	パスと同じ	14
4. 是非	ない方がよい	0
	どちらでも良い	3
	あって良かった	15
5. 不安の軽減	不安が増強した	0
	かわらない	5
	不安が軽減した	13

図5．アンケート調査内容と結果

果を図5に示す。CPに対する患者の関心度は高く、約半数の例で「読んで持参」した。そして、半数の例で内容を「理解」し、それらのほとんどの例で「CPと実際が一致していた」と答えた。患者用CPの存在については多くの例で「あった方がよい」とし、「不安の軽減に役だった」と答えた。このように、詳細な治療の見積もり書は、標準的な治療と介入の情報をあらかじめインフォームする重要な役割を担うものであり、患者に高い満足感と安心感を与えることが可能なツールである。

つまり、患者用CPは、医療者が考えている理想とする経過について、あらかじめ患者に情報を提供する絶好のツールである。おそらく、これをみた患者の多くは、さらに詳細なことがらについての質問を考えつくきっかけとなるであろう。優れた患者用CPは医療者の"良心"を具現化したものといえる。

❷ "CPを使うこと"とIC

CPに示された理想とする経過からはずれたものを「ヴァリアンス」という。このヴァリアンスを医師だけでなく、コ・メデイカル・スタッフ全員が認識することは、きめ細かな日常のICの実践において極めて有用である。患者から、「私の状態は普通とどう違うのか？」、「いつになったら……できるのか？」という質問をしばしば耳にする。これらの疑問に答えることのすべてがICの実践であると考えられる。その際、CPの存在は、IC実践における質を保証するものとなりうるのである。

患者用CP、すなわち詳細な治療見積もり書が提示されれば、患者と目標を共有することが

「前立腺全摘」で手術を受けられる患者さんへ

　様

※ この予定表は、おおよその目安です。患者さんの状態等により、予定が変更になることもありますので、ご了承ください。なお、わからないことがありましたら、遠慮なくスタッフにご相談ください。

	月 日 前々日	月 日 前日	月 日 手術前	月 日 (手術当日) 手術後	月 日 1日後	月 日 2日後	月 日 3日後	月 日 4日後	月 日 5日後	月 日 6日後	月 日 7日後	月 日 8日後	月 日 10日後	月 日 12日後	月 日 13〜17日後
診察	麻酔科の診察があります		麻酔の前の注射があります 日中 医師	診察があります 術後 看護師	診察があります 午前 医師 *胃チューブを抜きます				*傷口の管を1本抜きます	*傷口の管を1本抜きます	*傷口の管を抜きます *1/3ずつ抜糸していきます		*抜糸を全て抜きます	診察は終了します 一 医師	
処置 投薬 治療	抗生剤が体に合うかテストします 15分 看護師 いつも飲んでいる薬を確認します 点滴が始まります 午前 医師	採血します 朝 看護師	洗腸をします 朝 看護師	採血します 術後 看護師 レントゲンを撮ります 背中に痛み止めの管が入ってきます 胃チューブが入ります 尿道に管が入ります	採血します 朝 看護師 レントゲンを撮ります →終了です →終了です	採血します 朝 看護師 →終了です →終了です	→終了です(2〜4例目)		保血します 朝 看護師 (検査は火・金になります)	術浸造影後尿道の管を抜きます				採血します 朝 看護師	
説明 指導	手術について説明します 日中 手術前までに 看護師 麻酔師	下剤を飲みます 日中	お家に帰った後の説明があります 術後 医師	早期の離床をお勧めします	診察後、お腹の動きを確認後 食事が始まります	薬の副作用がないか確認します 薬剤師		尿取りパッドの連続使用と尿取りパッドの使い方を説明します	一検査の結果で抜去します				病棟の結果をお話します 医師	退院後の生活・薬について説明します 生活 看護師 薬 薬剤師
排泄	排便が十分にある										一抜去します 抜去後は自分で排尿になります 尿の漏れはパッドを使用していきます				
安静				ベッド上で安静です	診察後、制限はありません										
食事	普通のお食事です *夕食以降は絶食です 21時以降は調整剤のみ食べたりできません	制限はありません		お腹に管が入っていますので何も食べたり飲んだり出来ません	普通の動きを確認後 昼より飲水できます 食事が始まります 病院食のみ食べて下さい		食事が始まります 普通の食事です								
清潔	入浴して下さい		入浴は出来ません						体を拭きます。尿道の管が抜けるまで毎日陰部の清浄を行います *管が入りますので濡れないように注意して下さい	尿取りパッドにつかまって尿取り器につけかえる				傷口が落ち着けば入浴が出来ます	抜糸が始めらたら自分で排尿ができる
普通の経過	排便が十分にある				歩行器につかまって歩行ができる										尿取りパッドの使用に慣れる

総合病院 聖隷三方原病院　℡ 053-436-1251 (代)

図6. 前立腺全摘で手術を行う患者CPの一部

可能となり、より強力にICの質を保証することにつながっていく。治療の実際が見積もり書と異なったり、日程がずれたりしたときに、真のICのためのツールとなる。例えば、抗生剤の投与期間が延長したり、ドレーンの抜去や食事の開始時期が遅れたり、安静解除の段階的方法が異なっている場合、医療者は患者に対してその理由を説明する必要が生じる。この説明による同意こそが、多くの患者が求める"日常的ICである"と考えられ、患者用CPはそのための優れたツールであるといえる。

図6は前立腺全摘で手術を行う場合の患者用CPの1部である。最下段にはそれぞれの経過日における「普通の経過」が示されている。手術翌日には歩行器につかまって歩けること、その翌日には食事が開始できることが記載されている。これらが実践できない場合とは、なんらかの重大なトラブルが発生したことを意味する。普通の経過とあまりにかけ離れた状態については、患者自身もその家族も「なぜ、そのような状態であるのか」という疑問が生じて当然である。その点について時期を遅らせることなく、事実を説明することは医療者の義務であろう。第5、6病日には「尿道カテーテルが抜ける」と記載されている。もしも、それが実現されなかった場合には、なぜ尿道カテーテルが抜けないのかを説明する必要が生じる。手術の縫合技術に問題があったのか、なかったのかを説明する必要があるのである。患者用CPは、真実をありのままに説明することを推進する、医療者にとっては極めて厳しい環境を自ら設定するものともいえる。しかし、患者にとっては、最も関心の高い、最も知りたい情報が得られる重要なツールである。真のICを推進しようとするならば、これらのことから逃避するわけにはいかない。結局、医療者に必要とされるのは、治療成績を高めるための技術習得への努力、安全な技術を習得するための努力である。CPの最終目標は医療の質の向上であるといわれる理由はここにあると考えるべきである。

③ "CPを評価すること"とIC

CPにおけるアウトカム評価は医療者が自らの治療やケアの成果を評価し、そこから再びプロセスの改善に結びつけていくためのものである。一方、これらの"成果"とは、患者にとって最も関心のある情報でもある。「手術の次の日はどの程度の痛みがあるのか」、「本当に3日目で歩けるようになるのか」、「退院したらどの程度の生活ができるのか」などの疑問は、手術成功率、院内死亡率、5年生存率などの学術的数字と同様に、またはそれ以上に関心のある問題点であるかもしれない。そうだとすれば、医療者は患者の視点からみたアウトカムを評価し、その結果を情報として提供する義務があるのではないだろうか。

表8は急性心筋梗塞で緊急経皮的冠動脈形成術を行った症例のアウトカム評価の結果である。設定したアウトカムが達成できなかった率（%）をそれぞれの経過日べつにあらわしたものである。「心不全がない」というアウトカムは初日には16%の例において、第3病日には28%において、第4病日には12%の例において達成できなかった。そして、退院時には11%の例において達成できないままとなったことを意味している。すなわち、第4病日のア

表8. 経過日ごとのアウトカム未達成率（%）

経過日	1	2	3	4	5	6	7	8	9	10
心不全がない	16	16	28	12						11
不整脈がない	44	33	22	0						0
穿刺部合併症がない	0	0	0							0
その他の合併症がない				22	7					0
下肢下垂ができる		36	6							
室内歩行ができる				12						
200 m 歩行ができる					13	7				
シャワーが可能							9	8		
院内歩行ができる									0	

ウトカム達成率がそのまま退院時のアウトカム達成率にほぼ等しいことを意味している。また、「不整脈がない」というアウトカムは、1～3病日では20～40％達成できていないが、退院時には0％となっている。すなわち、不整脈の多くは退院までに解決されることを意味している。さらに、「下肢下垂ができる」、「室内歩行ができる」、「200 m 歩行ができる」については、アウトカム評価日においていずれも約10％の例でそれを達成していないことがわかる。これらの情報をあらかじめ提供することは、極めて詳細な IC の実践に寄与すると考えられる。

一定のプロセスで行った医療行為の成果に関する情報を提供することは、これまで以上に具体的で、緻密な情報提供であり、それによって患者は安心と納得を獲得することができるであろう。

おわりに●

CP は総合的質管理のツールであり、医療の世界においては IC の推進とも重大な関連があることを述べた。患者は詳細な説明、よくわかる説明、納得のいく説明を求めている。それらの説明に関する最低限の質を保証するためには、CP は優れたツールとなりうるだろう。

（宮澤総介）

実践レポート IC

5. 服薬指導とIC

はじめに

薬の情報は足りているのか？ 〜情報の整理を助ける〜

　最近、自分の病気や薬、治療などについてできるだけ詳しく知りたいと願う人が増えてきています。本屋さんへ行けば、健康書、検査の本とともに、"医者からもらった薬がわかる"と謳った本が何種類も積み上げられています。またインターネットによる情報提供も盛んで、知ろうと思えば薬について誰もがなんでも知ることができる時代になっています。

　では、薬の情報はそれで十分なのでしょうか？

　本が売れる背景には、医療機関での情報提供が不十分であることも一因として考えられます。また、あまりにも情報が多過ぎて、何が自分に当てはまるのかわからず、かえって不安になる人もいます。

　こんな時に必要なのは、混乱した情報の整理です。

知りたがる患者ばかりではない 〜薬を知る必要性を伝える〜

　一方、そういうものにはまったく興味をもたない人もいます。

　薬の話をしても「先生の言われた通り飲んでいるから大丈夫、難しいことを言われてもわからないよ」と言われることがあります。

　ところが、実際にはこんな例があります。

　①よく似た薬が2種類あったので、同じ薬と勘違いし片方しか飲んでいなかった。

　②薬の数が多いからといって適当に減らして飲んでいた。

　このような患者に対しては、"なぜ薬について知る必要があるか"をまず伝えなければなりません。

患者に合わせた指導 〜患者に必要な情報を提供する〜

　ICにおける服薬指導の役割は、情報が多過ぎて不安になっている人の情報の整理を助けたり、薬に興味をもたない人に薬について知る必要性を伝えたりというように、患者に合わせて、患者に必要な情報の提供をすることではないかと考えます。

　この場合、患者に必要な情報というのは、患者側から必要とされる情報だけでなく、医療者側が患者に必要（知ってもらいたい）と考える情報も含んでいます。

❶ 服薬指導の目的と IC

　では、服薬指導の中で、具体的に IC にかかわるのはどんな場合でしょうか。
　薬剤師には、医薬品に関する情報提供義務が法的に課せられています。薬剤師法 25 条の 2 には、「薬剤師は、販売または授与の目的で調剤したときは、患者または現にその看護に当たっているものに対し、調剤した薬剤の適正な使用のために必要な情報を提供しなければならない。」とあります。
　また、入院患者への服薬指導は薬剤管理指導の中で行われていますが、薬剤管理指導の目的は次のように考えられています[1]。
　①服薬のコンプライアンスを高める
　②薬歴管理・服薬指導により副作用発現の防止・早期発見をする
　③薬に対する患者の不安を解消する
　④患者の治療への参加意識を高める
　⑤医師・看護婦が必要とする医薬品情報を提供する
　この中で、①②③④が IC に関連する項目です。

1．服薬のコンプライアンスを高める

　薬を自分で管理し、服薬できるように援助します。
　服薬を自分で正しく行うためには、まず薬の名前、飲み方、働き（作用）などを理解する必要があります。
　何のために飲んでいるかを知らないと、適当に薬を減らすというようなことが起こります。また副作用についても知っていないと、あまり心配の要らない副作用（例えば抗コリン剤による口渇など）でも服用を止めてしまうケースも発生します。
　理解を助けるために「おくすり説明書」を使用しこれらの情報を提供しています（後述）。

2．薬歴管理・服薬指導により副作用発現の防止・早期発見をする

　薬を飲んでいて何か気になる症状が出たら来て下さい、では不十分です。
　具体的にどのような症状が出たときに医師に受診すべきか、明確に患者に理解してもらう必要があります。当院では重大な副作用の初期症状を薬の説明書に記載し、そのような症状が出たら、医師、薬剤師に相談することを勧めています。
　"重大な副作用"というのは、医薬品の説明書（添付文書）の副作用の項目の中で、これは特に注意が必要な（頻度はとても低くても重大な結果をもたらす）ものとして記載されています。

3. 薬に対する患者の不安を解消する

　服薬指導の中で、患者の不安や疑問を聞き出すように努め、必要な情報を提供し、誤解がある場合には説明して誤解を解くようにしています。

4. 患者の治療への参加意識を高める

　患者自身が決定していくことがICの求めるものです。
　服薬指導、お薬教室での話などにより薬の情報を提供していくことが、患者の治療への参加意識を高める助けになると考えています。

❷ 服薬指導の実際場面でのIC（図7）

　次に服薬指導で実際に使用している資料を中心に紹介します。

❶ 薬の説明書

　薬剤の安全性と有効性情報を中心に患者の個人情報として平易な言葉を用いて正確に提供することが必要といわれています。
　当院の「おくすり説明書」（図8）は、以下の2点に重点をおいて作成しました。
　①見やすくわかりやすく
　②患者に合わせた説明内容
では個々の項目について少し説明します。
　薬品名：すべて公開（抗がん剤も含めて）
　写真：デジタルカメラで撮影
　識別コード：写真ではわかりにくい場合の補助として
　薬効：患者にわかりやすく誤解を招かない文章表現を医師と相談しながら作成。科別に決めた薬剤のほか、患者によって説明文を変更可能。特殊な使い方をする場合や説明

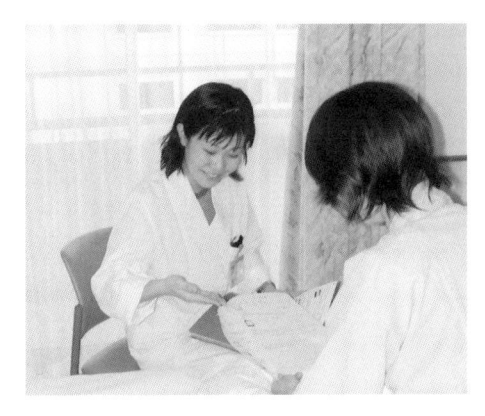

図7. 服薬指導の様子
（おくすり説明書を使って）

患者番号： 消化器内科　Ａ３病棟	**お く す り 説 明 書**	2002年05月07日

　　　　　　　　　様　　　　　薬剤師名：

オメプラール錠　２０mg	科名：消化器内科	胃酸の分泌を抑え、胃・十二指腸および食道を胃酸の刺激から守ります	朝	昼	夕	眠前
刻印：＊３１２						1

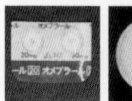

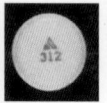

用法：寝る前

注意すること
《ごく稀にしか起こりませんが、同一〈　〉内で２つ以上の症状が現れたらすぐに受診して下さい。》
〈じんま疹、冷や汗、体や顔が赤くなる、息苦しい〉〈発熱、のどの痛み、体がだるい、出血しやすい〉〈体がだるい、吐き気、皮膚や眼が黄色くなる、尿が茶色になる、意識がぼんやりする〉〈皮膚の発疹やただれ、発熱、口の中のただれ〉〈息苦しい、ものが飲み込みにくい、のどがぜいぜいする〉〈息をする時ヒューヒュー音がする、息苦しい〉〈目のかすみ、視力低下〉〈体がだるい、発熱、発疹、関節痛、尿が赤くなる（血尿）〉〈脱力感〉〈から咳が出る、息苦しい、息切れ、発熱〉〈筋肉痛、力が入らない、尿が赤褐色になる〉

ガスモチン錠　５mg	科名：消化器内科	胃腸の働きを良くし、内容物の通りを良くします	朝	昼	夕	眠前
刻印：P218／5			1	1	1	

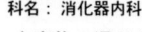

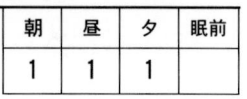

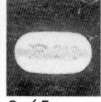

用法：毎食後約３０分

注意すること
《ごく稀にしか起こりませんが、同一〈　〉内で２つ以上の症状が現れたらすぐに受診して下さい。》
〈体がだるい、皮膚や眼が黄色くなる、尿が茶色になる〉
その他の注意

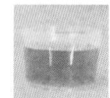

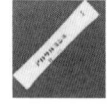

アルロイドＧ	科名：消化器内科	胃・十二指腸や食道の粘膜を保護し修復したり、出血を止めます	朝	昼	夕	眠前
			20	20	20	

用法：食後約２時間

アルサルミン液	科名：消化器内科	胃や十二指腸の粘膜を保護し修復します	朝	昼	夕	眠前
			1	1	1	

用法：食後約２時間

他にも何か変だなと感じたら、主治医または薬剤師に相談して下さい。
聖隷三方原病院　薬剤部　053-436-1251

図８．おくすり説明書

　　　を詳しくしたいときにはワープロ入力も可能
　飲み方：朝・昼・夕の飲み方・数が一目でわかるように一覧で表示（数字は赤字で）
　注意事項：副作用・相互作用（飲み合わせ）その他の注意事項をわかりやすい言葉で
　コメント：個々の患者に合わせたコメントをワープロ入力可能
　説明書を作る際に、特に気をつけた点は文章表現です。"患者にわかりやすく誤解を招かな

い表現"を心がけたのですが、すべての患者にわかりやすくというわけにはなかなかいきません。例えば"痛みを和らげます"という表現でも、「痛み止めでわかるよ」と言われることもありますし、より詳しい説明を求められることもあります。

説明書で不十分な点は患者に合わせて言葉で補うことにしています。

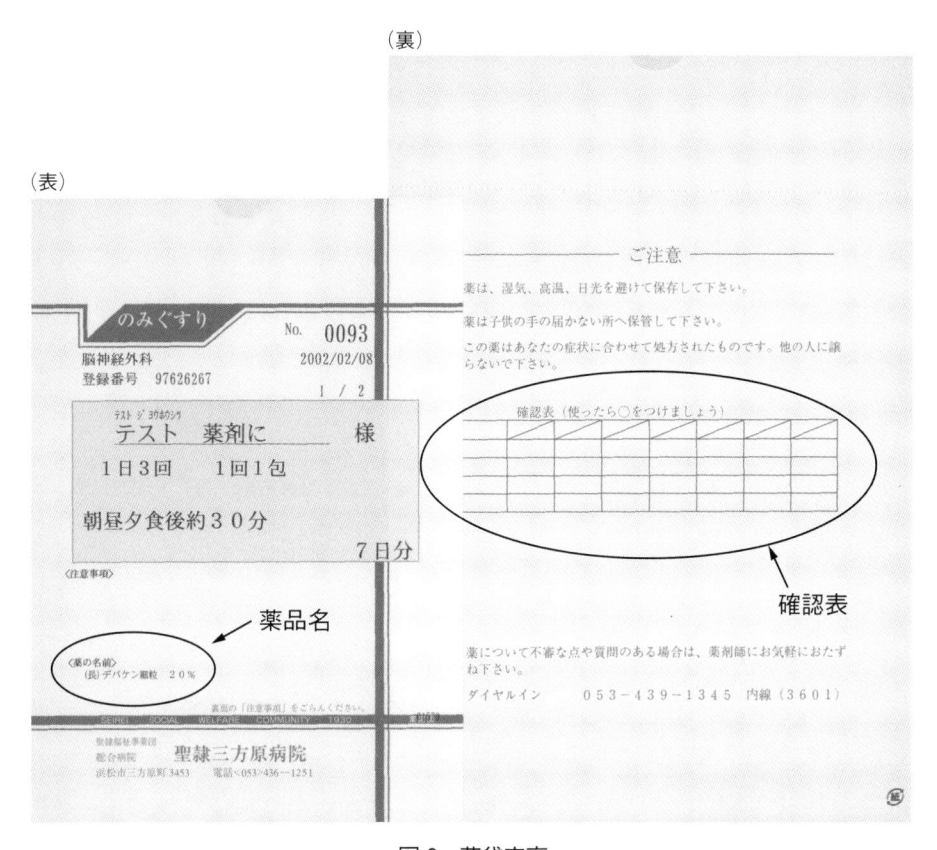

図9. 薬袋表裏

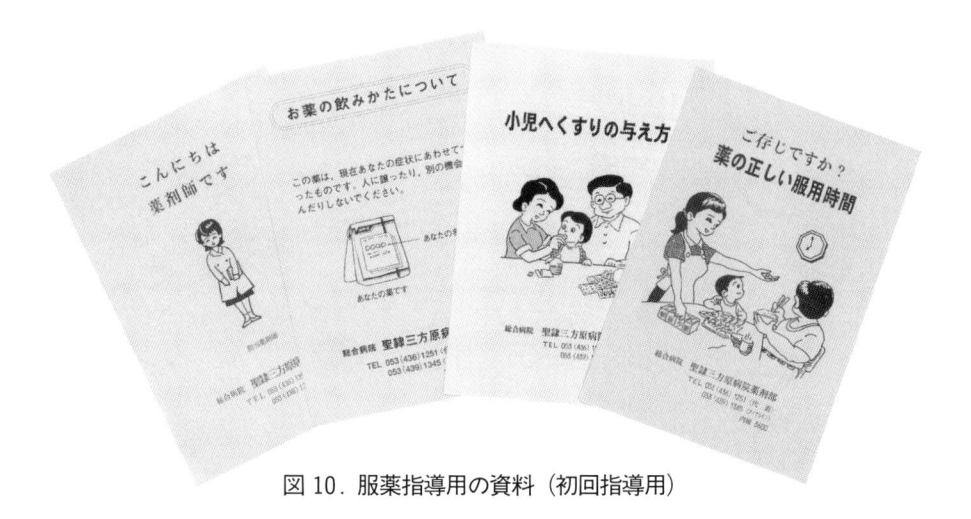

図10. 服薬指導用の資料(初回指導用)

❷ 薬袋

● 薬品名、服薬管理表（図9）（薬袋表裏）
　薬袋には表に薬品名を、裏に自己管理を助けるための服薬確認表を入れています。

<目薬の使い方>

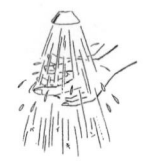

①手をせっけんと流水でよく洗い、手のばい菌を洗い流してください。

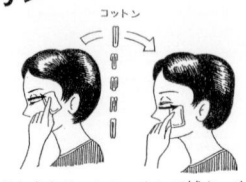

②上まぶたをクリーンコットンで拭き、次に裏返して下まぶたを拭いてください。クリーンコットンは、お渡しした分がなくなるまで使ってください。

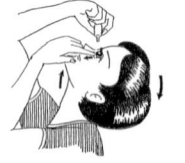

③頭を後ろに傾け、下まぶたを軽く下に引いて、目薬を一滴落とします。容器の先きが、まつ毛やまぶたに触れると、なかの液が汚染されますから、触れないようにしましょう。

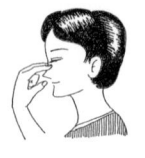

④点眼後は、静かにまぶたを閉じて、1分ほど目をつぶってください。この時、薬が鼻に流れ込むのを防ぐために目頭の少し下を軽く押さえてください。

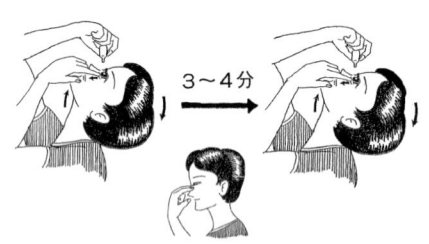

⑤2種類以上の目薬をさす場合は、はじめの目薬をさしてから、間隔をあけて次の目薬をさせば、順番は気にする必要はありません。

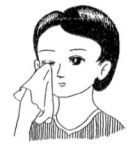

⑥点眼後流れ落ちた目薬は、クリーンコットンやティッシュで拭き取ってください。

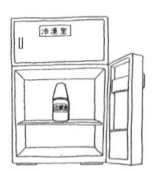

⑦使用後は直射日光を避け、なるべく冷蔵庫に保存してください。手術後約半年間、目薬を使用します。

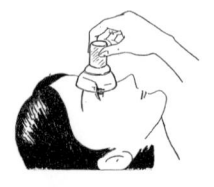

⑧上手に目薬がさせない方のための器具（らくらく点眼）がありますので、希望の方は申し出てください。

聖隷三方原病院　薬剤部

図11．目的別資料の例

Ⅴ．服薬指導と IC

[服薬指導に活用するその他の資料]
　薬の説明書以外に使用している資料を紹介します。
● 薬剤部で作成した資料
　　初回指導用、薬の飲み方、小児への薬の飲ませ方、薬の服用時間説明（図10）
　　目的別資料：目薬の使い方（図11）など。
　これらの自製資料は実際の指導内容に合わせ、随時、変更追加を行えるという利点があります。
● メーカー等の作成資料、インターネットで無償提供されている資料など
　カラー写真やイラスト入りでわかりやすいものがさまざまな種類で提供されています。
　すべての資料を病院ごとに作成するのは非効率です。提供してもらえる資料があれば、その

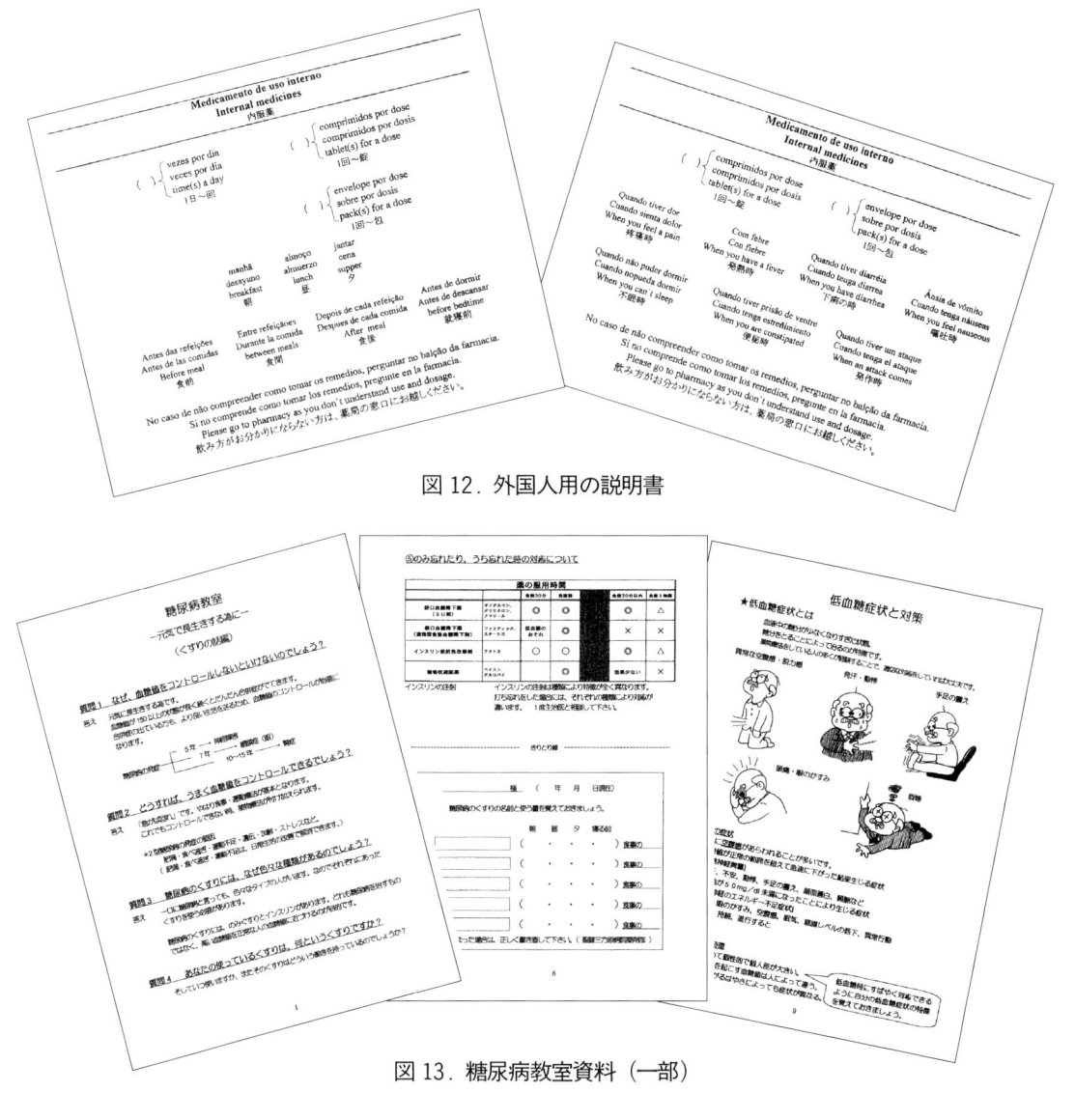

図12．外国人用の説明書

図13．糖尿病教室資料（一部）

225

まま利用したり参考にしたりすればよいと思います。

●資料の使い分け

資料はすべての患者に使用するものと患者の理解度・状態に合わせて使用するものとに分けられます。例えば、糖尿病の場合には、糖尿病教室の資料（後述）をまず渡して指導し、それでは不十分を思われる場合には、その他の資料も使って指導していきます。

❸ 外国人用の説明書（図 12）

日本語を理解できない外国人の患者に対して情報提供のための説明書を作成しています（英語、ポルトガル語、スペイン語対応）。

❹ お薬教室:糖尿病教室、呼吸器教室

医師、コメディカルが中心となり患者を対象とした教室を開催しています。薬剤師はその中で薬の話を通して患者の不安の解消、意識の向上を目指しています。

糖尿病教室では、薬剤師（糖尿病療養指導士）が入院患者向けを月 2 回、外来患者向けを年 1 回担当しています。また、教室用に作成した資料は病棟での指導にも活用しています（図 13)。

3 退院に向けての指導(退院指導)と IC

退院後、患者は自分で薬の管理をしていかなくてはなりません。薬の管理とは薬を正しく飲

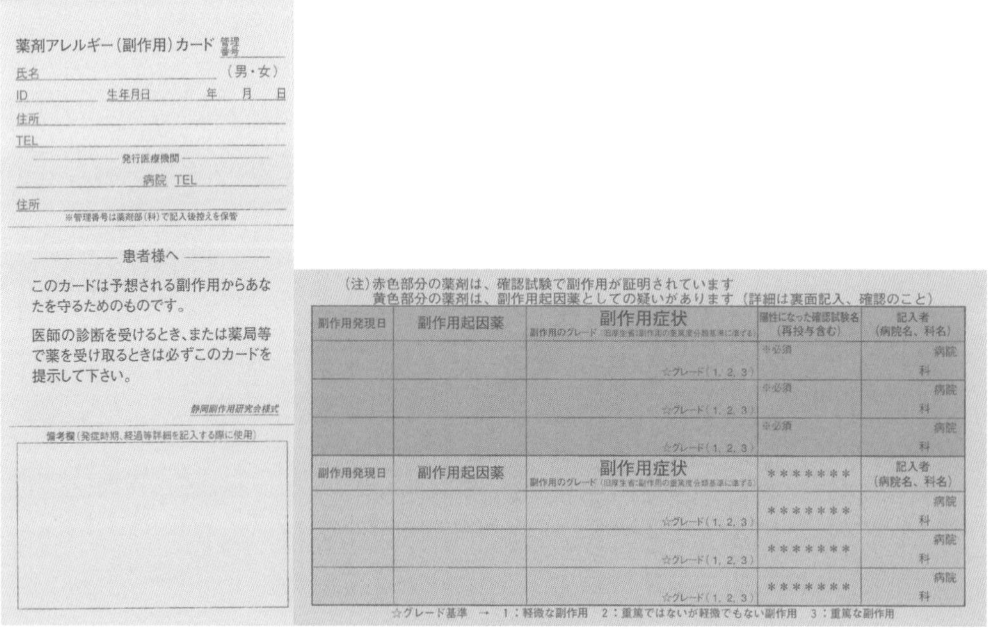
薬剤アレルギー（副作用）カード 管理番号

氏名　（男・女）

ID　生年月日　年　月　日

住所

TEL

発行医療機関

病院 TEL

住所

※管理番号は薬剤部（科）で記入後控えを保管

患者様へ

このカードは予想される副作用からあなたを守るためのものです。

医師の診断を受けるとき、または薬局等で薬を受け取るときは必ずこのカードを提示して下さい。

静岡副作用研究会様式

備考欄（発症時期、経過等詳細を記入する際に使用）

（注）赤色部分の薬剤は、確認試験で副作用が証明されています
黄色部分の薬剤は、副作用起因薬としての疑いがあります（詳細は裏面記入、確認のこと）

副作用発現日	副作用起因薬	副作用症状 副作用のグレード（旧厚生省：副作用の重篤度分類基準に準ずる）	陽性になった確認試験名（再投与含む）	記入者（病院名、科名）
		☆グレード（1, 2, 3）	※必須	病院 科
		☆グレード（1, 2, 3）	※必須	病院 科
		☆グレード（1, 2, 3）	※必須	病院 科
副作用発現日	副作用起因薬	副作用症状 副作用のグレード（旧厚生省：副作用の重篤度分類基準に準ずる）	＊＊＊＊＊＊＊	記入者（病院名、科名）
		☆グレード（1, 2, 3）	＊＊＊＊＊＊＊	病院 科
		☆グレード（1, 2, 3）	＊＊＊＊＊＊＊	病院 科
		☆グレード（1, 2, 3）	＊＊＊＊＊＊＊	病院 科

☆グレード基準 → 1：軽微な副作用　2：重篤ではないが軽微でもない副作用　3：重篤な副作用

図 14．薬剤アレルギー（副作用）カード

むことだけでなく、副作用と思われる症状が出たときに適切な対応ができることも必要です。そのための情報、知識を伝えるのが退院に向けての指導（退院指導）です。

退院指導でのポイントは、次の点の確認です。
- コンプライアンスは確保できているか
- 自己管理（家族による管理も含む）のための知識は十分か

退院後誰が管理するのか、本人の理解度は十分か確認し、本人が管理できない場合は、家族に指導します。
- 副作用症状の把握と発生したときの対処法の理解はできているか
- 院外処方の説明、調剤薬局への調剤に必要な情報は提供されているか

院外処方のシステムを説明し、退院後に薬の管理を助ける調剤薬局へ、患者を通して情報提供します。

情報提供を助けるものとして、アレルギーカードやお薬手帳の利用もすすめています。

● アレルギー（副作用）カード（図14）

アレルギーカードは静岡県副作用研究会で作成し県内の各病院で使用しています。アレルギー（副作用）の発生したときに医師が記入し患者に渡してお薬手帳や保険証に挟んで保管してもらいます。記録は薬剤部で保管しています。これは、他の医療機関にかかったときや調剤薬局などで提示して副作用などの防止に役立てるためのものです。

調剤薬局で渡されるお薬手帳とともに活用することで患者の意識の向上にもつながるのではないかと思われます。

4 今後の展望

以上、当院におけるICからみた服薬指導の実際について紹介しました。最後に、服薬指導におけるICの充実のために今後考えられることを挙げてみましょう。

● お薬手帳活用（図15）

退院薬・調剤上の注意点などの記入、アレルギーカードの併用などをすすめ、調剤薬局（かかりつけ薬局）・他の医療機関との連携を図ることにより、患者によりよい情報の提供ができるでしょう。また、患者の意識の向上にも役立つと思います。

● 掲示板の利用

院内の掲示板を必要な情報の提供場所として活用することも考えられます。

● インターネット活用

病院のホームページ上での情報提供、特に受診患者を対象としたきめの細かい情報提供も考えられます。

● 他部門との協力

服薬指導では、患者の求める情報を知り、提供する必要があります。院内のスタッフとの連携はもちろん、院外薬局との情報交換・連携を深め、患者への情報提供を確実なものとし、質

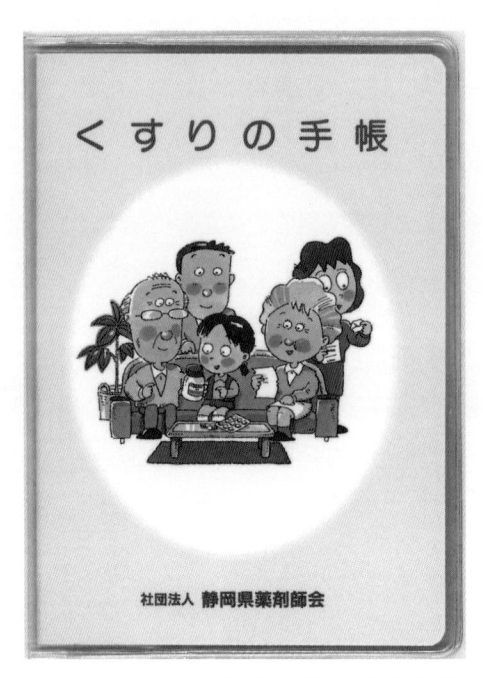

図15. くすりの手帳（静岡県薬剤師会作成）

を高めていかなくてはならないと思われます。

　院内スタッフとの連携は現在の病棟担当制をさらに進めて病棟に常駐する病棟薬剤師とし、カンファレンス、回診などへ今まで以上に参加していき、情報の交換をしていく必要があります。院外、調剤薬局との連携では、先に述べたお薬手帳の活用のほか、院外処方箋に連絡網を設けて、調剤薬局への調剤に必要な情報を提供できるような工夫もしていますが、さらに、患者情報を調剤薬局がもっと得られるようなシステムが必要と思われます。しかし、院外の薬局への情報提供については患者のプライバシーも考慮した慎重な対応が望まれます。

おわりに

　近い将来、個々の患者に合わせたオーダーメイド医療、遺伝子分析を基本とした治療が行われるようになると考えられています。服薬指導もそれに合わせた、よりきめの細かい対応が求められることになるでしょう。

　個々の患者に合わせた情報提供をチーム医療の中で実践していくことが、ICにつながるのではないでしょうか。

（藤田正子）

参考文献
1) 日本病院薬剤師会：薬剤管理指導業務マニュアル．ミクス．
2) 薬剤情報提供ハンドブック．南江堂，東京．
3) 重大な副作用回避のための服薬指導情報集．じほう．
4) 宇野勝次：アレルギー性副作用．じほう．

実践レポート IC

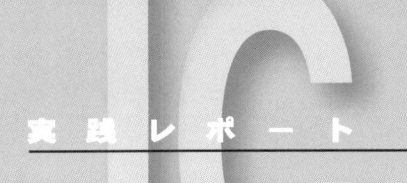

6. 画像診断での情報提供の工夫

はじめに

　私たちはよく日常の画像診断検査の現場で「この検査初めてなんですけど、痛くないですか？」「心配でドキドキしています。大丈夫でしょうか？」といった患者さんからの言葉を耳にします。それがCT検査のようにただ検査台に寝ていれば済んでしまうような検査でも例外ではありません。これは病気に対する漠然とした心配と、見慣れぬ画像診断機械を目の前にした不安な気持ちをごく自然に素直に表現されたものではないでしょうか。

　当画像診断部ではICを患者さんとの信頼関係を築くためのものと考えています。現場での検査説明を中心に患者さんにより安心して、安全に検査を受けて頂くための取り組みを紹介します

❶ 患者接遇マニュアルによる接遇教育

　以前院内投書に「具合いが悪くて病院にきたが技師の態度（対応）が悪く余計に具合が悪くなった」というものがありました。対応のまずさが不信感を招き患者さんの信頼をなくします。私たちが当たりまえのこととしてとらえている検査前の脱衣、撮影体位は患者さんにとって非日常的なことであり、時に羞恥心や嫌悪感を起こしうることを忘れがちです。時になんの声かけもせず検査を進めようとしたり、患者さんの目を見ずに話をしたりしてします。患者さんへの対応は人格を尊重し、その心情を常に思いやりそれを態度に表していかなければいけません。しかし、検査での対応は検査の種類により30秒から長くて数分と短く技師により対応の仕方が異なっていました。こうした反省から患者接遇マニュアルを作成し職員の教育訓練を行うようにしました。

　マニュアルは撮影種類別、患者状態別に入室時、ポジショニング・撮影時、退室時と時系列に沿って作られています。一部抜粋して紹介します。

骨撮影、独歩の患者のマニュアル
① 入室時
・ドアを開け、必ずフルネームで患者さんを呼んで下さい。「聖隷さん、聖隷太郎さん」
・入室されるときにもう一度名前の確認をして下さい。
・ここで一言添えて下さい（必ず相手の目を見て話しましょう）。
　「おはようございます」「お待たせしました」

- 撮影部位、撮影枚数を伝えて下さい。その後に必要であれば更衣の指示を出します。

② ポジショニング・撮影時

- 痛い場所、気になる場所を確認して下さい。
- 検査衣を着ている場合、必ず裾をそろえることを習慣づけて下さい。
- 患者に触れる場合、撮影台その他機械を動かす場合など、一声掛けてから行動に移って下さい。
- 痛みのある部位を動かす場合、どこをどう動かすのか患者に説明し、最初は患者自身に動いてもらうのがよいでしょう（このときも手を添える心配りを）無理なら技師が動かします。このときも必ず動かす、伸ばす、曲げるなどを患者に告げて確認を取りながら行って下さい。

③ 退出時

- 撮影後の指示（次にどこで、どれくらい待ち、フイルムはどうするのか）を出します。相手が納得しているかどうか確認するため目を見て言って下さい。
「これで終わりです。写真の確認のためレントゲンの受付で5分ほど、お待ち下さい。写真は受け付けからお渡しします」
- ここで必ず一声添えて下さい。
「おつかれさまでした」「お大事にどうぞ」
- お年寄り、松葉杖の患者さん、など撮影室の重いドアを開けることはたいへんなことです。先回りしてドア開けてあげるなど十分な配慮をして下さい。

　全体的に目コンタクト、声かけ、丁寧語の使用を習慣づけることを重視した内容になっています。患者さんだけでなく付き添いの家族にも気を配ることを盛り込んであります。

　マニュアルを用いた教育訓練（模擬患者をみたてたシミュレーション）により接遇のレベルが一定となり患者からの苦情はみられなくなりました。特に新人教育時に接遇マニュアルを用いた教育・訓練を行うことが教育効果が大きく有効であると感じています。

❷ 一般撮影検査説明書の設置

　一般撮影（骨撮影）の多くはCT検査などのように仰向けに寝ているだけで検査が済んでしまうものではなく患者さん自身にいろいろな体位をとって頂き撮影されます。そこでなんのために、何をみるためにこのような格好（体位）をするのかを説明し、患者さんに協力して頂き安全にスムーズに検査が進められるよう一般撮影検査説明書を待ち合いに配置しました。

　一般撮影検査説明書は見開きとし左に実際の検査の様子を写真に示し、右に更衣上の注意点や検査で何がわかるかなど平易な文章で記載しました。

　例えば機能撮影の目的では「頸椎（首の骨）・腰椎（腰の骨）では、どれくらい前に曲げられるか（前屈）、後ろに曲げられるか（後屈）をみます」というように頸椎、腰椎といった普

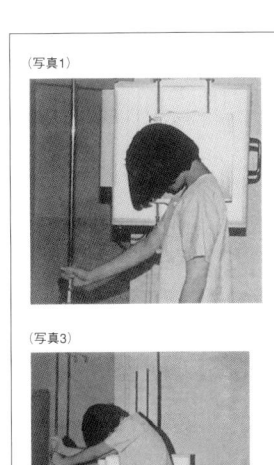

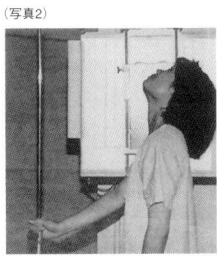

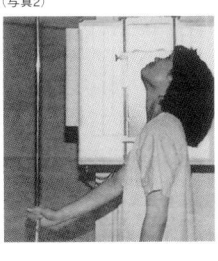

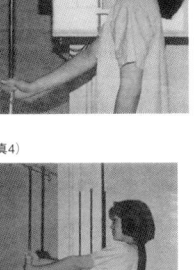

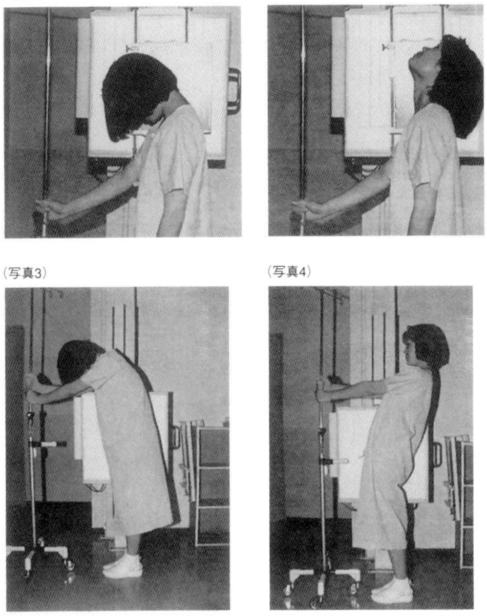

図16．一般撮影検査説明書

段医療従事者が使う言葉は患者さんにはわかりにくく首の骨、腰の骨という方が理解しやすいからです（図16）。

③ 各モダリティー別検査説明用パネル （図17～20）

検査の待ち時間を利用して少しでも検査の内容を理解して頂けるように待ち合い廊下に検査説明パネルを設置しました。検査がどのように行われるのか、造影剤を使用する理由、おおよその検査時間など、できるだけ専門用語を使わず日常的に使用される言葉を使って説明するよう努力しました。

また、簡単な模式図や、実際の診断画像などを多く用い、視覚に訴える用心がけました。

④ 乳房撮影検査説明ファイル （図21）

乳房撮影の患者さんは乳癌という病気に対する不安とともに、女性のシンボルともいうべき乳房を失うかもしれないという不安な気持ちを抱えています。そして検査自体が圧迫して撮影するという痛みを伴う検査です。こうした乳房撮影の特殊性を考慮し個人用に検査説明用ファイルを作成しました。

なぜ圧迫して撮影するのか、どんな体位で撮影するのか、追加撮影（圧迫拡大撮影）の必要性などを説明してあります。

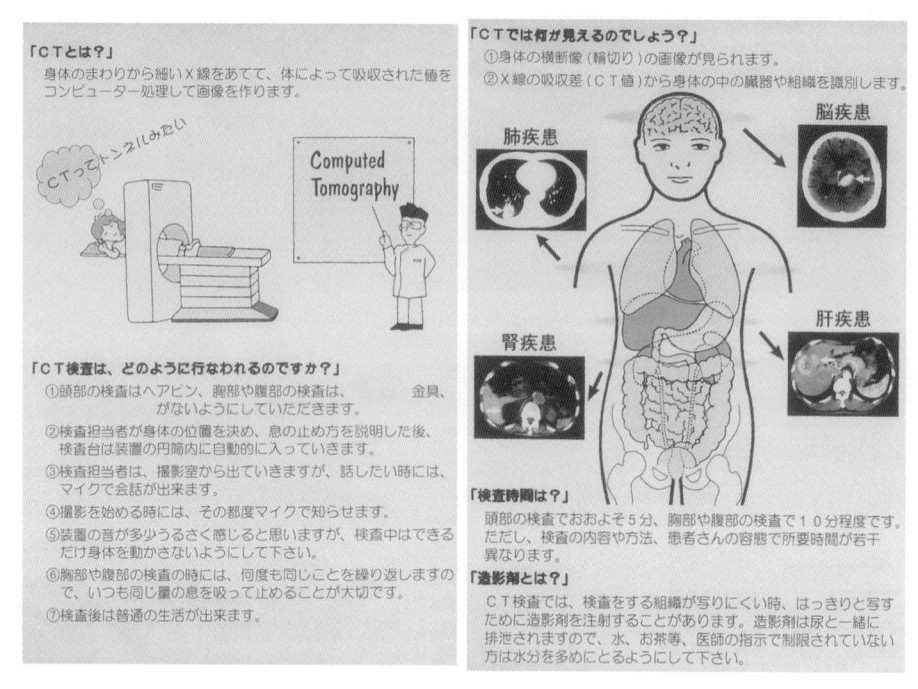

図17. CT検査説明用パネル

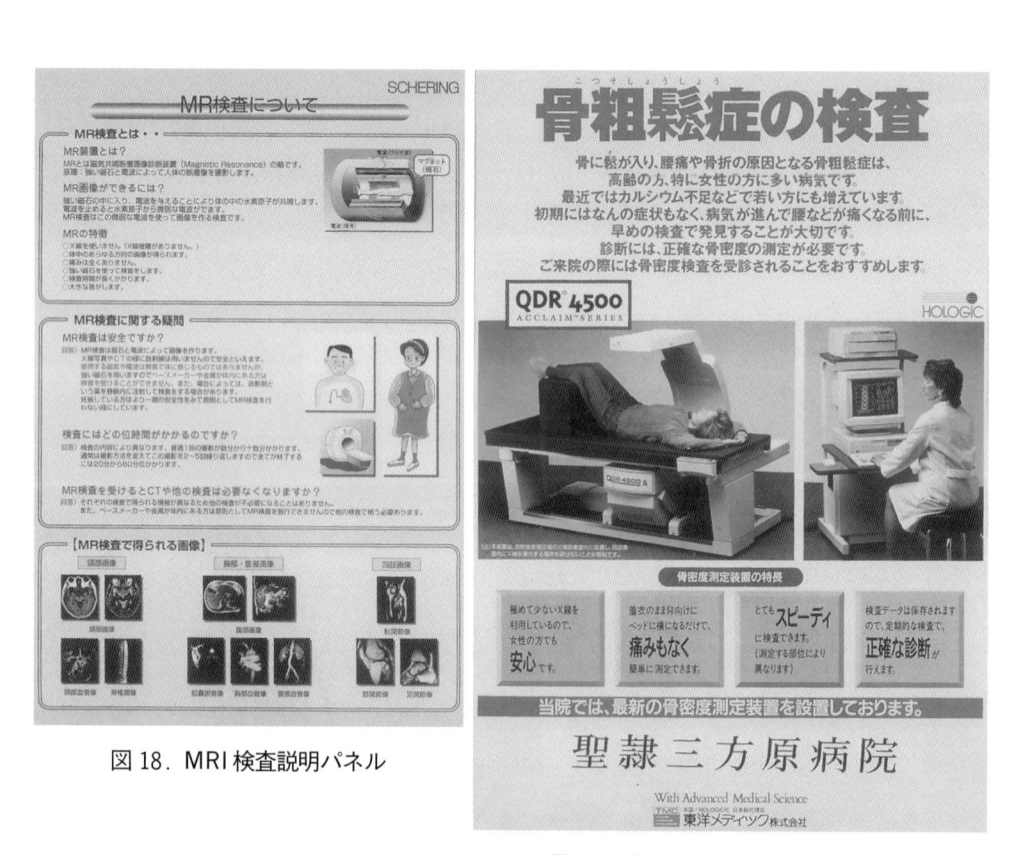

図18. MRI検査説明パネル

図19. 骨塩定量測定検査説明パネル

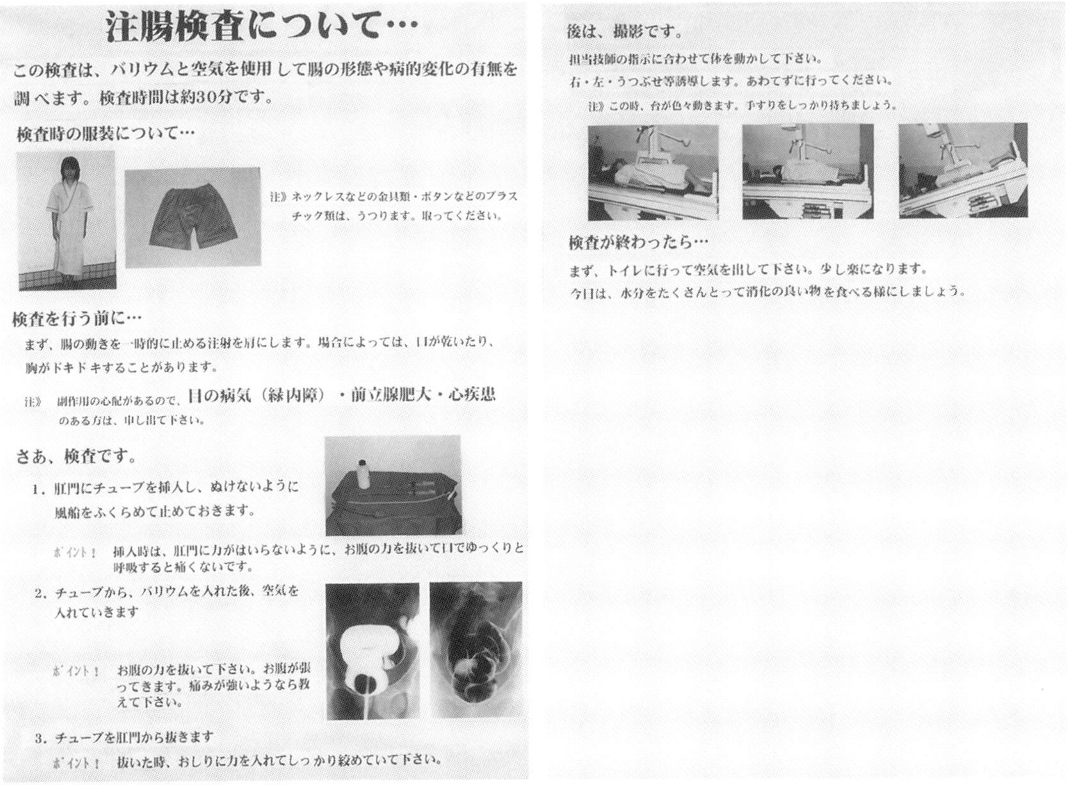

Ⅳ．画像診断での情報提供の工夫

図20．注腸造影検査説明パネル

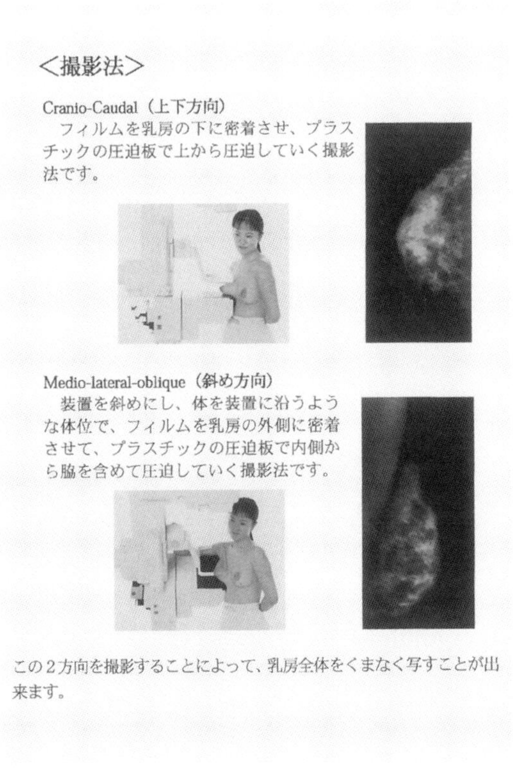

図21．撮影法

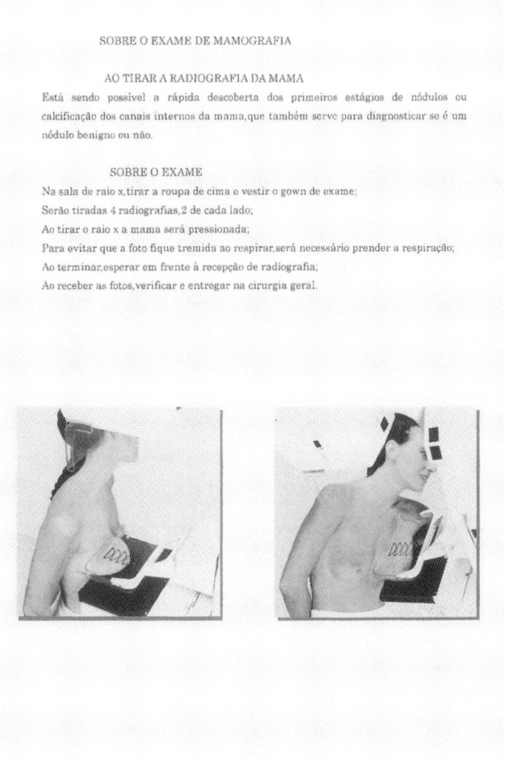

図22．ブラジル女性用ポルトガル語版

233

また、ブラジル人女性を対象にポルトガル語の検査ファイルも作成しました（図22）。

⑤ 画像診断部 Ns による心血管造影検査事前説明

侵襲性の高い心血管造影検査（PTCA なども含む）では検査当日の午前中に担当 Ns が病棟まで出向き、検査に対する説明を行っています。

術前説明は検査の流れに沿う形で説明していきます。検査前準備として検査台に寝て頂いてから心電図、血圧計の装着の必要性について説明します。次にカテーテルの挿入部位である鼠径部もしくは肘の消毒、挿入部の局所麻酔に伴う痛み、清潔な布で全身を覆い滅菌操作にて行うことの理解と強力をお願いします。検査中は身体を動かせないので声を出してなんでもいってもらうようにお話しします。撮影時には造影剤により身体が熱くなることや機械が顔の上でいろいろ動きながら撮影していくことなどを実際の機械の写真を見せながら説明していきます。

検査終了後の止血の必要性と所用時間について説明し、その後病棟に戻ってからの安静時間、排尿、排便などについて説明します。

はじめから PTCA が予定されている患者さんには風船を膨らませ心臓の血管を広げる治療をすること、そのとき少し胸が苦しくなることなどをお話します。

事前に説明をした担当 Ns が検査に付き添うことにより患者さんに安心感を与えています。

⑥ 検査手引書

近年、画像診断装置の進歩は著しく、次々と従来にない診断が可能になっています。当院では積極的に最先端の画像診断装置ならび診断ソフトを導入していますが、こうした情報を各診療科ならびに地域開業医の先生方に情報提供する目的で検査手引書（図23）を作成し各診療科ならびに地域開業医の先生方に配布しています（当院では地域の中核病院として地域開放型病院を目指しています。これに伴い、地域の開業医さんから検査だけの紹介患者さんを受け入れています）。

検査手引書は当院の高額医療機器（MRI、CT、RI）で可能な検査を実際の臨牀画像や有効症例などを載せて説明したものです。

検査手引書は、各検査費用の概算も解るようにしました。

検査手引書は IC のためのツールとして利用して頂けると考えていますし、オーダー医師に対しての情報提供も結果的に患者さんへの IC につながると考えています。

⑦ 造影剤の遅発性副作用に対する説明用紙作成配布（図24）

造影剤の遅発性副作用は比較的近年に確認されたため認知度が低く、頻度的にも低いことからあまり説明されない傾向にあります。検査中、直後に起こる副作用に対しては、現場で適切

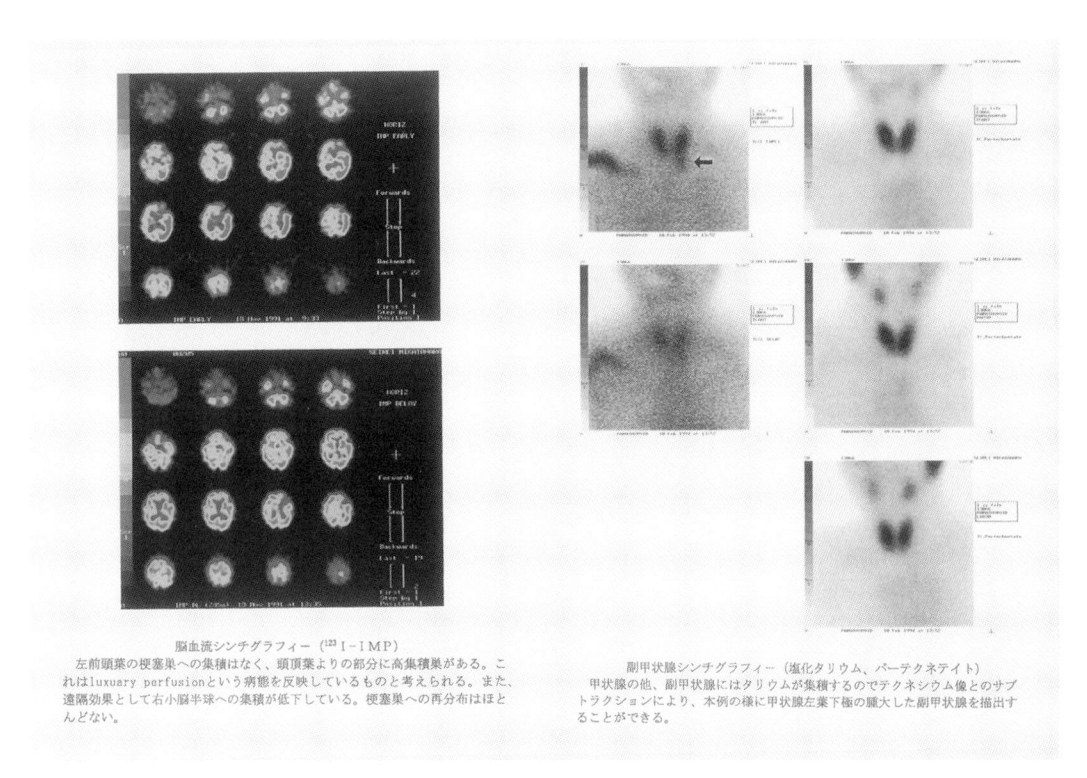

Ⅳ．画像診断での情報提供の工夫

脳血流シンチグラフィー（¹²³I-IMP）
左前頭葉の梗塞巣への集積はなく、頭頂葉よりの部分に高集積がある。これはluxury perfusionという病態を反映しているものと考えられる。また、遠隔効果として右小脳半球への集積が低下している。梗塞巣への再分布はほとんどない。

副甲状腺シンチグラフィー（塩化タリウム、パーテクネテイト）
甲状腺の他、副甲状腺にはタリウムが集積するのでテクネシウム像とのサブトラクションにより、本例の様に甲状腺左葉下極の腫大した副甲状腺を描出することができる。

図23．検査手引き書の一部

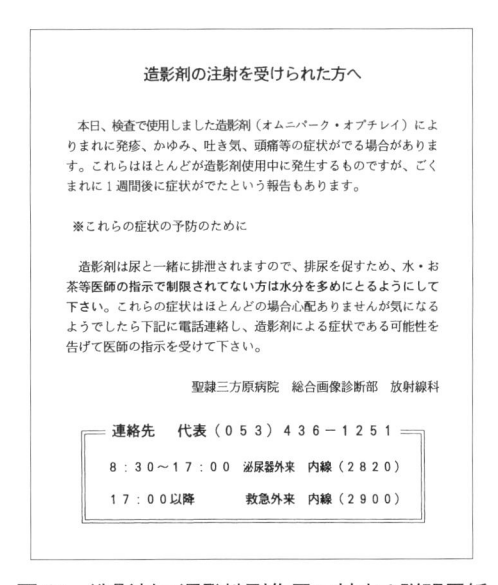

造影剤の注射を受けられた方へ

本日、検査で使用しました造影剤（オムニパーク・オプチレイ）によりまれに発疹、かゆみ、吐き気、頭痛等の症状がでる場合があります。これらはほとんどが造影剤使用中に発生するものですが、ごくまれに1週間後に症状がでたという報告もあります。

※これらの症状の予防のために

造影剤は尿と一緒に排泄されますので、排尿を促すため、水・お茶等医師の指示で制限されてない方は水分を多めにとるようにして下さい。これらの症状はほとんどの場合心配ありませんが気になるようでしたら下記に電話連絡し、造影剤による症状である可能性を告げて医師の指示を受けて下さい。

聖隷三方原病院　総合画像診断部　放射線科

連絡先　代表（０５３）４３６－１２５１
８：３０〜１７：００　泌尿器外来　内線（２８２０）
１７：００以降　　　救急外来　　内線（２９００）

図24．造影剤の遅発性副作用に対する説明用紙

な対応が迅速に行われますが、帰宅後に現れる副作用に関しては造影剤によるものか他の原因のものか判断できません。日帰りで造影検査にみえる患者さんには飲水の必要性や身体的症状が出たときの連絡先を明記したパンフレットをお渡ししています（図24）。

(伊代田和孝)

実践レポート

7. 治験におけるIC
―特に治験コーディネーターの役割について―

はじめに●

　治験におけるICは、治験を進めるうえで欠かせないものです。

　治験のICでは、治験の目的や方法、予想される効果や副作用、参加して頂く方の権利、守って頂く事項などについて説明し、十分に理解頂いたうえで、治験に参加することに同意して頂きます。

　以下、治験におけるICについて、治験についての説明を加えながら、お話したいと思います。

① 治験とは

　人での有効性や安全性について調べることを一般に「臨床試験」といいますが、「薬の候補（被験薬）」を厚生労働省から「薬」として認めてもらうために行う臨床試験のことを、特に「治験」と呼びます。

　また、治験は試験の対象および内容により以下のように分かれています。

第Ⅰ相試験：少人数の健康成人を対象に安全性や薬物動態を検討します。

第Ⅱ相試験：少人数の患者（被験者）を対象に、安全性および有効性の検討のもとに、被験薬の用法・用量の設定を行います。

第Ⅲ相試験：多数の被験者について第Ⅱ相試験の結果から得られた被験薬の有効性、安全性、用法：用量の検証を行います。

第Ⅳ相試験：市販後の安全性や有効性を調査します。

　病院では上記の第Ⅱ相試験から第Ⅳ相試験を行っています。

② GCP

　治験を行うにあたって、遵守しなければならない基準を「臨床試験の実施に関する基準（GCP：Good Clinical Practice）」といいます。医薬品の製造（輸入）承認申請の際に提出すべき資料を収集するために行われる臨床試験の計画、実施、モニタリング、監査記録、解析および報告などに関する遵守事項を定め、被験者の人権、安全および福祉の保護のもとに、治験の科学的な質と成績の信頼性を確保することを目的として定められたものです。

　新GCPは、1996年5月、日欧米3極により最終合意されたICH－GCPを基盤として改訂されたわが国のGCPです（ICH：医薬品規制のハーモナイゼーション国際会議）。1998年

4月には、新GCPが全面施行となり、基準がさらに厳格化されました。その重要な変更点の1つにICの文書化があります。

３ 同意文書・説明文書

　治験を行うにあたり、被験者から同意を得ることがまず第一のステップとなります。新GCPでは、文書による説明と同意が義務づけられ、そのために説明しなければならない同意文書・説明文書の内容が定められています。

　被験者に対するICの同意文書・説明文書に掲げるべき内容として、以下のことが挙げられます。

「同意文書およびその他の説明文書には、少なくとも以下の1〜18の事項が含まれていなければならない（答申GCP 7-3）」

1. 治験が研究を伴うこと
2. 治験の目的
3. 治験の方法（治験の試験的側面、被験者の選択基準、および無為作割付が行われる場合は各処置に割り付けられる確率を含む）
4. 被験者の治験への参加予定期間
5. 治験に参加する予定の被験者数
6. 予期される臨床上の利益および危険性または不便（被験者にとって予期される利益がない場合には、被験者にその旨を知らせなければならない）
7. 患者を被験者にする場合には、当該患者に対する他の治療方法の有無およびその治療方法に関して予測される重要な利益および危険性
8. 治験に関連する健康被害が発生した場合に被験者が受けることのできる補償および治療
9. 治験への参加は被験者の自由意志によるものであり、被験者またはその代諾者は、被験者の治験への参加を随時拒否または撤回することができること。また拒否・撤回によって被験者が不利な扱いを受けたり、治験に参加しない場合に受けるべき利益を失うことはないこと
10. 治験への参加の継続について被験者またはその代諾者の意志に影響を与える可能性のある情報が得られた場合には速やかに被験者またはその代諾者に伝えられること
11. 治験への参加を中止させる場合の条件または理由
12. モニター、監査担当者、治験審査委員会および規制当局が原医療記録を閲覧できること。その際、被験者の秘密は保全されること。また、同意文書に被験者またはその代諾者が記銘捺印または署名することによって閲覧を認めたことになること
13. 治験の結果が公表される場合であっても、被験者の秘密は保全されること
14. 被験者が費用負担をする必要がある場合にはその内容
15. 被験者に金銭等が支払われる場合にはその内容（支払額算定の取り決めなど）

16. 治験責任医師または治験分担医師の氏名、職名、および連絡先
17. 被験者が治験および被験者の権利に関してさらに情報がほしい場合または治験に関連する健康被害が生じた場合に照会すべきまたは連絡をとるべき医療機関の相談窓口
18. 被験者が守るべき事項

　また、同意文書・説明文書作成上、特に留意すべき事項として、以下の10項目があります。
1. 説明文書と同意文書は一体化した文書または一式の文書とする
2. 治験は試験を目的とするものであることを明記する
3. 治験の方法が十分説明されている
4. 説明文書には、被験者となるべき者または代諾者となるべき者に権利を放棄させるかそれを疑わせる語句、または治験責任医師、治験分担医師、治験協力者、実施医療機関、治験依頼者の法的責任を免除するかそれを疑わせる語句が含まれていてはならない
5. 説明文書には、被験者となるべき者または代諾者となるべき者（被験者となるべき者または代諾者となるべき者が説明文書を読むことができないが、口頭または他の伝達方法ではその内容を理解することができる場合における公正な立会人を含む）が理解可能で、可能な限り非専門的な言葉が用いられる
6. 治験に参加しないこと、または参加を取りやめることにより被験者が不利益な取り扱いを受けない。また、治験の参加をいつでも取り止めることができる
7. 治験への参加を中止させる場合の条件または理由、被験者が費用負担をする必要がある場合にはその内容、治験参加に伴う被験者の負担を軽減するための経費を被験者に支払われる場合には、その内容および被験者が守るべき事項が挙げられる
8. 治験依頼者あるいはCRO（開発業務受託機関）のモニター、監査担当者および治験審査委員会ならびに規制当局が原資料を閲覧できる旨も記載する
9. 被験者の秘密は保全される。また、公表する場合にも同様である
10. 治験に継続して参加するかどうかについて被験者の意思に影響を与える可能性のある情報を入手した場合、改訂の必要があると治験責任医師が認めた場合は速やかに改訂する

　治験責任医師は、治験依頼者の協力を受け、省令GCP第51条および答申GCP 7-3に示されている「被験者に対する説明事項」に基づき、同意文書・説明文書を作成または改訂します。
　同意文書・説明文書としては、上記の項目をすべて網羅したものが作成されるのですが、被験者が理解できる文章表現が求められ、非専門的な言葉が使用されます。上記の項目は、治験について説明をするときにはすべてが必要な項目ですので、それを文章にするとかなり長いものになります。したがって、この内容をすべて説明するために、それ相応の時間が必要となってきます。

④ 治験コーディネーター

　実施医療機関において、治験責任医師、または治験分担医師の指導の下に、治験に係る業務に協力する薬剤師、看護師、その他の医療関係者のことを治験コーディネーター（CRC：Clinical Research Coordinator）といいます。

　新GCPが施行されてから、医療機関における治験に関連した業務量、治験担当医師の業務量は著しく増大しています。治験担当医師の業務は、被験者の選定、同意の取得、観察・検査、治験薬の交付、適正な服薬指導、被験者との面談・会話、被験者への連絡・スケジュール管理、有害事象の聴取、原資料などの作成・保存、症例報告書の作成、逸脱の記録および変更の記録の作成、直接閲覧への対応、被験者からの未服用治験薬の回収、治験薬の返却など数多くあります。CRCは治験担当医師を支援する役割を担い、上記のような業務内容のうち、医学的判断を伴わない業務を行います。

　当院では、外部機関からの派遣CRCを1998年5月から開始の消化器内科の治験より導入しました。治験業務に係る時間が短縮され、忙しい診療の合間にも数多くの症例をこなせたなどと、医師から高い評価を得ました。その後、院内職員によるCRC（院内CRC）の要望があり、2000年5月の治験審査委員会で院内CRCの方向が検討され、院内CRCを導入することを決定しました。

　2000年7月から開始の皮膚科の治験より、院内CRCが1名（薬剤師）導入されました。皮膚科の治験は外来患者を対象に実施し、CRCは外来での同意説明補助を行いました。

　2000年8月から開始の呼吸器内科の治験では、対象患者は入院・外来は問わなかったので外来での実施は可能でしたが、治験責任医師から、外来診察の時間内では細やかなフォローができないので、入院で実施し、院内CRCを導入したいとの要望がありました。そこで9月から院内CRCが3名（薬剤師）導入され、病棟での治験業務の補助を開始しました。

⑤ 被験者への説明の在り方

　被験者の同意は、責任医師および分担医師が取得しますが、医師の許可を得て、CRCがその補助を行います。「3. 同意文書・説明文書」に示したような項目を被験者にわかりやすく、理解できる言葉で説明を行う必要があります。同意説明文書はかなり平易な文章で作成してあります。しかし、膨大な内容のうえに、治験は研究の要素があり、それを理解してもらうために、さらに言葉を工夫し、平素使用されるような言葉を使うよう注意しながら、説明に入っていきます。薬がどのようにして病気の治療に使用できるようになるか、今から行う治療がどのような段階にあるか、どんな作用の薬か、どのような副作用が考えられるか、どのくらいの期間参加して頂くか、被験者の試験データを使わせて頂くことなど、被験者の反応（理解度）をみながら話を進めます。

説明の仕方によっては、強制と取られかねません。断ったら、治療をしてくれないのではないかというような不安を抱かせないためにも、自由な意思によって同意を得ることできるよう心がけます。被験者の人権を守り、被験者の意思を尊重するためにも、同意を得る前に質問する機会と、治療に参加するかしないかを判断するのに十分な時間をもって頂いています。

　同意承諾後も、必要に応じ、医師の業務補助を行います。同意取得時にも、全体のスケジュールなど説明するのですが、それだけでは、被験者がすべてを理解することは難しいため、実際検査など具体的に行う場面ごとで詳しく説明しながら、被験者の理解を求めます。血液検査などへの同行、費用面を説明しながら会計方法の確認、薬を手にしながら服用方法の説明などを行います。さらに次回受診時までの注意事項などの説明も加えます。常に、被験者が理解しているかを確認しながら、被験者が不安にならないように接していきます。

　受診2回目以降も、上記のような業務のほかに、薬の実際の服用（医師の指示通り服用したかどうか）のほか、併用薬、日誌（ある場合）など、診察の待ち時間を利用して確認を行っています。

　また、さらに、医師に直接言えないことも言ってもらえるような関係を築くように、被験者とコミュニケーションをとるよう心がけています。実際、被験者の方が薬局窓口にお見えになったり、電話が入ることもありました。

❻　実施上での具体的な問題例

　次に実際直面した問題例について示します。

　まず1つ目の例として、説明して仮同意を得たあと、家族に反対されてできなかった例があります。

　治験とはどのようなことか、どのような薬か、具体的なスケジュールなどを被験者にお話しました。その時にはかなり前向きな感じを受けたのですが、家に帰り、家族にその話をしたところ、反対されたと断ってきたことがありました。"臨床試験"ということが理解してもらえなかったのです。治験が研究を伴うことなどの説明の難しさを痛感しました。また、機会があればご家族とともに説明することも必要であると感じた例でした。

　次に、費用面に関して、説明をしたにもかかわらず、被験者が誤解していて、再度説明にうかがった例です。

　第Ⅲ相試験までは、検査費用、薬剤費用などが治験依頼者側の支払いになり、患者負担分の支払いがかなり軽減されます。さらにすべての治験で、治験協力費（治験参加期間中の交通費などの負担を軽減するため）が被験者に対して治験依頼者側から支払われます（現在、当院での契約は外来受診ごとに1万円、入院時には3万円となっています）。被験者自身の支払いはかなり少なくなる（一部支払いは生じる）のですが、まったく支払いがないと思い込み、話が違うとおっしゃられ、再度説明しました。

　さらに、被験者により理解度がかなり違うことを感じた例があります。

Ⅶ．治験における IC

ご家庭で被験者にやって頂くこととしとして日誌をつけて頂く内容の治験だったのですが、記入の仕方が間違ってしまって、次の受診日に直して頂いたことがありました。ほかの被験者と同様に、詳しく説明したにもかかわらず、被験者の理解が不十分だった例でした。被験者に合わせた説明と、理解してもらえたかどうかの確認の必要性を実感しました。

7　当院での工夫

治験の内容により、被験者にやって頂くことがかなり違います。まだ当院独自の工夫というものはあまりありませんが、補助資料［治験依頼者（製薬会社）の協力を得て作成したもの］として被験者にお渡したものを紹介します。

① 同意説明文書に具体的なスケジュールが記載されているのですが、非常にわかりにくいので、別にスケジュール表を作り一目でわかるようにお渡ししたものです（図 25）。

② 表 9 は、次の受診日に向けての注意点を書いたものを受診ごとに作成したものです。これにより、期間が長い治験で次の受診日までに注意して頂くことを被験者に理解してもらえるようになりました。

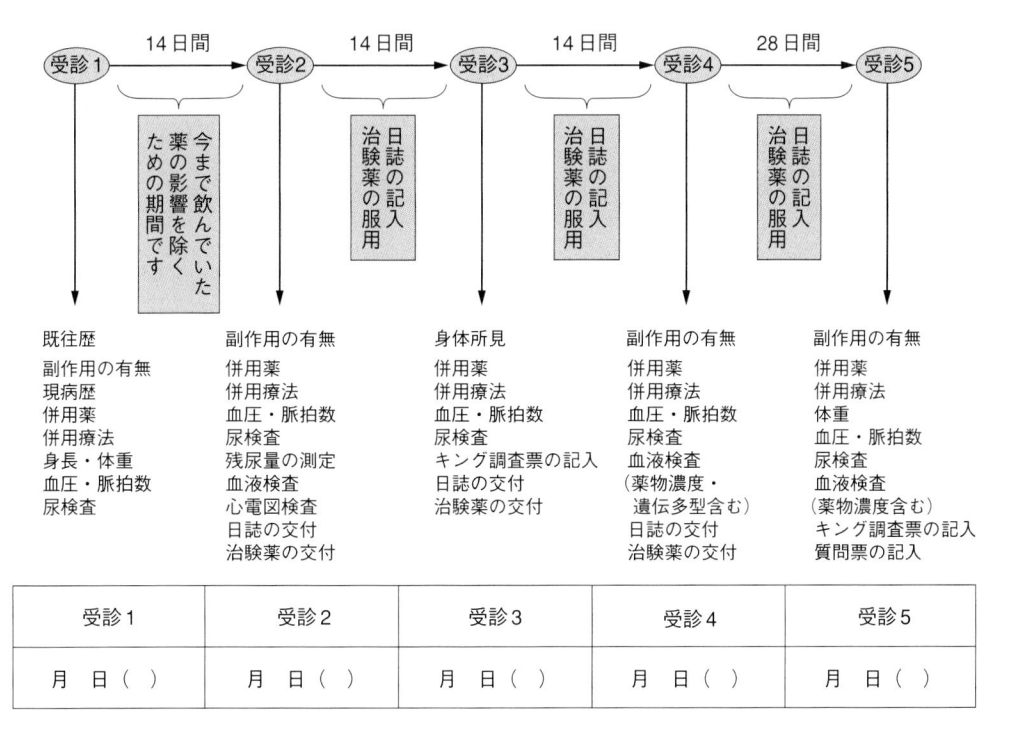

受診1	受診2	受診3	受診4	受診5
月　日（　）	月　日（　）	月　日（　）	月　日（　）	月　日（　）

受診1：既往歴／副作用の有無／現病歴／併用薬／併用療法／身長・体重／血圧・脈拍数／尿検査

受診2（14日間後）：副作用の有無／併用薬／併用療法／血圧・脈拍数／尿検査／残尿量の測定／血液検査／心電図検査／日誌の交付／治験薬の交付

受診3（14日間後）：身体所見／併用薬／併用療法／血圧・脈拍数／尿検査／キング調査票の記入／日誌の交付／治験薬の交付

受診4（14日間後）：副作用の有無／併用薬／併用療法／血圧・脈拍数／尿検査／血液検査（薬物濃度・遺伝多型含む）／日誌の交付／治験薬の交付

受診5（28日間後）：副作用の有無／併用薬／併用療法／体重／血圧・脈拍数／尿検査／血液検査（薬物濃度含む）／キング調査票の記入／質問票の記入

受診1～受診2：今まで飲んでいた薬の影響を除くための期間です
受診2～受診3、受診3～受診4、受診4～受診5：日誌の記入／治験薬の服用

図 25．「各受診時に行う検査や交付される資料について」および「受診のあいだに患者さまが行うこと」について

表 9. お薬の説明
お薬の説明（飲み始め）

服用方法	服薬開始は明日朝食後からです。 1日1回、朝食後に服用します。 1回、3カプセルです。
服用後、気をつけて頂くこと	・毎朝お薬をのんだことおよび来院の朝の服薬時間を日誌に記載し、来院時に日誌を医師にお渡し下さい。 ・未使用薬については医師もしくは薬剤部へ返却して下さい。14日後来院予定でも16日分処方されております。 ・次回来院時もおしっこの状態を測定します。可能であれば、おしっこを溜めて来院下さい。 ・指示された時間にのむのを忘れたら、気づいた時点でおのみください。但し、次に飲む時間が近い時は飲まないで下さい。

お薬の説明（2週後）

服用方法	1日1回、朝食後に服用します。 1回、3カプセルです。
服用後、気をつけて頂くこと	・毎朝お薬をのんだことを日誌に記載し、来院時に日誌を医師にお渡し下さい。 ・次回来院日の朝はお薬を飲まずに来院頂きます。 ・未使用薬については医師もしくは薬剤部へ返却して下さい。14日後来院予定でも16日分処方されております。 ・次回はおしっこの状態の測定はありません。 ・指示された時間にのむのを忘れたら、気づいた時点でおのみ下さい。但し、次に飲む時間が近い時は飲まないで下さい。

おわりに

　治験はICがないと成り立ちません。CRCとして、被験者に接し、いかに理解してもらえるように説明するか、その難しさを痛感しています。言葉1つで受け取り方が変わってしまうこともあります。治験により内容が複雑なものもあり、被験者への説明もかなり工夫が必要だと感じます。今後も、被験者の側に立ち、わかりやすい工夫を加えながら、ICに努めていきたいと思います。

(大石祐恵)

参考文献

1) 日本製薬工業協会医薬品評価委員会臨床評価部会（企画・編集）:「くすり」と「治験」改訂版. 医薬出版センター, 1998.
2) 治験従事者教育マニュアル作成委員会（編集）: 新GCP改訂医療機関の治験実務. じほう, 2000.

実践レポート IC

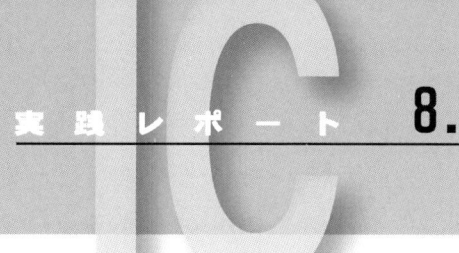

8. 患者の意思決定に看護が果たす役割

はじめに

ホスピスで知ったICの大切さ

　私が、ICにかかわるきっかけになったのは、日本で初めてホスピス病棟ができた1982年に新卒で聖隷三方原病院のホスピスに就職してからです。そのホスピス運動にかかわることで、患者さん一人ひとりが自分の病気について理解し、治療も選択し、死と向かい合いながらも、生きる希望をどのように持続していくかの有り様を近くでみてきました。そしてホスピスで行われている患者さんに嘘を言わない、真実を語るという基本的態度は、本来どこの医療の場でも行われるものだという考えをもったのもそんなときでした。

　しかし開設当時の数年は、ホスピスに入院してくる患者さんの実情は次のようなものだったのです。入所の説明は受けたものの、その内容を聞いてみれば、「昨日初めてがんだということを告げられて、『治療はもうないのでホスピスで症状のコントロールをしながらゆっくり過ごしましょう』と言われた。どうしてもっと早く言ってくれなかったのか」といった返事が戻ってくるのです。患者さんは、病気について受け止めると同時に残された命について考えると同時にたいへん重い課題がのしかかるのです。人生の残り時間が少なく、自分の身体もがんの症状のために思うようにならない時期に重い課題を一度につきつける説明の仕方は、この患者さんの大切な時間を奪う時間どろぼうだと思いました。

　うまく説明できなくて患者さんが苦しい思いをするのなら、私たちが患者さんのところへ行って説明した方がいいだろうと思いました。しかし、行けば行くほどもっと早く、患者さんに病名や病状について説明していれば、ということに多く遭遇し、院内でのICの推進の必要性を感じて今日に至っているのです。しかし、私たちの取り組みは、聖隷の歴史をさかのぼれば、既に行われていたのです。

　私の所属する聖隷福祉事業団の全身が発足した1930年代は、聖隷保養農園で結核患者をお世話することから始まりました。当時を振り返ると真に患者さんが、自分のことを自分で決定していた時代でした。この時代は治ることのない結核患者を受け入れて、生活をともにし、療養をしながら社会復帰を支援していきました。しかし、効果的な治療もままならない当時の看護は、「死に向かって生きている人への援助」であったといわれています。死を知らせることのできる、納得のいく看護ができるようにすることでした。死を知らせるべきか否かではなく、死を知らせることを可能にする看護計画の中で、看護を進めることが、私たちの先輩の看護でした。この歴史の基盤にたち、ホスピスの活動や患者さんの自己決定を支える環境づくりができてきたのだと捉えています。

❶ ICにおける看護師の役割は

「すべての人に真実を告げることが本当にいいのか、知りたくない人もいるのではないか」そういう声に耳を傾けていけばなるほどと思います。でも、私の基本は、自分の身体のことに自分で責任をもつということです。もし、責任がもてないというなら、その理由を確認して、その方の気持ちを確認しながら伝えていく、知ることの意味を理解して頂くなどの方法をとっていく必要があります。

看護師は、医師が説明を行う場面に対して多くの役割があります。説明が理解しやすい情報提供や環境づくり、精神的に安定するコミュニュケーション、相手のおかれている状況を理解することなどいくらでもあります。ここでは、患者さんの外来受診から入院の流れに沿って取り組みの実際を説明し役割を考察します。

1．患者の外来から入院の流れ

●病院の玄関

患者の権利宣言が掲げられています。この病院は、何を目指し、大切にしようとしているのかを知らせることは必要です。態度を表明することにより、そこから人と人が理解し合う第一歩が始まるのです。

●総合受付（図26）

初診の患者さんに、来院の目的をお聞きします。ここでは、緊張した気持ちを少しでも解きほぐし、患者さんが希望されていることを話すことができる対話を心がけます。どの科にかかったらいいか困っているときは、症状を伺い相談にのります。「医師にどのように伝えるか」「こんなことを聞いてはいけないだろうか」など心配されていることが多いので、内容をお聞きしてアドバイスします。

●各科外来窓口

問診表があり、患者さんはそれに症状、受診の目的、尋ねたいことを書きます。内容を看護師が確認し、文章に表現はしにくいけれどもどんなことで困っているのかを確認したりします。患者さんの求めている症状に対して、ふさわしい受診科でないときはほかの診療科を紹介します。

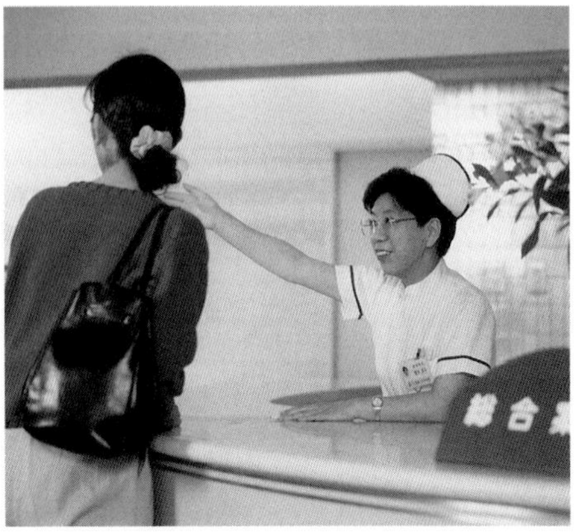

●入院治療になる場合

入院診療計画説明書が書かれます。1枚は患者

図26．総合受付

さんに持ち帰って頂きます。

　この計画書の中で、その他の計画にチェックがあるものに関して、栄養指導、服薬指導の各専門家が指導に入ります。また現時点で考えられる退院後の状態の欄で、「転院、または訪問医療を必要とする可能性があります」につけられた方には、退院調整の看護婦が病棟に赴き、計画書に書かれていることを説明し、自分たちの役割を説明し相談にのっていきます。この退院調整をやりはじめた手ごたえとして、援助回数と患者の満足度は比例するということでした。

●入院予約

　入院受付で予約をして頂きますが、ここでは患者さん向けのパンフレットを差し上げて入院生活がイメージできるような情報提供をします。また病名や病状説明のときに、患者さんの考えを知って説明するための1つの方法として入院時に紙面を通して患者さんの意見を伺います。用紙の形式は、「患者さんへ」という出だしで、病名や病状に関しての説明の希望や自分以外に説明してほしい方の希望、自分自身の意思表示ができないときはだれの意見を参考にしたらいいかを尋ねます。これは、入院時に病棟に患者さんが提出します（Part 1.5「よりよい情報提供の方法」の図10、77頁参照）。

●入院したとき

　今まで紹介した用紙を参考に患者さんの希望を把握しますが、看護師はさらに入院時の基礎データで入院の動機、本人、家族の認識を聞いていきます。その中でキーパーソンになる方も確認します。各患者さんには、入院中は担当の看護師がつきますので、その看護師との信頼関係構築の中であがってくる患者さんの声もあります。病棟では、看護師のほかに病棟薬剤師、栄養士、リハビリ、看護助手などいろんなスタッフもかかわりますので、そういった中からもあがってきます。

2. 外来通院、入院を支えるものとして

●相談業務

　患者さんは外来に受診、入院中など、直接それぞれの担当者にいえない状況も出てきます。そういったときに、看護相談、医療相談が力を発揮します。また専門的な相談として薬相談コーナー、栄養相談コーナーなどがあります。それ以外に苦情相談、告知に関する相談があります。

●患者さんの声

　直接職員には言えないけれど、どうしても伝えておきたいことや苦情などを記入して入れる御意見箱が、外来各コーナーに設置されています。内容は職員がみます。検討が必要な

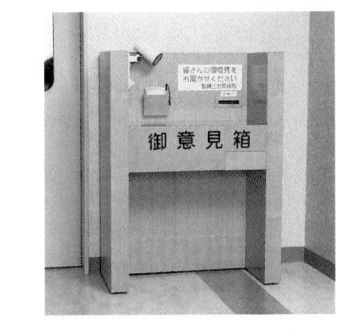

図27. 外来のコーナーに設置している御意見箱

ものは各担当部署で検討します。返事の必要なものは病院で個人当てにしたり、患者さん向けの「みどりの通信」に掲載したりしています（図27）。

● **環境的配慮**
　数年前より病院も建物の増改築の時期を迎えました。その中で、ICとして配慮したのは、面談室の設置でした。各病棟から看護室の片隅で重要な話をする環境をなんとかしたいと医師や看護師から声があがりました。その結果設置可能なところには、面談室ができました。
　プライバシーへの配慮をあげると、新しい外来は、中待ち合いをやめて医師と患者さんの会話がほかに聞こえないような個室タイプの診察室にしたことです。また産科外来は受診している方の姿が外からみえないようなドアを設置したりしました。

　患者さんの外来から入院の動きに合わせてみていくと、説明をしていくための方法や環境がずいぶん整えられてきました。この中で私たち看護師は、ずっと1人でかかわれませんが、連携をとりながら患者さんの意思決定過程の場面にいつもおります。この過程の中で、医師の説明の補助をしたり、説明を聞いた気持ちをお聞きしたりします。看護のかかわりは、患者さんが受けた説明を、診療の補助と療養上の世話を通したその人の生活過程を整える中で、体験を通した中からわかってくること支援する役割といえるでしょう。
　多くの人にかかわりながら患者さんはご自分の身体に対しての責任をとっていこうとします。看護師は患者さんが納得して出した結論を大切にその結論の方向でいけるように支援する役割があります。本当は、外科手術が必要なのだけれど敢えてその道を選択しなかった患者さんがおりました。でも、その方の家族や関係者は手術を勧めるために、決めていても揺らぐ気持ちを聞く場面に遭遇することがありました。このような場合その気持ちの支援者としていることの重要さを痛感した経験がありました。
　さらに看護業務の中では、患者さんの健康問題にかかわる情報をお聞きし、看護問題をみつけ、看護計画を立案し、実行します。それを患者さんに説明しわかって頂く役割があります。患者さんが入院した場合には次のような看護業務を行います。
　①入院のオリエンテーションを行います。
　②入院時の情報収集を行い、その方がどんなつらさをもっているか、入院前はどんな生活をされていたのか、入院をどのようにとらえているのかなどを教えて頂きます。
　③入院時の看護問題を明らかにし、初期計画を立案します。
　④計画に沿って看護を実践していきます。
　⑤看護問題に沿ってその結果や経過を看護記録として残し、次の担当になる看護師に申し送ります。
　⑥その積み重ねをチームで行い、看護計画の修正が必要になったら行います。
　⑦患者さんが退院したら退院の要約をして継続看護が必要なところには送り、また、次に必要なときに活かせるように保存します。

② 看護計画の立案

　この活動をする中で、情報収集までは、患者さんと対話して確認し合ったりします。しかし、看護計画を立案したときに患者さんに了解を得るかというとまだまだという方が大きいと思います。なぜ、なかなかできないのかという原因を探る前に、この看護計画を患者さんに説明する場面ができれば、患者さんが医師の説明をより自分のこととして理解できるようになるし、理解を助けることになると思うのです。クリニカルパスは、そういう意味では、非常に患者さんの理解の助けになっていると評価しています。

　看護記録の開示の前に看護記録は看護問題に沿って書かれているのだから、看護計画を患者さんと確認するということがあってこその開示だと思うのです。そうすることで、患者さんは、看護師の活動の意味も理解し、自分の健康問題について、看護師をどのように活用して解決をしたらいいかがわかっていくのではないでしょうか。

　自分がこの入院生活をどのように過ごし、健康な生活に近づくためにどのようにしたらいいのか、それがわかることが患者さんのもてる力をより発揮してもらうことなのです。たぶん紙面では伝えないで、会話の中で「こういうことが困っているようだからこのようにしてみるね」ということで伝え合っているかもしれません。でももう少しわかりやすく、その人の認識に働きかける方法として紙面にして伝えてもいいのではないでしょうか。

　看護計画を患者さんとともに立案する具体的な取り組みをまとめたものが聖隷三方原病院卒後教育3年目の看護研究収録集にあります。看護師の河合なおえ氏がまとめた「自分自身の患者とのかかわりの変化～患者と共に看護計画を立案して～」です。内容を要約すると河合氏は、Ｓ氏（43歳、男性、重症気管支拡張）にどうかかわっていいかわからないでいました。そして、考えた結果、患者自身の問題を一番理解しているのは患者自身であるという考えにいたり、看護計画をＳ氏とともに立案することとしました。その立案のプロセスを経て結論として、『看護計画をともに立案し実践することが、信頼かか係を築くうえで影響を与えていることがわかった。また、患者側からみて患者の思いや価値観が尊重され、患者自らが問題を認識でき、自分の目標に対して主体的に取り組めるなどのメリットがあった』[1]としています。このような論文を通しても、看護計画を患者さんに説明することや共同で立案することの意義も実際にわかります。そして、このような取り組みが重ねられてきたことも院内でのICの取り組みの成果なのではないかと考えています。

❸ 患者の意思決定における看護師の役割

ここまでの中で、患者さんの意思決定に対しての看護の役割をまとめると、
1. 意思決定のプロセスにかかわる役割
2. 看護のかかわりは、患者さんが受けた説明を、診療の補助と療養上の世話を通したその人の生活過程を整える中で、体験を通した中からわかってくることを支援する役割
3. 患者さんが納得して出した結論を大切にその結論の方向でいけるように支持する役割
4. 看護業務の中では、看護問題から看護計画を立案し、患者さんに説明しわかっていただく役割

以上4点になります。

❹ 体験から考えたICに大切なポイント

看護師の立場で考えたときには、前述のように役割を集約できました。しかし自分が患者家族の立場になった体験をおもちの方はどんなことを考えるのでしょうか。そのような体験を一度振り返ってみると自分の考え方や対応の仕方も整理できます。患者さんの体験を聞くことも大切ですが、自分の体験を整理することも必要なのではないでしょうか。そんな1例として参考にして下さい。

1. 私の家族としての病名告知の体験から

私の親戚で具合が悪く病院にいき診察を受け、検査しその結果手術を勧められました。そして電話をかけてきて「検査の結果の値が高いといわれたけどどういうことか。手術を勧められたけどどうなのか」、病院に看護師として勤務しているということで相談をしてくれました。でも一緒に聞いているわけではなく、曖昧な返事をして混乱させてはいけないと思い、疑問点をメモして先生に聞くように勧めても「そんなことまた聞いたらまずい」というので、結局同席して説明を聞くことになりました。この人にとったら有効に周囲の資源を使ったという点ではいいと思います。

人は困ったときに心配だからだれかに相談します。でもそういう人がいなかったり、よい相談相手にならなかったりします。病院にも相談窓口として、看護相談室、医療相談室を設置して相談を受けています。うまく利用してくれる方もありますが、どのように利用したらいいかわからない方もいます。だれにどのように相談したらいいかわからないときこそ、説明の場に居合わせた看護師が、その役割を発揮したら親戚の看護師ではなく、問題をわかっている看護師と解決の相談ができるのではないかと思い描いております。

院内でも部分的にはできているのです。例えば、不妊外来です。ここでの治療は、本当に夫婦がどこまでの治療を時間と身体的苦痛とリスクと費用をかけて行うかを意思決定しないと持続していかない治療です。そのために、疑問や不明な点は医師も看護師も親身になってのって

くれます。また、インターネットによる相談も受けたりしています。こういった中で意思決定していくし、それが非常に重要で時間もかけているのです。このような取り組みから、私たちのほかの医療分野への応用もしていけばもっと意思決定へのかかわりができていくのではないでしょうか。19年前に比べて、病院の相談機能はずいぶん向上したと私なりに評価しています。

2. 9のポイント

私の体験を振り返りながら、IC のとき大切にしているポイントも合わせて整理してみました。

ポイント1：人間とは、実際に問題に直面しないとなかなかその気にならない。
ポイント2：悪い知らせに直面すると感情の嵐に突入するもの。

看護師という立場上、悪い知らせを患者さんたちにお話する場面によく同席することがあります。でもよもやそれが自分の母親の身に起ころうとは思ってないところにやってきたのです。振り返れば、いざ自分の身に差し迫ると弱いものだと思いました。この強烈な体験から私の IC は始まったのかもしれません。

ポイント3：病名告知するときはその人にとって身近な人の同席もときには必要。
ポイント4：薬を飲んで眠くなるという注意事項があるけれど、頭が真っ白のときの帰宅は危険がいっぱい。

私の母は、1987年1月21日に聖隷三方原病院に胃の痛みを訴え受診しました。検査の結果初期の胃がんが発見されました。私は当時同病院に看護師（26歳）として働いていました。外来より仕事中に電話がかかってきて「初期の胃がんなので早く手術した方がいい。ちゃんといわないと本人がすぐ入院して、手術をするといわないからいってもいいか」と電話がありました。私は、母の性格もわかっていたし、しっかりしている人だという思いがあったので「いいです」と即答しました。その説明が終わり、母が私の職場に報告にきました。顔には血の気もなくショックな表情でした。その後自分で車を運転して帰ったのですが頭が真っ白だったようでした。このときの反省として、せめて病名説明を聞くときに一緒に聞いてあげればよかったし、車で帰すのは危なかったと思いました。

ポイント5：その人にとって一番身近な人はだれかを考えよう。

また、家族の了解を得て本人に伝えるという感覚は、当時も現在もかもしれませんが日本では強いときでした。この母への病名説明の一連のことを父に話すとかなり険しい表情で怒ったような態度にも思えました。私は一番身近な配偶者を無視してしまったことをとても後悔しています。

ポイント6：自分の心のうちを打ち明ける人がいないとなぜか、ノートに書き綴って気持ちを出さずにはいられないようだ。

　ノートに綴ろうと思った方の気持ちを聞いてきて下さい。意外とその方の抱えている気持ちが聞けるかもしれません。

（私の記録ノートから）
　『今日は、胃の内視鏡で早期がんということがはっきりした。
　なんだか、重くのしかかってだれに相談したらいいのか。自分1人で背負うこともないし、だれかに話したところでそれは逃げみたいだな。母のことを考えるともっと孤独と不安を感じているだろう。最後まで預金のことなど心配して、だれにもゆだねてなかった母の苦労を思ってしまう。脱いだ靴のくたびれをみると思わず涙。こんなときばかり神様にすがってしまう自分がつらい。がんという言葉の重みがこんなに深くのしかかるとは思ってもいなかった。今までの自分の看護の姿勢も考えてしまう。患者Mさんの言葉を思い出すな『がんときいていたけど、こんなにこれがつらいなら聞かなきゃよかった』。
　『でも泣くのは今夜で終わり、明日からは長期戦でがんばろう』。

　この日から私は、自分の気持ちを吐き出し、整理するために記録ノートをつけました。また母の病気に関することでほかの人たちから説明を求められることも多く、書いておかないと日々消え去っていくようでこわかったのです。
　記録ノートをつけようという考えは、多くの入院患者さんがつけているのをみて私も見習ってみようと思ったのです。家族はいろんな思いで綴っているのだと実感しました。今思えば、このノートを家族みんなで共有したら私の気持ちももう少し楽になったかもしれないと思います。

ポイント7：自分の周りではいろんな考えが聞こえてくるけど自分を信じよう。

　自分で選択し、決心しても常に後悔と肯定の繰り返しの心境に陥るものです。せめて、決心を理解している医療関係者の方が支えて下さい。

　その後母は、入院までの自宅待機期間には、少し興奮状態のようでした。入院前夜は、「これでしばらくいろんなものが食べられなくなるから食べ貯めだ」といってケーキなどたくさん食べていました。

ポイント8：医師がかわってもそれまでの病名説明のプロセスは尊重する。

最初の検査入院のエピソードでは、母自身胃癌であることをしっかり認識していたのですが、内科病棟の医師は、病名の告知しない方針だということで胃癌という言葉をいっさい使いませんでした。
　手術日が決まり、外科に移ったところから胃癌ということで外科医とは話が進みすっきりした感覚をもちました。

ある患者さんを通じて感じたこと

　肝臓癌の方で呼吸も苦しいと訴える方がおりました。医師が訪問して「肺が苦しいのは肝臓も腫れてそれが肺を圧迫しているからです。お薬を増やしておいたがいいかな」患者さんは「はい」と返事をしました。あとでその方のところにいくと「先生は、この苦しいのは肝臓が腫れていると言ったけどわしは、肝臓がどこかわからんのだよ」と言われました。そうだみんな小学校にならった身体のしくみを覚えているわけではないのだ。説明といっても、このようなわからなさがあるのだなと学びました。

　体験したことをどう感じるかは、人さまざまです。やったこともない、経験したこともないことを考えろ、やれといってもそうたやすくできるものではありません。逆上がりをいきなりやれといわれてできる子、できない子、少し教えるとできる子、努力を重ねてできる子、ずっとできない子がいるように、人はそれぞれ違うというところを念頭において取り組むことが必要です。患者さんでも、病名や病状説明を受けた体験のある方とまったく初めての方があるように「自分の身体のことに責任をもつ体験をする」という機会なのです。この体験を通して患者さんは、自分のことを振り返ったり、考えたり、どのようにするかを決めていくのです。

　でも途中で立ちどまってしまう方もいるでしょう。私たちは、その患者さんの体験をどのような環境で、どのようにするか、また、そこから自分をみつめたり、考えたり、どうするかのプロセスを支援したり、邪魔しないようにいたりすることが求められているのだと思います。この体験を通して患者さん自身も意思決定の考え方の技術をもつことができるし、支援する医療者も技術をもつことができると思います。

　技術というとたいそうに思うかもしれません。でもそれは、「身体のことでわからなかったらだれに聞くか」、その答えは「自分を診察してくれた医師」というようなことがわかり、行動に移せることです。自分でさらりとできてしまえば、支援者はこの時点ではいらないでしょう。でも何1つわからなければ教えることも必要だし、医師に話を聞く機会を設定したり、勇気が出るようにしたりする支援が求められると思います。

ポイント9：手術をすることで、どのように心身が変化するのか、生活がかわるのかの説明もとても大切です。実際にその後の生活をしていくのは、その人自身なのです。医師も看護師も治療後の生活についてよく説明して下さい。

　手術も無事終わり、現在14年が経過し元気に生活しています。但し、胃を3分の2とっていますので食生活や排泄、体力など著しく変化し自分でコントロールできるまでに数年かかりました。手術をするということは、命が救われることに加えて自分の心身の健康に大きな変化が訪れるし、非常に苦しい日々を過ごすこともあります。病気のことが説明されていたことで、苦しい状態の理解の助けにもなりました。説明されたことが自分の身体で起こるときにまた頭の理解だけでは追いつかないこともあるのが事実です。この苦しい状況を支えてくれたのは、手術後入院生活をしたときにお世話になった看護師さんと外来通院のときに会話できることだったようです。

　家族の立場からの体験を振り返ってみました。家族でもこのような状況になるので患者さん本人ではもっとすごい感情の嵐が吹いていることと思われます。でもいきなりその嵐を鎮めることはできません。そのとき、そのときの本人の話を聞いたり、医師の説明をかみくだいたりとの説明の補助が必要になります。ここでこそ、いつもそばにいる看護師は力を発揮してほしいのです。

❺ 職員教育の大切さ

　最後に、患者の権利宣言に基づき院内のしくみを整えていく中で、職員の生涯教育としてのICを推進していくための取り組みが並行して行われてきました。おおまかな内容を紹介します。

1．職員教育の実際例

　患者さんや家族ができるだけ気持ちを落ち着けて病院に受診できるためには、病院職員一人ひとりのかかわりが重要になります。そのための職員の教育として、まずは医療人としてのマナー、2年目職員には、コミュニケーション（話す、聴く、協力ゲーム）のプログラムが、2日間の研修に入っています。また、希望者には、コミュニケーションのプログラムがあり、参加できるようになっています。内容的には、体験学習を通して学習をするスタイルになります。医師の教育は研修医のプログラムの中で患者の権利宣言をもとにICについての説明がされます。あとは各科の研修を通して学習することになります。ほかに医師が参加する教育の場としては、委員会が主催する、コミュニケーションのロールプレイング、事例検討、教育講演などです。

　看護師の役割を考えていったときに患者の権利を理解し実践することの大切さが看護部の中

で高まってきました。新人研修、リーダーシップの研修などに患者の権利に関する項目が入ってきました。その1例として平成11年に行った看護部の研修では、以下のようなねらいをもったプログラムが組まれました。その後も毎年プログラムが組まれています。

  ねらい 看護師としてのリーダーシップの在り方を学ぶ
      組織倫理、自分の倫理観に気づく
  目標 1．患者の権利宣言が理解できる
      2．患者の権利を守るうえでの看護師の役割がわかる
      3．支援するとはどういうことかわかる
  対象者 5年目以上（看護研究、院内研修のリーダーシップ終了者）

このような場に参加し自己研鑽していくことも看護師の役割としてあります。
さらに、院内だけでなく地域に向けて患者の権利に関すること情報を発信してきました（図28）。

2. IC委員会

この委員会は、ICを推進するための企画、立案、実践を行ってきました。活動6年目くらいからこの委員会の活動についてどのようにしていったらいいか悩みながらやってきました。今まで行ってきたことが、どれだけ臨床で生かされ、患者さんの自己決定に支援できているのか、全体状況が今1つ把握できないでいました。1998年より各職場の代表者を募り実践での中心的役割を果たしてもらうための体制をとり、年に数回の代表者会をもちICの理解と実践への取り組みを開始しました。各職場の取り組みの情報交換ができたり、院内で作成された書類などがどのように活用されているのかなど、また具体的な問題点も出てきたりと浸透させていく方法として有効でした。また、理想はわかるが、現実的な問題がすぐには解決できないなどという問題がありましたが、1,300人近い職員に生涯教育としてICを位置づけ浸透させていくには、忍耐強くやり続けていくことだと実感しました（図29）。

6 今後の課題

患者さんが初めて病院を訪れるところからICのしくみをみて看護の役割を考えると4項目出てきました。さらに考えていくと、退院していく患者さんにどのような説明がされて、患者さんは満足して退院していくのだろうか、そこにどのように看護の役割が発揮できるのかということが今後の課題になると考えています。特に在院期間の短い病院であるだけに着目していく必要があります。

そして、私たちの仕事を振り返ったときに、患者さんから発生したことに対処するときに患者の権利宣言に基づいた視点で考えられるようになってきたなという手応えは感じています。

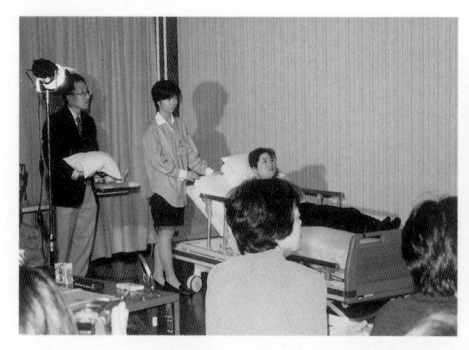

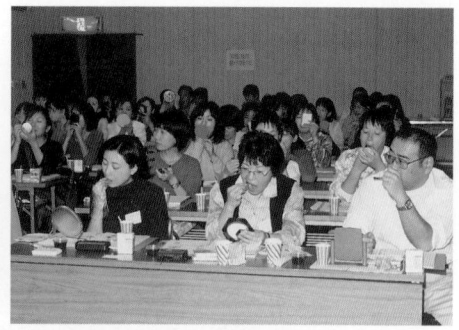

図 28．地域に向けての情報発信の一例（嚥下障害の講習会）

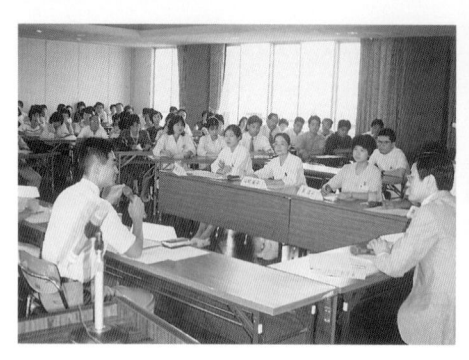

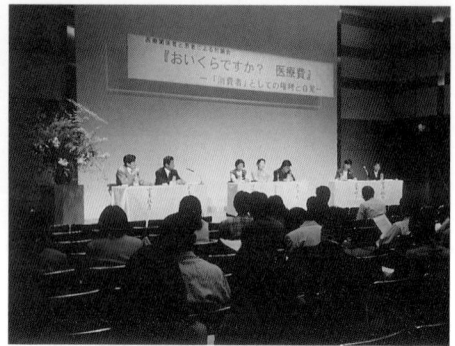

図 29．公開行事（左＝くすりと IC、右＝医療費）

それは、一人ひとりが考え取り組んできた結果だと思います。しかし、どれだけ患者さんに届いているかははっきりしません。医療提供者よがりの満足感や考え方にならないように、患者さんの声を聞いていきたいと考えています。また患者さんの権利を守っていくことは、常に働きかけていかないと人間は弱いので目をつぶりたくなるときもあります。そうならないように規制し合うしくみも整えてくことが必要です。

（沖原由美子）

参考文献

1) 河合　なおえ：自分自身の患者とのかかわりの変化；患者とともに看護計画を立案して．看護研究収録集，看護部集合研修，p 202-207，聖隷三方原病院，静岡，1998．

実践レポート

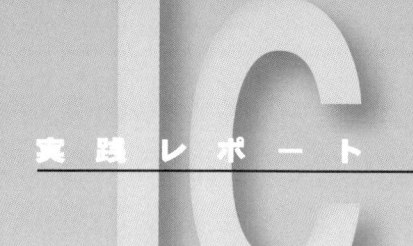

9. 看護記録の開示による ICの推進

はじめに

　本稿では、看護記録の開示を考えていくために、看護記録の法的根拠と当院の看護記録について述べ、医療現場での看護におけるICの役割を考察する。そのうえで看護計画を開示しICが推進された事例などを紹介していく。

1 看護記録とは

1. 看護記録の法的な位置づけ

　保健師助産師看護師法（以下＝保助看法）では看護師の仕事は療養上の世話または診療の補助業務であり、助産師は助産または妊婦、褥婦もしくは新生児の保健指導を業とすることが定められている。

　この職種に対して保助看法で記録を義務づけているものは、助産録だけである。看護記録に関する規定は医療法施行規則に「地域医療支援病院、特定機能病院の施設等に関する施設基準の中に診療に関する諸記録の規定に、看護記録を備えること」とあるが、記載に関する規定はない（表10）。

　このように法的に記載内容が規定されていないため、記載内容については各施設が定めた基準によるが、日本看護協会では看護業務基準で「看護記録とは、適正な看護を行ったことを証

表 10. 第四十二条（助産録の記載及び保存）

一項「助産婦が分娩の介助をしたときには、助産に関する事項を遅滞なく助産録に記載しなければならない」
二項「前項の助産録であって病院、診療所または助産所の管理者において、その他の助産に関するものは、その助産婦において 5 年間これを保存しなければならない」
三項「一項の規定による助産録の記載事項に関しては、省令でこれを定める」

保健婦助産婦看護師法施行規則
第三十四条　助産録には、左（下記）の事項を記載しなければならない。
　一　妊産婦の住所、氏名、年齢及び職業
　二　分娩回数及び生死産別
　三　妊産婦の既往疾患の有無及びその経過
　四　今回妊婦の経過、所見及び保健指導の要領
　五　妊娠中医師による健康診断受診の有無（結核、性病に関する検査を含む）
　六　分娩の場所及び年月日とき分
　七　分娩の経過及び処置
　八　分娩異常の有無、経過及び処置
　九　児の数及び性別、生死別
　十　児及び胎児付着の所見
　十一　産じょくの経過、及びじょく婦、新生児の保健指導の要領
　十二　産後の医師による健康診断の有無

明する業務記録である」としている。また、この看護記録は診療録の一部として管理され、法的な証拠としての記録ともなる。

2. 当院の看護記録とその問題

　看護記録は基礎データ、問題リスト、看護計画、看護経過記録、看護サマリ、フローシート（重症経過記録、体温表など）で構成され、当院では「聖隷三方原病院看護記録基準」によって記載方法などを提示している。記録様式としては、問題志向型システム（POS）および問題志向型看護記録（PONR）を取り入れ、必要時経時的な叙述記録を推奨している。また、看護実践を支える根拠および新人や異動者のために、当院版標準看護計画を作成し使用している。標準看護計画とは、『○○疾患の看護』の題でその疾患の標準的な問題を抽出し看護計画が作成されたものである。

　当院の看護記録の問題は、①看護問題が潜在表現（〜の恐れがある、〜の可能性がある、〜の予測など）であることが多く、経過記録に反映されにくいこと、②看護師の主観による記載があることである。例えば標準看護計画『胃癌患者の看護』に『術後出血によりショックを起こす危険性がある』『胃内圧の上昇により縫合不全の恐れがある』など合併症の予測が立案されているが、出血によるショックや縫合不全などの発生率は極々少なく、問題としてアプローチするには実際的でない。さらに、これらの問題を患者に説明することで不安になるとも考えられる。また、PONRでは看護師は客観的情報を記載するルールだが、看護師の主観的記録が失礼な表現になっていることも見受けられる。例えば、『何回説明しても覚えられない、ぼけがあるのか』この記載は患者の人格を否定する表現であるし、『痛み止めをほしいと言いながら、同室者と談笑している』という例では看護師の主観が入っていて記録を見た患者や家族の方を不快にさせるであろう。

　今後看護記録は患者が見てわかる記録として、表現に注意した診療の経過と患者と協同して立案した問題を中心に記載していくことが望まれる。現在、当院看護部でも看護記録委員会を中心に看護記録の改革中である。

❷ 看護におけるICとは

　ICとは『十分な説明を受け、理解したうえで選択して決定すること』と定義して述べていく。医療においては、患者に対して医師の治療方針や病名の情報提供だけでなく、医療従事者が実施する援助方針やその内容についてもICが必要だと考える。

　看護業務は、患者の療養上の世話と診療の補助業務に大別される。療養上の世話には看護師が行う生活援助（＝ケア）や在宅で行う援助があり、診療の補助業務には医師の指示のもとに行う医療行為（採血やガーゼ交換、手術や検査の介助など）がある。ICにおける看護師の役割は、①患者の健康問題の解決に関して看護の予定や実践内容を（看護計画に表わされている）説明し、了解を得て実施すること、②一つひとつの看護行為に対して「看護師の私が」実

施することの了解を得て実践すること、③医師が行う説明の場に同席して、患者の理解を助け、選択の自由や自己決定権を支えていくこと、の3つに大別される。

❶ 役割①

　従来の看護計画は看護チームで基礎データ（入院までの経過や理解程度、入院への期待や患者のライフレビューなど）を基に問題が抽出され、実践していたもので患者に公表されず了解を求めていなかった。ICの浸透により患者は身体情報や治療内容などの提供を受け共有し主体的に治療に参画できることとなった。そのため、看護師たちも看護チームのための計画ではなく、患者がもっている入院への期待や現状で困っていることに焦点を当てた計画へと変革し、計画についてICをしていかねばならない。

❷ 役割②

　診療の補助業務を行うときは、個々の補助業務に関して「○○をしてよろしいですか」と処置名は確認してきたが、「私が○○をしてよいか」という説明や了解を得てはいなかったと思われる。星野一正氏は『薬を患者に看護師が注射するときに、〜中略〜医師の得たICについて、まず確認する必要があります。そのうえで、看護師は、患者に「その注射は私がさせて頂いてよろしいですか」と質問してから、その注射薬の内容、目的、注射の方法、痛みの程度、注射後の腫れた局所の発熱などの副作用など、医師が説明することが大切です』と述べているように一つひとつの実践にも看護師としてのICが必要である[2]。

❸ 役割③

　医師の説明に患者、家族に話を聞くと説明内容が難しい、医師の時間が限られている、選択するにしても情報を得る手段の不足や相談相手がいないなど多種な要因で困っている方が実に多いのである。そこには不安や緊張、受け入れたくない事実で動揺し"頭が真っ白になってわからなかった"状態になることもある。この患者を理解し、診療方針の説明書をもとにわからないことを整理し、聞きたいことを明確にする手助けをしながら支援するわけである。医師が説明内容を看護師と事前に打ち合わせておけば、患者や家族の方が先に聞いておきたいことを整理することも可能である。そして、『治療を受ける、受けないについての決定権はあなたにあるのですよ。どのように選んでも全力で私たちは治療を行いますし、気持ちが変わったらまた相談しましょう』というICの本質を説明することが看護師に要求される。さらに、自己決定した直後からその決定に対して揺れ動く気持ちを身近にいて支えていくことが看護師に課せられた役割であろう。

❸ 看護計画開示の試行

　平成13年に看護記録・開示委員会では看護計画のICの浸透と、患者の医療参画が促進さ

れるために計画を患者とともに立てる取り組みを開始した。患者へのインフォメーションは「私たち看護師は○○さんの入院中看護計画というものを立てて入院生活のお手伝いをさせて頂きます。そして、その看護計画を書いた用紙を患者さんにお渡ししています。これは○○さんが元気になって頂くために看護師がどういうことをするのか、また、患者さんにどういうことを知ってほしいかを書いたものです。この計画について、○○さんのご意見をお聞きしながら実践していきたいと思いますので、ご遠慮なく何でもおっしゃって下さい」とした。

開示が有用であった事例を示す。

事例1：乳房切断術予定の患者

入院看護計画書

○年△月×日
担当看護師（△）確認者（□）

目標　日常生活が過ごしやすいように、傷の痛みがスケール2以内におさまる

具体策	いつ	評価日	満足度（評価）
1. 痛みが強いときは我慢せずナースコールなどで教えて下さい 痛みの程度 0　1　2　3　4　5	△/7	△/10	普段は1～2程度。力を入れると3程度、日に日によくなる。 2日目で痛み止めは使わずに済んだ。
・8日 背中に入っているチューブから痛み止めを使います	△/8		
・9日 痛みが3以上のときは注射を使います	△/10	△/16	退院ときの痛止めは不要という。
・10日以後、痛みが3以上のときは座薬を使います			
2. 起き上がり方、動き方を説明します 寝起きは力ひもや電動ベット「うえがる」を使用すると痛みが少ないです。咳やくしゃみは傷を両手で脇から押さえるとよいです。	△/8	△/8	力ひもより柵を使って起きあがる方が楽だった。 /10 トイレ歩行中。
・9日 トイレと食事は起きてみましょう			
・10日 廊下を3回は歩いてみましょう	△/10		
3. 手を挙げる方法を説明します			自分でここまで挙げると目標を決めたので頑張った。傷がつるが看護師にみてもらいながらで安心できた。 160°挙がった。満足。
・寝たままでできる方法	△/10		
・手術していない方で持ち挙げる方法			
・バーにつかまり徐々に（170°まで）挙げる方法	△/16		
・自力で挙げる方法など			

手術予定で術後の創痛と腕が挙上できるようになるかを心配されていた事例である。
痛みは主観であるためペインスケールを用いて変化が数字化できるようにし、どの程度でコントロールを希望されるか話し合う。以前は痛みに関してはかなり我慢してから訴える患者が多かったが、ペインスケールによりどの程度で伝えればよいのかがわかりやすかったという評価であった。

上肢挙上のリハビリテーションも患者の日常生活にどの程度の挙上が必要かによって、方法や目標値が異なってくる。患者自身も目標値が見えることで意欲的に取り組めたと振り返っていた。これはクリニカルパスを使用した例でもあり、予定や目標がわかっていることが意欲につながったとしていた。

事例2：ストーマ造設手術の予定患者

入院看護計画書

○年△月×日
担当看護師（△）確認者（□）

目標　ストーマのパウチ交換が自分でできるようになる

具体策	いつ	評価日	満足度（評価）
ストーマケアのしおりを参考に説明します 1．自分でストーマを見てみましょう	△/2	△/4	2日目に見た。 しおりも大体見てみた。
2．便やガスをパウチから出す方法をトイレで説明します	△/6	△/6	ガスと便は自分で行える S「袋の交換は難しそうだね。まあ、やるしかないね」
3．自分で便を出してみましょう 4．糸を抜いたらパウチの種類を決めます 5．パウチ交換を看護師が行い説明します	△/10	△/9	（パウチの）剥がし方をやった。
6．自分でパウチを交換してみましょう ・パウチの剥がし方 ・ストーマ周囲の皮膚の保護 ・ストーマの大きさの測り方 ・パウチの切り方 　鏡を見ながら貼ってみよう	△/14	△/11 △/14	ストーマの大きさの測り方はできる。 （パウチを）S「切るところが難しい」 皮膚の赤み、びらんはない。 S「何かあれば外来に来てみてもらうよ」と言う。
7．ストーマケア物品の購入方法を説明します 8．家族の方に説明をします （△月15日 15：30頃）		△/15	S「きのう貼ってみたが2時間で漏れてしまった。貼り方がまずかったのか？」 パウチの穴が大きかったこととストーマの下側からぴたっと貼るように説明した。 （評価を尋ねると）説明とパンフでわかりやすかった。

　ストーマ造設術予定でストーマのケア方法を指導する予定を立てた事例である。術後の痛みや創部の観察などは看護師の立案を説明し、ストーマ造設後の生活について特に心配をしたため、この説明書でストーマケアを共有することとした。ストーマケアパンフレットをもとに看護師が説明を加え、実施指導を行っていく。満足度や評価の欄は看護師の記載が多かったが、コメントや質問の書き込みもあり、計画書の提示が患者の参加を促した事例であっ

た。また、他の事例では紙面が手元にあるとそのとき聞けなかったことを書き込めるので安心と感想が聞かれ情報提供には紙面をつけると効果的であることも確認できた。

おわりに●

　看護記録の現状の問題および看護計画のICと計画書の開示という看護チームの初期段階の取り組みを紹介した。今後、診療計画はチームで検討したうえで短期間に良質の医療を提案していくようになると思われる。当院でも導入したクリニカルパスも入院経過予定表として、優れた情報提供のツールとなり得る。しかし、クリニカルパスの活用できる疾患や検査群は限定されるので、個別に診療計画を医療チームで検討しながら、ICしていくことが患者の医療への参画への道になると思われる。

　当院ではクリニカルパス（入院経過予定表）を導入され、患者用パスは入院中の予定がわかりやすいとの評価を受けている。今後はさらに医療チームがクリニカルパスのような詳細な計画書を提示して証明していくことになるであろう。

　患者の手元に詳細な計画書があることが患者と医療従事者の情報交換を推進させ患者自身が医療参画できる道になると思われる。

（吉村浩美）

■ 引用文献
1) 星野一正：インフォームドコンセント．丸善ライブラリー，p.162-163，1998．

■ 参考文献
1) 寺本松野，村上國男，小海正勝：IC 自己決定をささえる看護．日本看護協会出版会，1999．
2) 柳田邦男(編)：元気が出るインフォームドコンセント．中央法規，1996．
3) 井部俊子，竹股喜代子：看護記録のゆくえ「看護記録」から「患者記録」へ．日本看護協会出版会，2000．
4) ナーシングレビュー．日本看護協会出版会，1996．
5) 岩井郁子：看護記録．アイ&アイ コンサルティング，2000．
6) サラ T.フライ：看護実践の倫理．日本看護協会出版会，2000．

実践レポート

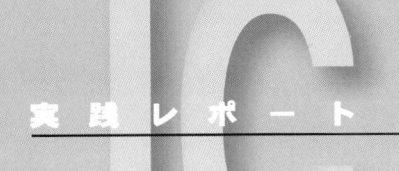

10. ICとIT

はじめに

本稿では、病院の所在地から診療に関する説明まで、病院内におけるすべての情報をICの対象として考えます。情報の性格を見極めながら、医療機関側・患者側それぞれの立場から、ITを利用して提供できる情報・必要な情報を記述しています。また、聖隷三方原病院の病院システム・ウェブサイトも解説しています（聖隷三方原病院ホームページ URL。http：//www.seirei.or.jp/mikatabara/default.asp）。

1 ICにおけるITの役割

ITは、情報を蓄積・加工・表示する技術です。ICにおいて、情報は中心的な役割を果たします。図30では、ICにおける情報の役割を模式化しました。ITは、図30のそれぞれの行動を支えるために極めて有効です。

ITの機能には、
- 患者への説明時のビジュアル効果　例）検査結果のグラフ化
- データベース機能・情報提供　例）薬剤情報、医療機関の一覧
- 情報共有　例）電子カルテ

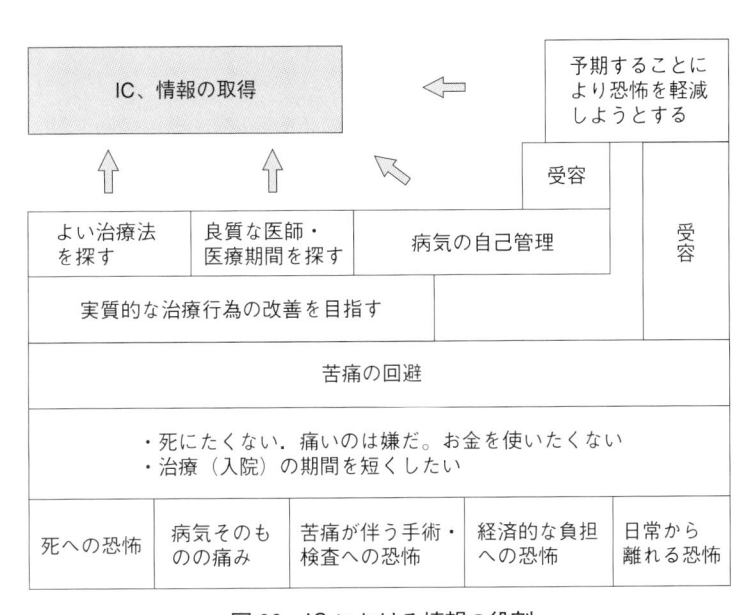

図30．ICにおける情報の役割

などがあります。

また、ITの象徴ともいえるインターネットの発展に伴い、一般の患者が医療情報を得やすくなってきています。医療機関からみれば、インターネットを利用して自己をPRするということも可能になってきました。

❷ 患者は何を知りたいのか

ICは、一般には「説明と同意」と訳され、医師が患者に対して診療行為をわかるように説明し同意を得ることを指します。もちろん、それがICの最重要点ですが、実は、ICは患者の来院前から始まっているとも考えることができます。

例えば、「どの病院に行けば治りやすいのだろう」「入院期間が短い病院はどこか」といった病院選びの情報も広義のICでしょう。あるいは、「院内のサインボード」これもICに含めて考えてよいでしょう。通常は、これらの情報に「同意」は存在しないようにみえます。しかし、病院選びでは、暗黙のうちに「この病院にしよう」といった同意あるいは意思決定が含まれると考えられます。本稿では、来院前から退院後（帰宅）までに必要とする情報すべてをICの対象と考えています。

1. 患者の知りたいこと

患者の最大の関心事は、予後と、治療に伴う苦痛です。「治るのか治らないのか」「入院しなければいけないのか」「手術が必要なのか」「お金はどのくらい必要なのか」このようなことにもっとも注意が払われています。

❶ 患者は、予期される結果を知りたい

結果を予期することにより、自分の生き方を決めたいと思うのは当然と思います。また具体的に生き方を決めたいと思っているわけではないが、本能的に予後を知りたいと思っている人も多いと思います。自分の余命を知りたいと思うのは、老若男女に関係がないのでしょう。

結果を予測するためには、自分の病気の状況を知らなければなりません。患者は、まず、どのような病気なのか、その病気は治癒するのかしないのか、死ぬのか死なないのか、といった病気の特徴や一般的な転帰を知ろうと努力します。これは、目的地までの複数のルートが書かれた地図の入手と同じです。患者は、病気の全体像を知ることにより、治癒・軽快・死亡のおよその可能性を知ることになります。病気の全体像の把握は、いわゆる難病を除けば、さほど困難ではありません。インターネット、家庭用医学書、雑誌、医学専門書などにより調べることができます。次に、患者は、自分がどの転帰になる確率が高いのか知ろうとします。地図を入手した患者は、今自分がどのルートのどのあたりにいるのかを知ろうとします。

❷ 苦痛を軽減したい

　病気の全体像と自分の現在地が把握できると、患者はより現実的な苦痛の軽減の方法を探すようになります。具体的には、患者は以下のような苦痛をもっています。

- ・検査や手術などによる身体的な苦痛
- ・痛みが避けられない検査や手術などによる精神的な苦痛（恐怖感）
- ・治療中の収入減や医療費などによる経済的な苦痛

そして、苦痛を軽減するために次のような情報を入手しようとします。

1. 苦痛の少ない治療法：苦痛の種類……肉体的苦痛（手術・検査など）、精神的苦痛（病気・手術・検査・入院期間・死など）、経済的苦痛（医療費の問題）。
2. 腕のよい医師：疾病を早く治癒させるために、腕のよい医師・病院を知りたい。
3. 疾患を治す方法：患者の第一の興味は、病気の治療方法・治療期間（治癒までの期間）・転帰である。正確には、治るのか治らないのか、またいかに苦痛なく短い時間で治せるか、である。従来は、検索の手段がなく口コミや市販の書籍・雑誌に頼っていたが、現代ではインターネットによる大規模かつ広範な検索が可能になった。
4. 予期される苦痛（死・手術・検査など）
5. 患者は、診療行為の目的検査や治療を受けるにあたり、その具体的な目的を知り、苦痛を合理化する。
6. 医療費：多大な医療費を支払わなければならないという恐怖感から抜け出したい。
7. 治療環境・入院環境：自分の療養環境が快適であることを望む。

2. 患者による情報収集

　患者は、どのように情報を収集しているのでしょうか。インターネットの出現以前は、患者は情報砂漠を歩く状態でした。しかし、現在は、インターネットにより情報の海の中をさまような状況になっています。

　患者が必要としている情報とその入手の難易度を図31にまとめました。必要な情報ほど入手が難しくなる傾向にあります。

❶ 情報収集の概要

　従来の医療は、パターナリズムで、患者自らが情報を求めるケースは多くはありませんでした。医師が提示した治療・情報がすべてで、その他に情報を求める手段もありませんでした。しかし、この10年ほどに患者側の意識が高まるとともに、インターネットの普及により患者が自らの手で情報を得るケースが増えています。また、インターネットによる情報収集は単に医療情報の入手だけにとどまらず、医療の在り方を考える場にもなっています。

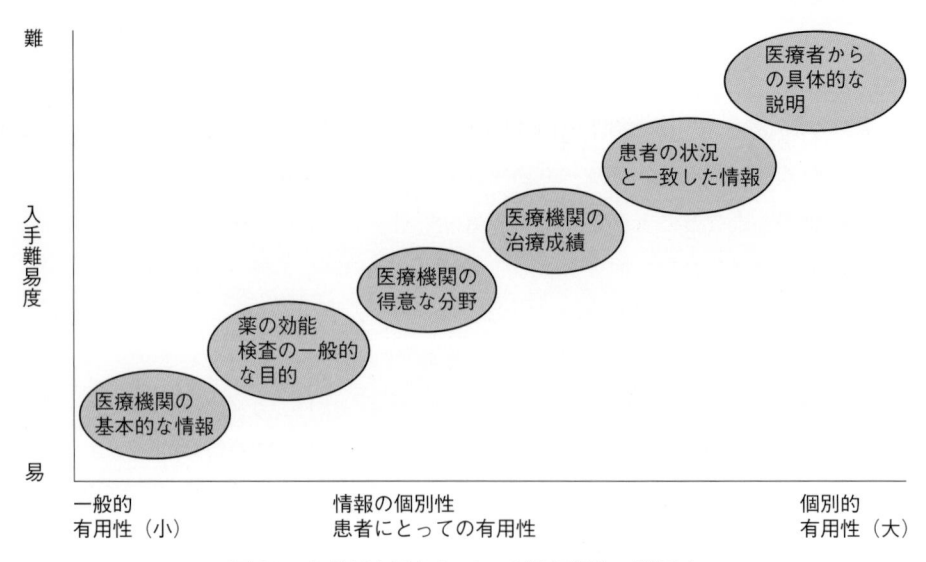

図31. 患者が必要としている情報収集の難易度

❷ 患者が医療機関から得る情報

患者が医療機関から得る情報は、その患者に特化された情報になっています。その情報は、患者にとって最も重要な情報でもあります。
- 病気の種類、全容
- 現在の状況
- 今後の見通し
- 治療方針

しかし、それらの情報は、主治医の主観が入りやすいため、必ずしも患者にとって最善とは限りません。医師は過去の経験や文献などの情報に照らし合わせて、治療をすすめることになります。したがって、治療方針の決定には医師のもっている情報が大きな影響を与えます。また、患者への説明にも影響します。

❸ 患者が医療機関外から得る情報

一般の患者が、医療機関以外から医療情報を得る方法には、雑誌・書籍、インターネット、口コミなどがあります。それぞれの特徴は以下の通りです。
- 雑誌・書籍：専門のライターが執筆していることが多く、情報としてはある程度洗練されている。しかし理解しやすくするために総論的であり、具体性に欠けやすい。
- インターネット：詳細な情報がつかめる。理解には、専門的な知識が要求されることもある。医療機関自身が情報を提供するため、医療機関の意図的な情報になることがある。医療機関の比較がある程度できる。インターネット上の情報が非常に多いため、選別が難しい。
- 口コミ：当たり外れが大きい。医療の品質とは無関係な部分で評価されることも多い。受け

取り側への影響力が大きい。

③ 医療機関はどうすればよいのか……病院システムを利用した情報提供

この項では、病院システム（以下、HIS＝Hospital Information System と省略）の活用方法を記述します。

1．医療システムの歴史と今後の展望

❶ HIS の歴史

病院には、比較的以前からシステムが導入されています。初期の導入は、料金算定用の医事システムが目的（いわゆるレセコン）でした。その歴史が長く、80年代の半ばにオーダシステムが導入され始めます。このオーダシステムは、指示を入力することにより、伝達速度を向上させるとともに、事務職による入力を省略しました。この頃から、オーダシステムの入力データを利用し、診療支援システムが考案され始めます。同時に電子カルテも意識され始めましたが、システムの対応範囲が限られるため、電子カルテに直結するということはありませんでした。90年代も終盤になると、電子カルテの利用が始まりました。

❷ オンラインによる情報提供の利点

オンラインによる情報提供には、以下の利点があります。
・カルテそのものがなくても、端末があればよい。
・常に最新の情報である（特に検査結果）。
・数値などをグラフ化しやすい。
・動画の提供も可能である。
・大量のデータが扱える。検索が容易。
・短時間で取り出せる。
・簡単にプリントアウトできる（手書きより読みやすく、大量のデータが扱える。繰り返しができる）。

❸ IC のために HIS から提供できる情報

現在の医療機関では、レセコンから電子カルテに至るまでさまざまなメーカーのシステムが導入されています。一般には、IC というと電子カルテというイメージがありますが、必ずしもそうではありません。レセコンでも可能な IC があります。
　1）事務的な情報の提供（主としてレセコン）
　　①会計情報：会計情報に対する考え方は2つあります。1つは医療費の詳細な情報、そしてもう1つは医療費の予測です。
　　②医療費の詳細な情報：これについては、既に多くの医療機関で実施していることと思い

ます。患者に対して、医療費の明細を渡し、金額を明らかにするものです。
③医療費の予測：レセコンの中には多くの病名と会計情報があります。これをもとに、病名ごとのモデルをつくり、特に入院時にどの程度の費用が必要であるかを患者に説明するようにします。医療費の改訂毎にデータを作り直す必要があり労力を必要としますが、患者に安心感を与えるためには重要な情報となります。
④薬品情報：これも既に多くのレセコンで対応されているため、詳細な解説は必要としないかもしれません。96年から薬剤情報提供料が算定できるようになり、多くの医療機関で実施されています。ここで重要なことは、提供する内容に過不足がなく、わかりやすく記述することです。この詳細は、薬剤の章に譲ります。

2) 診療情報（主としてオーダリングシステム）

①投薬情報：今回限りの薬剤情報はレセコンでも対応されています。しかし、投薬歴の把握となると、オーダリングシステムまたは投薬歴管理システムが必要になります。投薬歴により過去の投薬やほかの診療科の投薬が把握でき、副作用や相互作用の予測が可能になります。この予測に基づき、患者への薬剤の説明が可能になります。
②検査情報：検査指示内容を明らかにすることにより、患者に対してより明確に治療の目的を説明することができます。
③検査結果：治療の進捗状況、病状の説明が容易になります。

3) 画像情報

従来の画像情報は、写真そのものや紙ベースで提供することが主流でした。しかし、ITの発達によりオンラインで端末上に表示することも可能になってきました。また、内視鏡検査などの動画は専用のディスプレーが必要でしたが、一般の端末でも表示が可能になっています。紙ベースの情報の提供よりも取り出しが簡単になったため、ICに利用しやすくなってきています。

①レントゲン写真
②内視鏡などの動画
③心電図などの波形データ

4) 経過記録（主として電子カルテ）

電子カルテでは、経過記録・看護記録を提供することができます。これらの記録は、カルテにしか存在せず、電子化することによりカルテの現物の有無にかかわらず情報提供することが可能になります。

2. 聖隷三方原病院のシステムの変遷

❶ 歴史

1) 1985年以前

1985年までは、富士通の汎用機を使用していました。但し、ホストコンピューターは聖隷浜松病院（聖隷三方原病院から10 kmほど離れている）におき、オンラインは完全なリア

タイム処理ではなく、半リアルタイム処理でした。システム範囲は、医事・資材・給与等の事務処理に限定していました。もちろん、ICを意識したシステムではありませんでした。

2) 1985〜1990年

1985年に、NECの汎用機にリプレースしました。システムの範囲に大きな変化はありません。しかし、オンラインはリアルタイムの処理となりました。また、診療支援として前回の処方内容を処方箋にプリントアウトするシステムを構築しました。

3) 1991〜1998年

1991年にIBMの汎用機にリプレースしました。従来のシステムに加え、処方オーダリングシステムが稼動開始しました。当時の民間病院では珍しく、すべての入力を医師が行う処方オーダリングシステムでした。1996年には、処方オーダリングデータを利用し、患者に処方内容を提供する処方薬プリントサービスシステムを稼動開始しました。また、検査結果を提供するシステムの検討も行いましたが、システム資源が十分でないため、見送りとなりました。

4) 1999年以降

1999年に、NECのクライアントサーバシステムにリプレースし、現在に至ります。10年以上利用してきた汎用機を全廃しました。現在のシステムでは、薬剤情報提供のほかに、検査結果をプリントアウトして患者に渡しています。さらに検査結果は、画面上でグラフの表示が可能です。

❷ 処方薬提供システム（処方薬プリントサービス）の開発（図32）

96年3月からサービスを開始しました。このシステムは、薬剤情報提供加算を考慮したものではなく、単にICの推進のためのものです。そのために、算定の要件は満たしてはいませんでした。

1) 処方薬プリントサービスは、薬品情報提供加算に先駆けて開発した

このシステムでは、薬剤部前にプリントアウトする機器を設置し、患者が自由に情報を取り出せるようにしました。情報の内容は、薬剤の名称のみで、その直後に始まった薬剤情報提供加算の要件からみると貧弱です。しかし、必要と思う人だけが自由にプリントアウトできることは特筆すべきことです。一般的には、ICは、医療者側から患者に提供することにより発生すると考えがちです。自己の医療情報は、本来、患者が自ら管理すべきものであって、医療者はそれを支援するに過ぎません。その意味から、患者の意思を尊重したシステムといえます。

2) 小児の利用率が高く、成人の利用率は低かった。

プリントサービスシステムは、全般的に利用率は高くはありませんでした。利用率で目立ったの

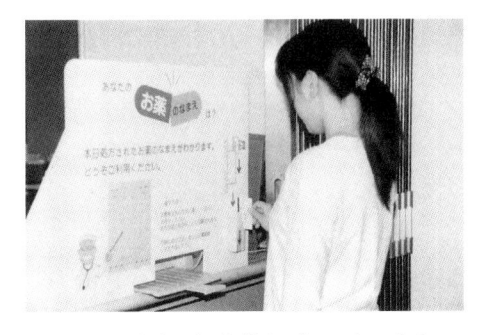

図32．患者の処方薬をプリントアウト
パネルの後ろにプリンターを設置している

は、患者が小児のときで、保護者が入手したものと思われます。

3. HIS の利用方法とその限界

❶ コンピューターの特性とその利用

　コンピューターには、
- 計算が速い
- 記憶容量が事実上無制限
- 記憶の劣化がない
- 複数の端末を用いることにより情報の共有ができる

といった特徴があります。反対に、
- 治療上の判断はできない
- 人間の感情は理解できない
- 患者がどんな情報を必要とするかは判断できない

といった欠点もあります。これらを考慮し、システムの機能を考えます。

　まず、データベース機能の利用が考えられます。これは客観的な情報、例えば疾病情報・薬剤情報・検査情報などをコンピューター内に記録し、取り出せるようにします。ここで記録する情報には、入力者やデータの作成者の判断や主観が入らないようにし、できるだけ新しい情報を用いる必要があります。

　薬剤情報は、自力で入力するよりも市販のデータを購入し、導入する方がよいでしょう。

　次の利用方法は、少し難度があがりますが、自己の所有するデータの集計をお勧めします。レセコンがあれば、少なくとも、以下の情報を取り出すことができます。
- 医事病名
- 入院期間
- 使用した薬品
- 診療科別受診者数・入院者数

このような情報を集約し、常に取り出せる形にしておくのがよいでしょう。これらの情報は、次項で述べるインターネット上での情報公開にも使用します。

　次に共有機能の利用が考えられます。

　データがコンピューターに保存されていれば、ネットワークを介して、同時に複数の場所で内容が確認できます。既にいくつかの診療機関で実施されていますが、この機能を利用して、インターネット経由でカルテの内容を本人に開示することができます。

❷ 人間が対応すべきこと

　コンピューターの利点・欠点は前述の通りです。この医療者＝人間が用意する情報は、この欠点を埋めるものでなければなりません。もちろん、難しいものではなく今までの業務の中、

あるいは延長線上にあります。患者一人ひとりの情報を収集し、その情報に判断や知性を加えていくことが、人間がすべきことです。情報の収集にあたっては、単に病気や治療の情報だけではなく、個性や家族構成も必要になります（詳細は他の稿に譲ります）。これらを総合的に収集し、患者にとって有用な形に情報を加工していくことが求められます。

❹ 医療機関はどうすればよいのか、インターネットを利用した医療情報の公開

1. 医療情報の公開の考え方と意義

前述のように、情報公開も IC の一環として考えます。そこでこの項では、医療情報の公開について記述します。

医療情報は、医療機関側が一方的に大量に保持していることがほとんどです。また、患者は極めて少ない情報しかもっていません。この情報の非対称性を解決することが重要です。

医療情報の公開は、現時点ではインターネット上のウェブサイトが最適です。医療法による広告規制を受けないため、自由に情報の公開ができます。手段としてはまだ歴史は浅いのですが、これからは主流になっていくと思います。

2. インターネットを利用した情報公開

インターネットを利用した情報公開には次のような利点があります。
- 医療法の広告規制を受けないので、詳細な情報を提供できる。
- 情報を随時更新することができる。
- 費用が安価。
- インターネットに接続した PC があれば、参照側が時間や場所の制限を受けない（いつでもどこでも閲覧できる）。
- 情報に媒体(紙)を伴わないため、情報量に制限がない。

3. 何を公開するのか

❶ 公開する情報の概要

病院に関する情報であれば、なんでもよいと考えています。しかし、次のようなものは公開することはできません。
- 個人情報（プライバシーに関する情報。患者だけではなく職員の情報も含む）
- 契約に関する情報。
- その他、公序良俗に反するもの。法規に抵触するもの。

これらは、インターネットに限らず、公開するものではありません。

❷ 公開する情報の分類

公開する情報は、その性格によって3つに分類することができます。
1) 客観的な情報
　辞書のような情報。情報自体に個別の価値はない。
　例）薬剤情報（DI）、検査の項目に関する情報、病院の所在地・電話番号
2) 主観が入る情報
医療機関のウェブサイト上で公開される情報のうち、「得意な分野」「力を入れている分野」「数字を伴わない治療成績」などを指す。これらの情報は、必ずしも良好な治療成績を伴っているとは限らず、宣伝的な要素が強い。
　例）医療機関の得意な分野
3) 情報取得者に判断力を要求される情報
治療成績も数字だけを見て判断をしてはいけない。その病院の特性や地域差、患者の構成層などにより、同じ疾病でも治療成績が大きく異なることがある。例えば、大学病院では重篤な症例や困難な症例を扱う傾向があるため、治療成績は悪化しやすい。これらの情報は、専門家の判断が必要になる。
　例）治療成績

4. 公開する具体的な項目

公開する情報の具体例として、聖隷三方原病院のウェブサイトで公開している情報項目を列挙します。

- 診療科別入院延患者数
- 診療科別外来延患者数
- 診療科別・月別新入院患者数・月別退院患者数
- 診療科別初診・再診患者数
- 診療科別平均在院日数
- 手術件数・処方箋枚数
- 服薬指導件数・栄養指導件数
- 臨床検査件数・画像診断検査件数
- 内視鏡検査件数・リハビリテーション件数
- 分娩件数・病理解剖件数
- 医療相談件数・透析件数
- 診療報酬請求書件数・救急車搬入患者数
- 退院患者住所区分・外来患者住所区分
- 科別疾病分類・年齢階層別疾病分類
- 死亡退院患者科別疾病分類・死亡退院患者年齢階層別疾病分類・死亡退院患者疾病分類

- 手術分類
- 月別紹介患者数・外来科別紹介患者数
- 年度別紹介患者数・紹介患者の占める割合
- ホスピス（年次報告）
- 訪問・看護相談：活動状況、訪問看護対象者の状況・医療処置・援助内容等・在宅診療の動向、退院調整動向・看護相談実績・嚥下ナースの活動
- 経営統計：医業収益費用の内訳、収益的収支の推移、病床利用率、患者1人1日あたりの単価・収支の推移
- 学術業績

5. インターネット上における情報公開の問題点

インターネットで情報公開するにあたり、いくつかの問題点があります。

①医療機関が提供する情報は、客観的といえないものもある：医療機関が公開する情報は、その医療機関にとって有利な情報になりがちである。

②医療機関が提供する情報を客観的に評価する方法が存在しない：医療機関が公開する情報は、医療機関に有利な情報に偏っている可能性がある。しかし、その情報を客観的に評価する方法・組織がなく、野放しの状態である。

③インターネットの利用者は特定の層に偏りやすい：20～30代に多い。

④携帯電話のサイトは中途半端になる：パケット単位の課金のため、大量のデータの受け取りが出来ない。そのために、多くの情報を公開しても、ユーザ側の原因で限定的な利用になってしまう。しかし、携帯電話を利用したウェブ閲覧が多いことを考慮するべきである。

⑤ 医療機関が積極的に行うべきこと

前節までは、「患者が情報を受け取る」ことを主眼に述べてきました。しかし、ICの推進のために、医療機関が自ら情報を取得することも重要です。以下に簡単に記述します。

❶ 最新医療情報の収集（専門情報）

従来は、最新医療の収集は、学会参加や医学専門誌の購読に依存してきました。しかし、これらの方法は、一部を除けば、情報が一方通行でした。近年は、最新の情報をウェブサイトで公開したり、過去の情報をデータベース化しています。これらを活用することが、医療の質の向上に有効です。

❷ 動向の把握

ウェブサイト上では、多くの人が医療に関する意見を公開しています。意見は必ずしも医療

の質の向上に反映されません。しかし、医療を受ける人たちがどのように考え、どんなことに不満や不安を抱いているかを理解することができます。特に、日常の診療場面で、不満や不安を明確に意思表示する患者は多くありません。このような情報を集め、医療機関の運営に役立てることができます。

⑥ ITがもつ危険性

1．情報漏洩の恐れ

現在の病院において、カルテや資料（レントゲン写真やチャートなど）のセキュリティーは万全とはいえません。しかし、大きな事件は多くはありません。それは、「カルテ」「資料」が実体を伴っているため、その実体をもち出さない限りには無意味だからです。それでは情報が電子化されるとどうなるのでしょうか。これは、病院に限られた問題ではありませんが、

- 持ち出されても気づきにくい
- 持ち出した者が誰かわかりにくい
- 複製が容易
- 一度に大量の情報を持ち出される恐れがある

といった危険があります。

2．提供側と受け取り側の意識のずれ

人間が直接説明しない場合は、情報の提供側と受け取り側で温度差が生じることが予想されます。また、コンピューターで見せられたことにより、「非常に正確な情報」であると誤解されるケースもあります。いうまでもなく、ディスプレーで見せようと、紙で見せようと情報には変わりはありません。情報を提供する際には、このようなことを意識する必要があります。ウェブサイト上での情報提供は一般論になるので「実際のケースとは異なることがある」「専門医にご相談下さい」といった注意書きも必要です。

（藤田　敦）

資料提供：日本IBM、日本電気、富士通

実践レポート

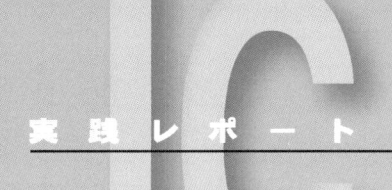

11. 栄養士の立場からみたIC

はじめに

　1981年聖隷三方原病院は日本で初のホスピスを設立しました。その50年前、1人の結核患者を、医療からはほど遠い素人の一般市民である数人のクリスチャンが自分たちの家にかくまったことが、当院設立の起源となっています。その根幹は、人を「苦痛から開放し、目前の人を1個の人格として限りなく尊重し、愛し、仕えることにあります。ホスピスは単に死ぬ場所ではなく、「最期を生きる」場所であり、人間尊重への自己運動そのものを意味し、さらに医療人の手から素人である一般市民の手に医療を取り戻し、限りなく人間讃歌と人間回復への道でありました。具体的にはICは「情報提供と自己決定権」から構成され、過酷な病の中で患者自らが「自分はこうしたい」と意志表示することが重要となります。ところがわが国の医療では、長きに渡り、患者の自己決定権は皆無に等しく、医師への「お任せします」が主流でした。なぜ上位下達の医療になったのでしょうか。他方、キリスト教社会では幼きときから「あなたはどうしたいか」とまず聞かれ、人格形成され、自立を大切にする社会が形成されています。この違いは、わが国では戦前の天皇への滅私奉公とヒットラーのドイツ学校制度をわが国の教育制度に取り入れた弊害が残ったからでしょう。これは16世紀のキリシタン期＝ルネッサンスにまでさかのぼります。それは、わが国と西洋との「衝突と受容」を源流にもつ日本人の負の精神的遺産につながる問題であります。日本はキリシタンの世紀にキリスト教文明と衝突しました。このことは今日の絵画や西洋音楽に決定的な影響を与え、現代アートの基礎となりました。キリシタンとはルネッサンス真っ只中の出来事です。16世紀、イタリアにはプラトン・アカデミーがつくられ、ルネッサンスの中心となり、自由なる市民、ギリシャの復活と人間回復、人間讃歌となりました。この時期、日本でも教育に力を入れるイエズス会によって、1580年「大学・コレジオ」が日本史上初めて大分県に開学され、そこでは哲学が必須でありました。ザビエルと鉄砲伝来を表面的理解に終わることなく、さらに深く堀下げる感性がもしあるならば、弾圧と殉教を超えて文明の交流が進んだ事実に突き当たります。そこにICへの解決の糸口があるのです。

　「食」はギリシャ神話の時代より「生命そのもの」との思想があり、食は思想そのものであります。聖隷創設者の人々は結核患者に対する迫害の時期、食の重要性を理解し実行していたのでありました。そしてこの思想は時を超えて、聖隷三方原病院栄養科に受け継がれ今日に至っています。80年代患者達にとって、「治療はあなた自身のことですから自分で決めて下さい」と言われても、躊躇することが多く戸惑いがありました。聖隷ホスピスの黎明期は、自立した勇気ある一握りの患者がいたからこそ、今日が拓かれたのです。かつて、患者は治療行為に対して「ノー」と言えることはありませんでした。しかし食事はいつの時代でも、食べるこ

とも残すことも患者自らが自由にでき、医療の中では数少ない自己決定の環境がありました。そこで栄養科の視点から、毎日、朝、昼、夕食をアラカルトのメニューを選択させてみてはどうかと考えました。毎日、明日の食事を1つずつ選ぶことで自己決定の練習になると思ったからです。例えば主食は、ご飯、粥、おむすび、パン（フランス製）、麺の5品目から選びます。主食、副菜、デザートなど1食で5～6品あり、3食で15～18品目選択することになります。日々の食事のことなら気楽にできるでしょう。この経験を積み重ねることが重要なのです。さて、アラカルト対応のセレクトメニューは当初25％の患者が実施反対でした。理由は「面倒だから」「適当に決めてくれればよい」でありました。しかし実施後再び同じ調査を行うと反対は2.5％であり、ほとんどの患者は喜び賛成したのでした。

栄養科のアラカルト対応の選択メニューは栄養科におけるICの1つであります。聖隷三方原病院栄養科の挑戦は、集団給食から1人の人を尊重する個人対応のフードサービス、クリニカルサービスへの道でした。そしてそのためのハードとソフトが構築された歴史でもあります。

① 理念と目標

1. **栄養科の理念**：食事を通じ地域住民の予防と治療、アフターケアーを充実させ、分子栄養学の理論を根拠として、医療と福祉に貢献します。
2. **聖隷フードサービス・ガイドライン**：聖隷福祉事業団では現在69施設をもっています。そのフードサービス・ガイドラインを（表11）のように掲げています。

② 情報の流れから栄養ケアをみる

患者および患者家族は入院受付で管理栄養士が直接インタビューし食事は決定され、直ちに発生源入力後、院内で情報の共有化がされます。地下をセンターキッチンとし、院内10カ所のサテライトキッチンに朝6：00～夜7：45分まで栄養士は病棟に常駐し、患者対応および医療チームによるアプローチがされます。退院後は外来栄養相談室が担当し、必要であれば在宅患者への食事サービスもされます（図33）。

表11．聖隷フードサービス・ガイドライン

1．喫食者は自分に提供されている食事について、その内容情報を知ることができる。
2．提供されるすべてのメニューが栄養分析されている。
3．喫食者は、セレクトメニューにより、食事を選択できる。
4．聖隷フード衛生基準に基づき、安全な食事を喫食者は提供される。
5．喫食者が他の施設に送られたとき、その患者の情報を記録またはコピーで相互交換する。
6．モニターを設置し評価する。

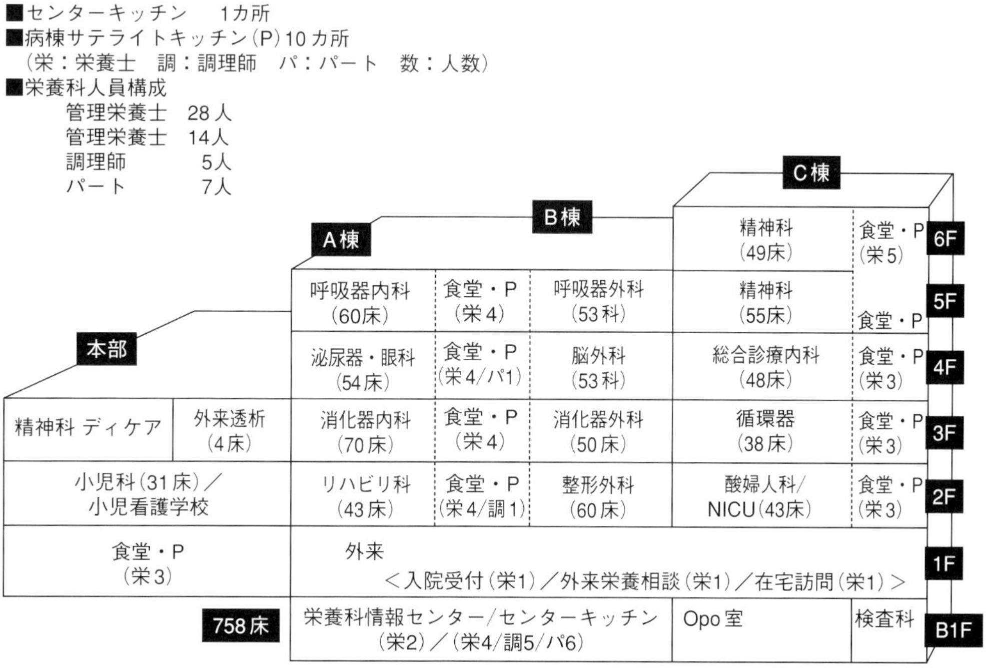

XI. 栄養士の立場からみた IC

■センターキッチン　1カ所
■病棟サテライトキッチン(P)10カ所
　(栄：栄養士　調：調理師　パ：パート　数：人数)
■栄養科人員構成
　　管理栄養士　28人
　　管理栄養士　14人
　　調理師　　　 5人
　　パート　　　 7人

	A棟		B棟	C棟		
				精神科(49床)	食堂・P(栄5)	6F
	呼吸器内科(60床)	食堂・P(栄4)	呼吸器外科(53科)	精神科(55床)	食堂・P	5F
本部	泌尿器・眼科(54床)	食堂・P(栄4/パ1)	脳外科(53科)	総合診療内科(48床)	食堂・P(栄3)	4F
精神科 デイケア / 外来透析(4床)	消化器内科(70床)	食堂・P(栄4)	消化器外科(50床)	循環器(38床)	食堂・P(栄3)	3F
小児科(31床)／小児看護学校	リハビリ科(43床)	食堂・P(栄4/調1)	整形外科(60床)	酸婦人科／NICU(43床)	食堂・P(栄3)	2F
食堂・P(栄3)	外来 ＜入院受付(栄1)／外来栄養相談(栄1)／在宅訪問(栄1)＞					1F
758床	栄養科情報センター／センターキッチン (栄2)／(栄4/調5/パ6)		Opo室	検査科		B1F

図 33. 栄養科概略・栄養士配置

1. 入院受付で身体計測と食事決定

　入院受付では、8時30分から17時まで管理栄養士が常駐します(図34)。

　情報は最も重要です。そこで食事に関する患者および家族と栄養士が直接情報交換を行います。さらに身長、体重、体脂肪を直接計測し、障害係数、物理的形態など999項目からなるコメントを踏まえて食事を決定します。その結果、医師の指示と異なる場合には、直ちに主治医にコールし、食種の修正を行います。多忙な午前中は栄養士2名、午後は各1名を配置しています。

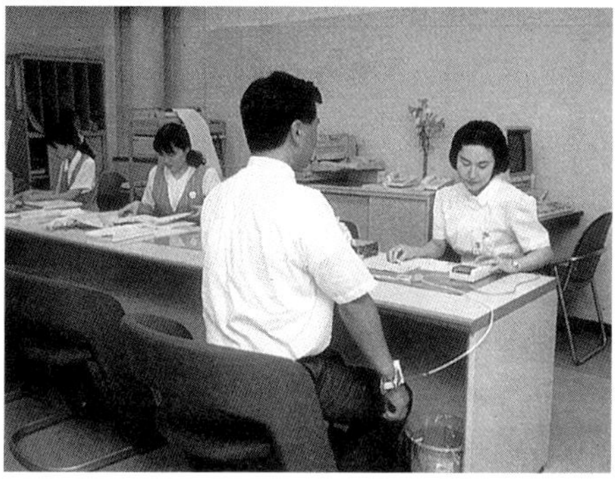

図 34. 入院受付
8時30分から17時まで管理栄養士が常駐している

2. フロア別栄養管理システム

　1987年の増床により、巨大化に伴う諸問題を解決し、よりきめ細かい患者サービス・栄養教育を図るため、集中型管理システムからフロア(階)別管理システムに移行しました。このシステムにより、配膳方式はベルトコンベア配膳(主食・汁物のみ病棟)から、食堂つき病棟厨房配膳(サテライトキッチン)(図35)としました。

　地下センターキッチンで調理されたものを、サテライトキッチンで、温かいものはスチームコンベクションオーブンで加熱され、冷たいものは盛りつけられた後、冷蔵庫で保存され、食事サービスを実施しています(図36)。また、フロア(病棟)専任栄養士は、患者の病態や嗜好に合わせたタイムリーな食事提供・患者教育を展開しています。

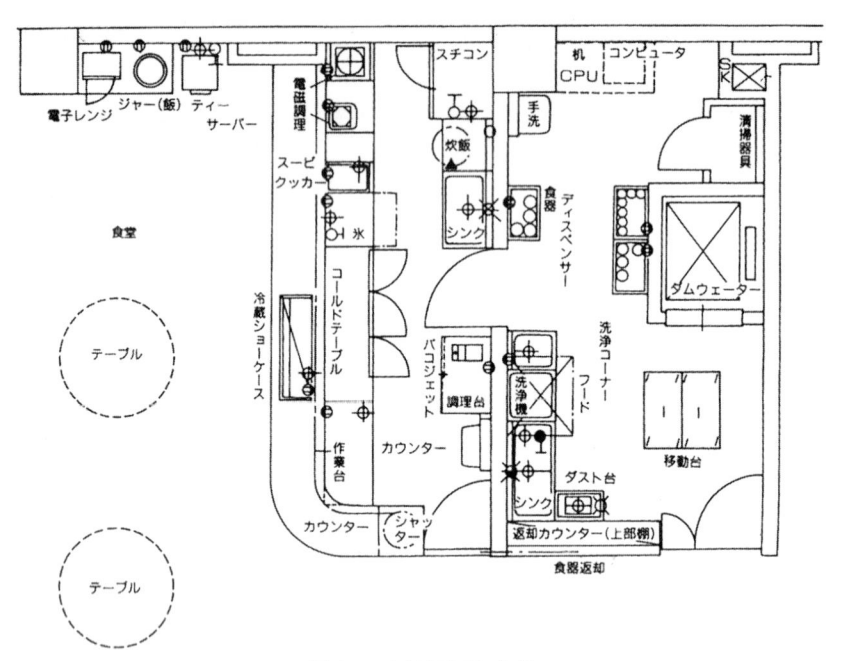

図35．病棟厨房と食堂

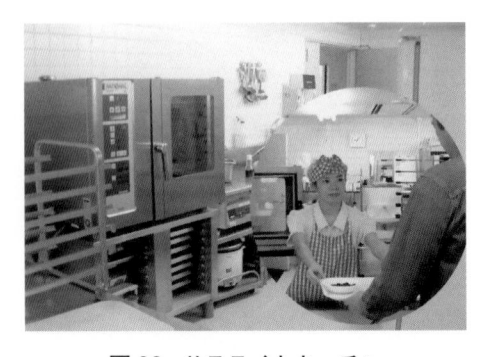

図36．サテライトキッチン

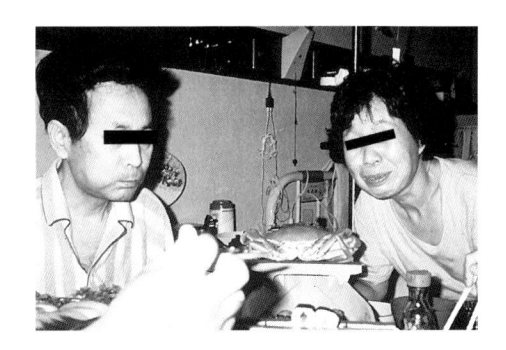

図37．家族と一緒の食事

3．病棟にあるファミリーキッチン

　1981年から始まったホスピスでは、栄養科サテライトキッチンを患者、家族に開放しファミリーキッチンとしました。その結果、家族が患者とともに食事することが可能となりました(図37)。食事はベッドの上で1人寂しく食べるのではその効果は少ないでしょう。愛する人とともに楽しみながら食べることが食欲を増し、豊かな療養と生きる喜びを実感するものとなります。

4．アラカルト対応によるマークシート方式のセレクトメニュー

❶ 前日オーダーで毎日行われるセレクトメニュー

　栄養量は1,200 kcal～2,600 kcalの100 kcal単位とし、エネルギー、蛋白質、塩分量は1品ごと表示し、朝昼夕は各々1/3の栄養配分となっています。

　患者の嗜好や塩分制限などはコメントとします。コメントは999項目まで受けることができ、メニューカードには、例えば「×魚」、「禁止納豆」、「毎食人参ジュース」などと表示されます。「×魚」は本人の嗜好で魚の提供は不可を意味し、また「禁止納豆」は治療上、ワーファリンを使用しているため納豆を制限していることを意味します。このように999からなるコメントは個々人の重要な食事情報に対応しています。字のわからない患者には直接栄養士が聞き取ります。このために画像メニューも用意されています(図38)。

❷ 特別メニューとフレンチフルコース

　入院患者に対し、希望メニューをとると、そのトップ3は1位にぎり寿司、2位鰻の蒲焼き、3位刺し身でした。これに洋風料理としてビーフシチューを加え、1食2,000円で患者の希望に答えています(図39)。にぎり寿司は、日本人が最も好むメニューであり、流動食しか食べられない人でも、にぎり寿司なら食べられることもあります。にぎり寿司と蒲焼きは、人気のある店からの配達としています。それは、二度と退院できない患者たちに対し、せめて外部の空気を味わってもらいたいための配慮です。他方、面会者も、特別メニューを入院患者へプレゼントできることになり、患者および家族、面会者への役割づくりへのサービスと

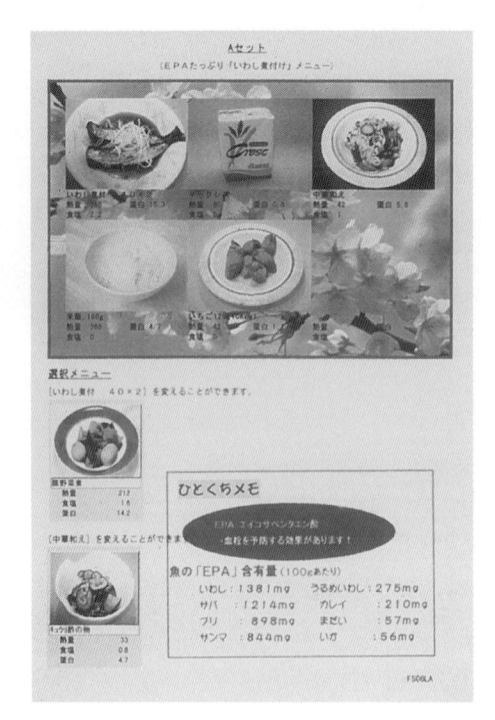

図38．画像メニュー

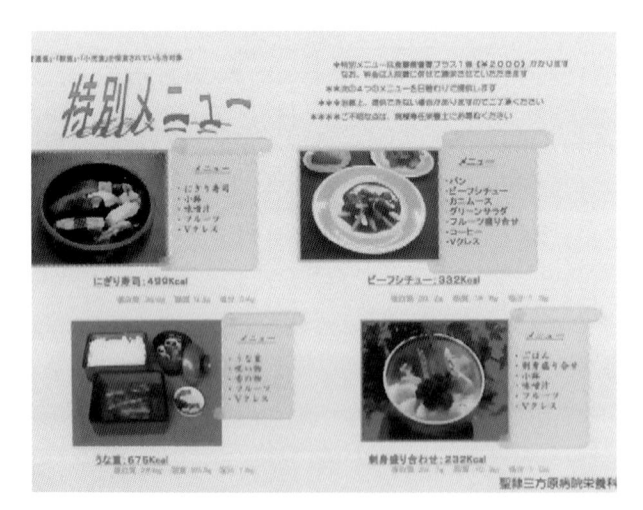

図39．フレンチコースのセレクトメニュー　　図40．出産のお祝い膳はフレンチのフルコース

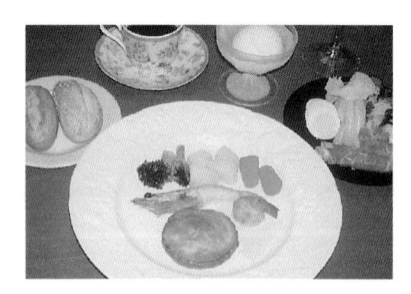

もなっています。また、出産のお祝い膳としてフレンチのフルコースメニューを無料で3種類からセレクトしています(図40)。

❸ 食欲のない人・嚥下障害者にはデザートを

当院の調査によれば、入院患者の40％に食欲低下がみられます。この40％という数字は国内外でも共通しており、病院入院患者の40％に低栄養状態がみられる数値と一致します。

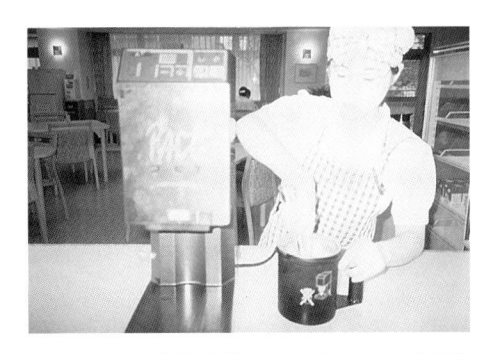

図41. 多目的粉砕機・パコジェットが活躍

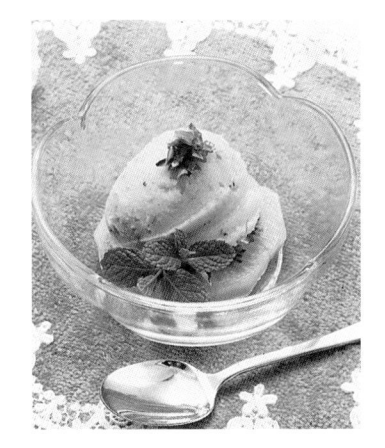

図42. パコジェットで作ったシャーベット

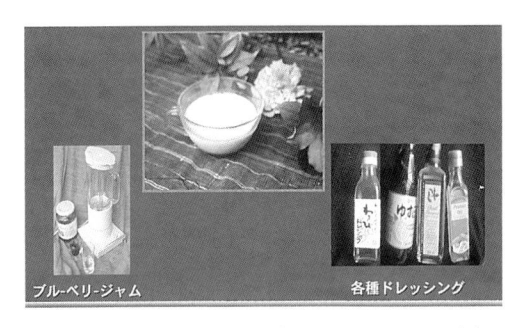

図43. 濃厚流動ゼリー（1.3%濃度　嚥下食）

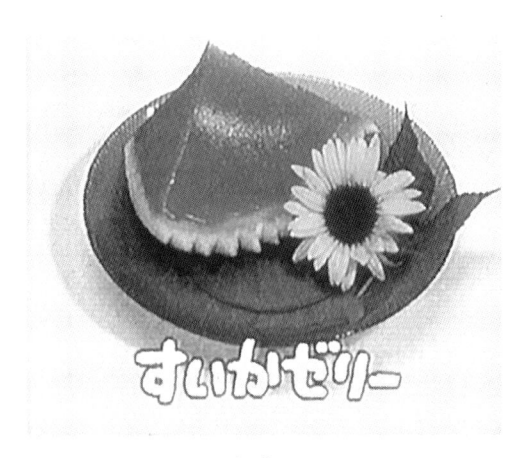

図44. 嚥下食「すいかゼリー」

さらに食欲低下の原因を調べると、「発熱と痛み」であり、この発熱や痛みがあるときに「何を食べたいですか」と調査すると、シャーベット、アイスクリーム、冷たいメロンなどのフルーツを希望されます。これらに対応するため病棟にあるサテライトキッチンが役割を果たします。ここには多目的粉砕機「パコジェット」で患者が必要なときに必要なシャーベットがいつでも提供できるようにしています（図41、42）。まずい濃厚流動もアイスクリームにしたり、ゼリーにすることで嚥下障害者や低栄養状態の患者に提供され、栄養状態の回復とともに、美味しく口から食べることができます（図43、44）。

❸ クリニカル・サービス

クリニカル・サービスは以下の3点から構成さます。
クリニカル・サービスは、①栄養スクーリング、②ケアプラン、③栄養アセスメント、から

構成され、入院、退院、在宅の一貫した栄養サービスが展開されています。最も重要なことは患者および家族の情報を正しく収集することであり、医療チームによる情報の共有です。

病棟専任栄養士は、食事の提供、食事摂取量の調査(ミールラウンズ)、これをもとに次の食事のフィードバック、栄養評価などを行い、患者の刻々変わる病に対し、リアルタイムのきめ細かい対応を行うことを目指しています。検査など「食待ち」患者の食事はサテライトキッチンの冷蔵庫に保管され、必要に応じて電子レンジで加熱され、提供されます。2002年2月より、栄養担当医、川西秀徳副院長を迎え、栄養サポートチームが構成され、包括的栄養管理サービスが始動しました。

❹ 地域完結型医療と福祉の提案

入院期間はますます短縮化し、従来病院で行っていた医療サービスは在宅や地域の福祉施設で肩代わりすることが予測されます。栄養科が中心となり1999年から2002年までの3年間、企業38社の参加を募り「食事サービスシステム研究会」を設立しました。これは誰でも、いつでも、その人にマッチした食事の提供がされ、良好な栄養状態を確保し、地域完結型医療と福祉を目指し、高騰する医療費の抑制を目的としています。このため地域栄養支援センター(Community Nutrition Center；CNC)を各県2～3カ所設置を目指し、21世紀の新たなる社会システムを提案するものです(図45)。病院は地域住民の健康を預かる拠点として地域に積極的に出ていくことで新しいパラダイムにおけるICが期待されます。

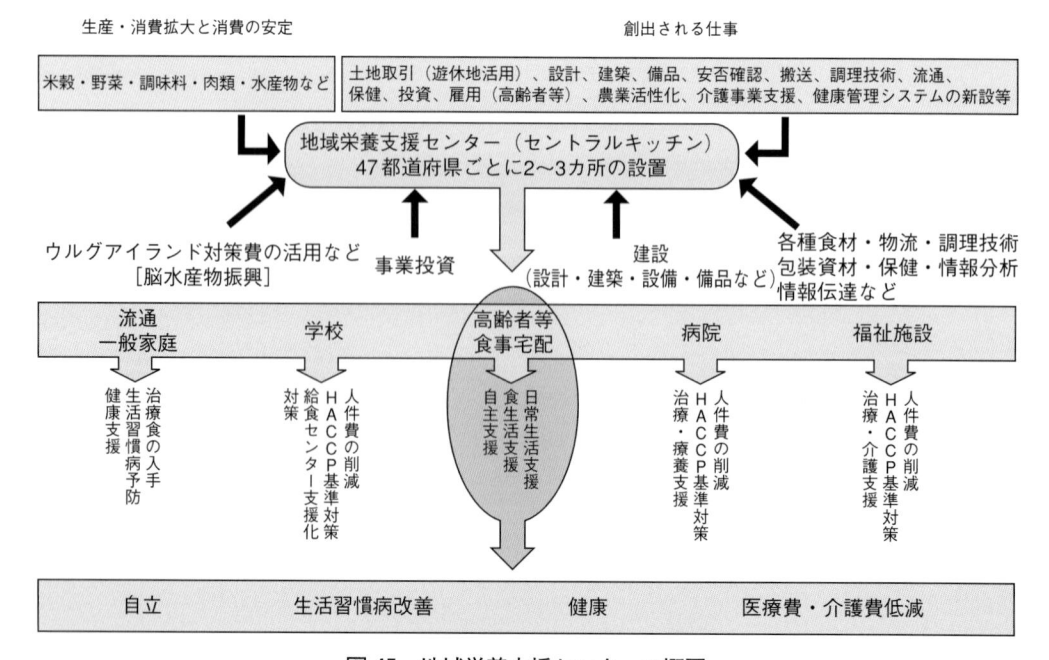

図45．地域栄養支援センターの概要

おわりに

　聖隷の歴史は1930年に始まります。それは結核患者に対し、一人ひとりにマッチした食事の提供が療養の基本となりました。生命の本質は化学反応(ターンオーバー)と構造形態といえます。生体構成成分は口から食べる食物を原材料として、日々入れ替わり生命を維持しています。そして1口のスプーンが生きていることの喜びを実感し、生きていることの証、ともなります。提供された食事は患者が拒否することも、受け入れることも自由にできた唯一のものでもありました。アラカルト対応のメニューを実施したのは、「なぜ、医師や栄養士が勝手に食事を決定するのだろうか？」という単純な疑問からでした。健康な者は、毎食、自分で自由に自己決定し楽しく食することができるのに対し、「食欲のない患者、特に、重症であればあるほど、食事は患者から遠く離れ、奪われ、一方的に与えられてしまうのはなぜであろうか？」と考えた結果、聖隷三方原病院栄養科のハードとソフトのシステムができあがり現在に至りました。家庭で、母が子どもの身体の状態に応じて食事を出すように、病棟にも台所があって、栄養士が直接患者さんを訪問し、オーダーを聞き、これを基に食事を用意させていただき、提供します。そして、喫食量を調査し、次の食事にフィードバックします。その結果をほかの医療チームと共有化し、治療に反映し、患者を良好な栄養状態に導くことで、さらに治療効果と入院の短縮化を図ろうとするものです。したがって、栄養科におけるICはセレクトメニューと病棟専任栄養士によるベットサイド訪問に集約されています。同時に、栄養士は、患者に日々接することで働く意義と意欲、満足度を向上させています。生き生きとした栄養士の群れは、日常業務における権限委譲と自己実現への道を拓きます。「食事は思想そのものである」ことを理解し、集団から一人ひとりへの限りない尊重と人間回復への道が多くの患者参加のもと切り開かれてきました。患者はこのように歴史参加した結果、聖隷の栄養システムができあがりました。

　生命誕生から35億年、人は自然とともに生きてきたことと、キリシタンへの歴史認識が新たな歴史をつくっていくことを信じ大いに今、このときを楽しみたいと思います。

(金谷節子)

参考文献

1) 金谷節子：病院食事革命．女子栄養大学出版，1999．
2) 金谷節子：摂食と排泄からみた高齢者栄養．第25回医学会総会，1999．
3) 金谷節子：地域栄養支援センター(CNC)；食事サービスシステム研究会1999、2000、2001版．
4) 長谷川　保：夜も昼のように輝く．講談社，東京，1971．
5) 長谷川　保：神よ私の杯は溢れます．ミルルパ書房，1983．
6) 木村利人：いのちを考える；バイオエシックスのすすめ．日本評論社，東京，1987．
7) 木村利人：自分のいのちは自分で決める；生病老死のバイオエシックス＝生命倫理 Beyond the century．集英社，2000．
8) 永田親義：独創を阻むもの．地人社，1994．
9) 岡村昭彦：ホスピスへの遠い道；現代ホスピスのバックグラウンドを知るために．春秋社，1999．
10) シシリーサンダース(編)：ホスピスケア ハンドブック；この運動の反省と未来．岡村昭彦(訳)，家の光協会，東京，1984．
11) 村井早苗：天皇とキリシタン禁制；「キリシタンの世紀」における権力闘争の構図．雄山閣出版，

東京,2000.
12) 竹井成美:「南蛮音楽その光と影」;ザビエルが伝えた祈りの歌.音楽の友社,東京,1995.
13) 横田正一:キリシタンと西洋音楽.朔北社,2000.
14) 岡本良知:南蛮美術.日本の美術 19,平凡社,東京,1965.
15) ルネッサンス期の美術-夢の美術館;マニュエリスム.http://www.nhk.or.jp/art-italia/.
16) 金谷節子:糖尿病ケア;IT革命.医歯薬出版,東京,2002.
17) 金谷節子:摂食・嚥下リハビリテーション.金子芳洋(監修),医歯薬出版,東京,1998.
18) 金谷節子:すこやかシルバー介護「楽しい食事の工夫」.NHK福祉番組取材班,旬報社,東京,2000.
19) 金谷節子,家森幸男,白井 操:長寿のお弁当.NHK出版,東京,2001.
20) 金谷節子:茶の機能.学会出版センター,2002.

実践レポート　**12. カルテ開示のルールづくり**

はじめに

　カルテの開示は、今日、もはや社会の趨勢となった感があります。当院はこの状況を予測し、1998年7月から、病院のルールに基いて組織的にカルテの開示を行っています。開示の意義やICとの関係については、別に書かれると思いますので、ここではカルテの開示を検討されている読者を念頭において、当院が開示に至るまでの過程と、ルールづくりに際して筆者が考えたことを、実践レポートのような形で書きたいと思います。

1　ルールづくりの背景

　カルテの開示について、病院としての態度を決めるべき時期がきている——1997年3月、当院のインフォームド・コンセント委員会は、この認識で一致しました。4月には、この問題を検討するためのワーキング・グループの編成が決定され、筆者がその班長となりました。また、同時に、セカンド・オピニオンについても検討する方針が打ち出され、これは別のワーキング・グループが担当することになりました。

　当院は、これに先立つ1992年9月、「患者の権利に関する宣言」を掲げ、患者の権利を尊重することを、既に約束していました。以来、委員会の活動もあって、ICは院内に定着しつつありました。がんの告知も比較的速やかに進み、例えば消化器外科・一般外科の場合、がんの手術を受ける患者さんの大部分に告知するまでになっていました。

　カルテの開示については、日常の診療の中で、主治医が患者に病状や治療方針を説明する場合に、検査所見など必要な部分をみせるということは、ごく自然な形で行われていました。また、患者や家族が医療過誤を疑って開示を求めるケースは、病院長が把握する範囲では、概ね年間数件程度でした。このような状況は、おそらくわが国の病院ではごく一般的なものであったでしょう。

　社会に目を向けると、この約10年前、裁判所は、患者の診療録閲覧請求を退ける判決を出していました——東京高裁昭61（ネ）656号、昭61・8・28民14部判決。以下昭和61年東京高裁判決と呼びます。これは医療過誤などが想定される場合は別として、カルテの閲覧請求を患者の一般的な権利としては認めないという趣旨のものでした。

　一方で、市民や弁護士からなるいくつかの団体が、カルテの開示やその法制化を求める運動を続けており、地方自治体の中には、個人情報保護条例などに基いて、公立病院に対するカルテ開示請求を、事案によっては認めるところもありました。また、少数ながら、自発的に開示を行っている民間の医療機関もみられました。しかしながら、これらの動きは、いまだ社会の

大勢とはいえないものでした。

❷ ルールづくりの道程

　筆者は、セカンド・オピニオンが実効性をもつためには、当然にカルテ開示が前提となるという認識は最初からもっていましたが、もう1つ、カルテ開示はリスク・マネージメントの側面を持ち合わせていると直感していました。現実に患者からの開示の要請が存在しているにもかかわらず、社会に、何をどうするべきかというルールがない、この状態そのものをリスクと考えました（正確にいうと、カルテは開示しなくてもよいというルールだけがありました）。医療者は、個人の諸々の権利を侵害するリスクを背負いながら、何かを選んで行動しなければならないし、現実にそうしているわけです。このままの状況で開示の要請が増加していけば、リスクも増大します。個々の医療者のリスクを軽減するためにも、ルールが必要だと考えました。

　そこで、要所については「診療録の開示に関する院内規則（試案）」という形にまとめました。これは、普通の理解力のある成人患者から請求があった場合には、原則としてカルテを丸ごと開示する（原則開示と呼びます）ことを基本方針として、それを院内で統一して行動に移していくためのルールの草案でした。

　1997年9月、この試案を医局会に提示し議論してもらいました。「カルテを書く時間がない」という、同じ勤務医として身につまされる発言がありました。特にこの医師が、人一倍精勤な先生であるだけに、説得力がありました。また、試案は、精神科のカルテであることを非開示理由としてよいことを規定していましたが、これに対し、1人の精神科医師から、「精神科のカルテを特別扱いにするべきではない」という意見が出されました。一方で、「精神科の場合には、患者にカルテを見せること自体が治療になるので、非開示理由とする（医師の裁量の幅を広くとる）方が適切だ」という反論が、別の精神科医師から出されました。しかしながら、筆者としては意外であったのですが、原則開示という方針に対する強固な反対論は聞かれませんでした。

　次いで12月、全職種を対象にした院内の説明会を開催しました。カルテ開示についての趣旨を説明し、試案を提示しました。看護師側からは、「私たちも個々の事案の開示判断に参加したい」という、むしろ積極的といえる、歓迎すべき意見が示され、参加した医師からも、「チーム医療の趣旨からいって、看護師も加えるべきだ」という、応援がありました。しかし筆者はカルテ開示そのものが、法的に難しい問題を含む、われわれにとって未踏の領域であるから、それはまだ時期尚早であることを主張しました。

3 ルールづくりのポイント

1. ルールの基本的性格

　ルールをつくるにあたり、まず筆者が考えたことは、どんなルールにしたいのか、つまりルールの基本的な性格です。そして、次の3つがその答えです。
　①誰が開示の是非を判断するのか（判断主体）を明確にする。
　②判断主体の裁量をできるだけ大きくとる。
　③請求を拒絶する場合の判断の客観性を確保する。
　まず、カルテ開示という、人の権利が錯綜する領域に、法の援護もなく踏み込む以上、責任の所在を明確にしておく必要があると考えました。そして、その任に耐え得る者として当面は医師に期待するべきだというのが筆者の考えでした。昭和61年東京高裁判決は、情報提供についての医師（または医療機関）の裁量を認めています。パターナリズムと呼ぼうとなんと呼ぼうと、この現実は重いわけです。医療者は法によって医療者たり得るのであるから、法が私たち医療者に何を要請し、何を許し、そして許していないのかということをよく考える必要があります。
　医師の裁量に極端な制約を加えるようなルールは、場合によっては違法性を帯びてきます。当院の開示規則には、「これこれの場合には開示請求を拒絶してよろしい」という規定はありますが、「拒絶しなければならない（開示してはならない）」という禁止条項はまったくありません。すなわち、どんな状況であろうと、自らの責任（法的責任を含めて）において開示を行う限り、医師の裁量に制約を加えてありません。
　しかし、その一方でこの規則は、医師が開示請求を拒絶することを禁じ、拒絶の権限を開示審査会のみに与えています。この点で医師の裁量に制約を加えているわけです。これは、拒絶する場合の判断の客観性を確保するためであり、社会通念からみて許されるものではないかと筆者は考えています。もしこの制約をも排除するならば、医師の裁量はまったく制約を受けないことになります。その場合は、実質的に規則は消滅し、存在し得たとしても、それは指針、すなわちお手本として存在することになります。もちろん、そういうやり方もあるでしょう。しかし、開示請求を拒絶することの重みを考えるとき、医師に対するこの制約はやむを得ないものと考えます。

2. ルールの適用範囲

　さて、いよいよルールづくりを始めることになりますが、まずは、その適用範囲を決めておく必要があります。具体的には、適応範囲を、請求に基づく開示に限定するか、それとも医療者による自発的な情報提供をも含めた情報提供一般に広げるかということです。ここでは、仮に前者を請求型、後者を包括型と呼ぶことにします。
　当院の開示規則（表12）は請求型ですが、「診療録開示マニュアル」の中で、「請求を伴わ

ない開示、すなわち病状説明などの必要による医師の自発的な開示については院内規則が適用されないので、従前通り医師の裁量と責任に基づいて行うこと」という一文によって、自発的な情報提供には介入しないことを表明しています。

筆者もはじめは、包括型ルールをイメージしてみました。しかし、これは日常の医師の説明の在り方に枠をはめるか、さもなければお手本を示すということになります。病院団体や医師団体が行うならともかく、一病院の中でこれをやると、医師としては「余計なお世話」といいたくもなります。筆者は、請求型の規則をみて、自発的な情報提供に際して考慮すべきことを類推してもらえば、それでよいと考えました。

いずれにしても、核心は、「カルテを見せてほしい」という患者の要望を出発点として、これにどう応えるかということにあります。以降は、請求型のルールについて話を進めていくことにします。

3. ルールの骨組み

次は、ルールの骨組みづくりです。ここで、仮に集中型、分散型と呼ぶ2つのタイプを考えてみます。集中型とは、判断主体として審査機関を設置し、すべての開示請求をここに集中させて審査するものです。これとは対照的に、分散型は、審査機関を設けず、例えば主治医がそれぞれの事案について判断主体となるやり方です。いずれも一長一短があります。集中型では、判断の客観性を期待できますが、裏腹に、審査機関の構成員が対象患者のことをよく知らないという短所があります。また構成員が複数である分、事案一件あたりの労働コストが高く迅速性にも欠けます。そして、分散型の長所・短所は、集中型のそれとちょうど逆の関係にあります。

しかし、日常の診療の中で、患者が医師に「血液検査のデータのコピーを下さい」という気軽な場面を考えると——これもカルテ情報の開示請求ですが——この請求をすべて審査機関にかけるというのは、馬鹿げていますから、純粋な集中型は成り立ちません。そうかといって、分散型では、開示が拒絶された場合に請求者が承服しないという事態が予想されます。

結局のところ、現実的には、集中型と分散型を折衷することになります。そのやり方として、筆者は、次の2つを想定してみました。

①分散型を基本とし、請求者の不服申立てを審査する機関を設ける。
②カルテ情報を、分散型で対処する部分と集中型で対処する部分とに、分類する。例えば、検査データなどは主治医を判断主体とし、医師記録などは審査機関が判断主体となる。

ところが、①では、おそらく分散型の判断主体となる主治医と請求者との間に、何かわだかまりのようなものを残したり、あるいは、主治医がそれを心配するあまりに請求者のいいなりになるということも考えられます。②はどうでしょうか。これも、主治医が医師記録を開示して差し支えないと判断することはいくらでもあると考えると、意義は薄れてきます。問題は、

情報の形式的な分類ではなく、情報がもたらす患者への影響など質的なことがらです。

ここで筆者が考えたのは次のようなことです。──①でいう不服とは非開示のことである。主治医が非開示と判断する場合についてだけ、不服を先取りする形で審査機関にかければよい。──この考えが、結局、当院の開示規則の骨組みになりました。すなわち、「判断主体は医師とし、医師が非開示と判断する場合にのみ、審査機関に判断主体を移す」という基本構造です。

具体的には、口頭での開示請求を受けた医師は、許諾してよいと即決できるなら、なんの書類も必要とせずに許諾できます。請求者の人物・身分の確認が必要と感じたり、開示について考える時間がほしい場合は、請求者に「診療録開示請求書」の提出を求めます。その後、もし開示しない方がよい（それがたとえ一字であっても）と考える場合は、「開示拒絶意見書」を当院の審査機関である「開示審査会」に提出し、その事案から離脱します。

医師は、ある意味ではスクリーニングの役目を担っているのですが、別の見方をすると、開示審査会に対する発議権をもっているともいえます。そして、開示審査会が召集された時点で、決定権はこの会に移行することになります。

4. 請求資格（当院の開示規則第4条）

骨組みができましたので、後は肉づけです。まず、カルテを誰にみせるのか（請求資格）を決めておかなければなりません。

ところで、カルテ開示の重要な根拠になっている「自己決定」という原理は、ICを支える大きな柱でもあります。しかし、この「自己決定」が本質的に抱えている問題が、ここで浮き彫りになってきます。それは、「自己決定」の原理は、自己決定する能力がない（と思われる）人には適用できないという問題です。開示の請求資格でいうと、子供や知的障害者、精神障害者をどうするかということになります。もちろん、この人たちにも理解できる範囲で情報を提供する必要はあります。しかし、提供された情報をひどく誤解して混乱に陥ったり、自分のプライバシーを守ることの大切さが理解できないばかりに他人に情報を悪用されるとすれば、医療者はこれを回避する義務があると思います。これはパターナリズムですが、「自己決定」が適用できないところは結局パターナリズムでカバーするしかありません。

このあたりは、さまざまな工夫があり得ると思いますが、当院の開示規則では、未成年者と禁治産者による開示請求については拒絶してもよい（もちろん許諾してもよい）ことにしています。但し、その場合には、親権者や後見人に開示請求できる旨を病院から通知するようにしました。また、未成年者である患者の親権者と後見人、精神障害者である患者の保護者にも請求資格を与えています（但し、プライバシー保護のため、普通の理解力のある成人患者の場合は、ただ家族であるというだけでは請求資格を与えていません）。

それにしても、一旦は家族を排除しながら、うまくいかないところだけ家族を再登場させる──個人主義というものの限界をみる思いですが、私たちとしては致し方ありません。

さて、当院の開示規則では、患者の遺族にも請求資格があります。患者の「自己決定」はも

うないわけですから、ほとんどの場合、開示請求の目的は医療過誤の検証にあるでしょう。患者が生きている間は家族は請求できないのに、死亡した途端に請求できるようになるというのも何か変ですし、死ねばプライバシーはなくなるのかという難しい問題もあります。しかし、医療過誤を疑う遺族の心境は、おそらく、仇討ちの心情と社会公正の感覚が混ざり合った辛いものだろうと想像します。それをおもんばかると、証拠保全などの法的手続きを取らずにカルテを見られるような道筋があってよいように思います。

請求資格は、まさしく人の権利が表面に露頭している問題ですので、私的ルールでやるには荷が重いのです。ルールそのものが権利を侵害しているのではないかという心配が、消えることはありません。本来は開示についての法律（まだありませんが）の出番であると思います。

5. 非開示理由（当院の規則第6条）

開示請求を拒絶してもよいのはどんな場合かという規定（非開示理由）も必要です。ここには、患者の健康に有害となる場合や、患者以外の個人のプライバシーなど、注意が必要なものが入ってきます。がんの告知ができていない場合などは、「患者の健康に有害となる」かどうか慎重に検討しなければなりませんが、当時当院では既にがんの告知がかなり定着しており、医師も経験を積んできていたので、この検討については自信があったと思います。

当院の開示規則で特に説明が必要な点は、精神科カルテであることを非開示理由の1つとしていることでしょう（開示を禁止しているわけではありません）。これは、「精神科では、カルテを患者に見せることは、それ自体が治療になる」という1人の精神科医師の意見を是としたからです。しかしながら、筆者自身は他のいくつかの理由も考えに入れていました。1つは、患者が家族への憎悪などを吐露した部分などはチェックして非開示にできたとしても（実はこれすらも仕損じる可能性はある）、その他の部分に、家族（保護者を通じてコピーが他の家族の目にふれる可能性もある）が見て嫌悪感や軽蔑の念を抱くことがあるかもしれない、その場合、患者が家族に見放されたり虐待されることもあるのではないかという危惧をもったことです。もう1つは、精神科医師自身の人格権の問題です。精神科のカルテには、患者を観察することによって医師の内面に生じた反応が記録されます。この内的反応は医師の人格と不可分であり、これを人目にさらされる謂れはないように思います。もちろん、記録者（医療者）の人格権をまともに取りあげると、カルテ開示は大変困難になります。開示をやめてしまうか、さもなければドイツの法律のように、開示する情報の範囲を、客観的な身体所見に関する記録と治療措置（処方、手術など）の報告だけに限定する必要が生じます（そして、それも1つの在り方ではあります）。そこまで主張するつもりはないけれども、精神科と診療科では、開示による医師の人格権への侵害の程度が格段に違う、筆者はそう考えました。

以上でカルテ開示のルールづくりは山を越えます。私たちの試案をもとに1998年7月「診療録開示マニュアル」が施行の運びとなりました。あとは、業務を円滑に行えるように細部を整えていくだけです。もちろん、私たちのルールをよい出来映えであると思っているわけでは

XII. カルテ開示のルールづくり

表12. 診療録の開示に関する院内規則

第1条（目的）本規則は、当院職員が、請求にもとづく診療録の開示について、患者の権利を尊重しかつ法を遵守し秩序をもって対処することを目的とする。	［註釈］
第2条（定義）本規則で「開示」とは、当院が当院職員でない者に診療録の全部又は一部の内容を閲覧及び謄写させ、もしくは謄本を付与することをいう。ただし、当院職員であっても、通常の職務又は研究以外の目的でこれを行なうときは開示とみなす。 2．本規則において、当院の正規の電子ファイルに記録された検体検査の成績は、これを診療録の一部とみなす。ただし、診療録と電子ファイルとに同一の検体検査の成績が記録されている場合は、いずれか一方を開示することにより他方も開示したものとみなす。 3．裁判所の命令にもとづく診療録の閲覧及び謄写、もしくは法にもとづく行政当局による診療録の閲覧及び謄写は、これを開示とはみなさない。 4．本規則で「請求部分」とは、当該診療録の記録内容のうち、開示を請求した者が開示を請求した部分をいう。 5．本規則で「医師」とは、当院に勤務する医師をいう。ただし、本規則第4条第（6）号の医師についてはこの限りでない。	＊いうまでもなく、看護婦による記録も診療録の一部とする。 ＊請求人が検体検査の成績を請求部分に含まない旨を表明している場合を除き、当該診療期間に行われた検体検査の成績も請求部分に含まれているものと解する。
第3条（決定業務の独占）医師でない者が、開示の請求に対する許諾又は拒絶を決定してはならない。ただし、本規則で定める開示審査会はこの限りではない。	＊医師が拒絶を決定してよいという意味ではない。
第4条（開示請求の受理）医師は、以下の各号の何れかに該当する者により、本規則附則に定める診療録開示請求書をもって開示の請求があったときは、第2項に該当する場合を除いては、これを受理しなければならない。 （1）患者本人。ただし、禁治産者及び婚姻していない未成年者を除く。 （2）患者が未成年者である場合に、その親権者又は後見人。 （3）患者が精神障害者である場合に、その保護者。ただし、当該患者について本規則附則に定める診断書を提出した場合に限る。 （4）患者本人が本規則附則に定める代理人選任書をもって選任した弁護士。 （5）患者が開示を請求する意思能力を欠く場合において、患者の配偶者又は直系血族が本規則附則に定める代理人選任書をもって選任した弁護士。 （6）患者の診療を行なう医療機関の医師。 （7）患者が死亡した場合に、患者の配偶者、子、親、及びその他の法定相続人。ただし、禁治産者及び未成年者を除く。 （8）患者が死亡しかつ患者の配偶者、子、親、及びその他の法定相続人が禁治産者または未成年者である場合に、その後見人。 2．本規則附則に定める診療録開示請求書をもって診療録の開示を請求された医師は、当該患者に対する診療責任等に鑑みて請求の許諾又は拒絶を判断するためにより適格なる医師が自己の他に存在すると考えられるときは、当該医師に請求の受理を要請しなければならない。ただし、開示を請求された医師が研修医であるときは、いかなる場合にも当該診療科長に請求の受理を要請しなければならない。 3．第2項の要請を受けた医師又は診療科長に対しては、開示の請求があったものとみなす。	＊口頭のみの開示請求に対し、医師の責任において直ちに請求通り開示することは差し支えない。しかし、請求部分に開示すべきでない事項が含まれる可能性があるときは、請求人に診療録開示請求書の提出を求めること。 ＊請求人が単に患者の家族であるというだけでは、受理を拒否して差し支えない。但し、各号のいずれにも該当しない者による開示請求を受理することを禁ずるものではない。 ＊いずれかの号に該当する請求人に対する開示であっても、秘密漏示に関する医師の法的免責は確実とはいえない。特に請求人による氏名・身分の詐称には十分注意すること。 ＊（6）は、原則として当院が患者を紹介した紹介先の医師をいう。 ＊複数の診療科にまたがる診療録の医師請求については、必要に応じ医師相互の連絡と協力に基いて受理する医師を決めること。但し、他科の診療録を無断で開示することを禁ずるものではない。

表 12. 続き

第 5 条（助言）本規則第 4 条にもとづき開示の請求を受理した医師は、当該患者の看護を担当した看護婦及びこれを監督する婦長に対し、開示の是非について助言を求めることができる。 2．本規則第 4 条にもとづき開示の請求を受理した医師は、請求部分に自身とは異なる診療科に所属する医師の記載した事項が含まれる場合は、当該診療科に所属する医師に対し、開示の是非について助言を求めることができる。	＊研修医は診療録開示請求書による請求を受理できないことを意味する。 ＊医師は開示の是非を判断するにあたり、診療録の内容を理解できないときは、助言を求めるべきである。
第 6 条（開示請求の許諾）本規則第 4 条にもとづき開示の請求を受理した医師は、以下の各号の何れかに該当する場合を除いては、請求を受理した日から 14 日以内に、請求部分すべてについて請求を許諾しなければならない。 (1) 請求部分の少なくとも一部が存在しない。 (2) 精神科診療録についての開示の請求である。ただし、本規則第 4 条に定める弁護士による請求についてはこの限りでない。 (3) 請求部分に患者本人以外の個人の秘密が含まれる． (4) 開示を請求した者が適切かつ丁寧な説明によっても請求部分の内容を理解する能力を有しないか、もしくはこの能力を一時的に喪失していると考えられる。 (5) 開示が患者の健康に有害となると考えられる。 (6) 開示により、いかなる者であれ個人の生命又は安全に対して危険を惹起することになると合理的に予測されうる。 (7) 開示が法に違反すると考えられる。	＊第 6 条は、開示を禁ずる要件を規定するものではない。 ＊(3)は、家族歴について、特殊感染症に関する記載事項に注意すること。 ＊特殊感染症、特に性病・HIV 感染者の診療録については、(7)に基づき開示拒絶意見書を提出してよい。 ＊請求人による氏名・身分詐称の危険を感じる場合は、(7)に基づき開示拒絶意見書を提出してよい。 ＊(7)は医師が秘密漏示の罪から自らを守るための規定でもある。
第 7 条（代替措置）医師は、禁治産者である患者本人から診療録開示請求書をもって開示の請求があったときは、請求があった日から 14 日以内に、患者の後見人に開示を請求できる旨を通知しなければならない。 2．医師は、未成年者でありかつ婚姻していない患者本人から診療録開示請求書をもって開示の請求があったときは、請求があった日から 14 日以内に、患者の親権者又は後見人に開示を請求できる旨を通知しなければならない。 3．開示の請求を受理した医師は、本規則第 6 条第 (1) 号に該当するときは、請求を受理した日から 14 日以内に、請求部分のうち存在する部分について本規則を適用し、かつ開示を請求した者にその旨を通知しなければならない。 4．開示の請求を受理した医師は、本規則第 6 条の第 (2) 号から第 (7) 号の何れかの理由により請求部分に請求を拒絶すべき事項が含まれると判断するときは、請求を受理した日から 5 日以内に、本規則附則で定める開示拒絶意見書を診療録開示請求書を添えて開示審査会に提出しなければならない。	＊禁治産者による請求を受理するか否かを問わない。 ＊未成年者による請求を受理するか否かを問わない。 ＊医師は、法的に開示義務を負わされていないが、開示審査会（すなわち病院）による開示の機会を奪うことはできない。
第 8 条（開示審査会の設置）病院管理会議は、副院長 1 名を会長とし、診療科長 2 名、精神科医師 1 名、副総婦長 1 名、医療相談室室員 1 名を会員とする開示審査会を常設しなければならない。	
第 9 条（開示審査会の業務）開示審査会は、医師から開示拒絶意見書及び診療録開示請求書の提出を受けたときは、請求の許諾又は拒絶を決定し、請求が受理された日から 14 日以内に、開示を請求した者及び開示拒絶意見書を提出した医師にその旨通知しなければならない。ただし、請求部分のうち本規則第 6 条の第 (2) 号から第 (7) 号の何れかに該当する部分を除いては、請求を許諾しなければならない。 2．開示審査会は、前項の決定及びその理由を本規則附則に定める診療録開示審査書に記録しなければならない。	＊開示審査会は直接、開示請求を受理することができない。 ＊開示審査会は、開示拒絶意見書を却下し、もしくはこれを医師に差し戻すことができない。 ＊すなわち開示審査会は、

表 12. 続き

3. 開示審査会は、本規則第6条第（2）号の理由により請求を拒絶するときは、請求が受理された日から14日以内に、請求した者にその旨を通知しかつ当該診療録が精神科診療録であることは本規則第4条に定める弁護士による開示の請求に対して拒絶の理由とならないことを通知しなければならない。	病院としての許諾又は拒絶を決定するための機関であり、開示について医師に指示を与える立場にはない。
第10条（請求許諾後の責務）医師及び開示審査会は、診療録原本の閲覧及び謄写を許諾したときは、これが実行される現場に医師又は医療相談室室員を立ち会わせ、診療録の保全をはからなければならない。 2. 開示の請求を受理した医師は、本規則にもとづき開示を受けた者から請求部分の内容についての説明を求められたときは、可能な限りこれに応じなければならない。	＊開示審査会が開示拒絶意見書を提出した医師に立ち会いを指示することを意味しない。
第11条（医療相談室の業務）本規則にもとづく診療録開示請求書、代理人選任書、診断書、開示拒絶意見書、及び診療録開示審査書は、これを医療相談室において10年間保存しなければならない。 2. 医療相談室は、医師又は開示審査会により開示に係る通知、立ち会い、謄本の作成及び交付を依頼されたときは、これをなさねばならない。	＊医師または開示審査会は、これらの書類を医療相談室に届けること。
第12条（業務時間）当院職員は、本規則に定める受理、通知、立ち会い、謄本の作成及び交付、診療録の内容説明等の開示に係る業務を、通常の勤務時間内に行なうことを保障される。	＊請求人が非常識な時間指定をした場合はこれを拒否してよい。
第13条（懲罰的処分の禁止）当院は、医師が開示拒絶意見書を提出した故をもって、この医師について懲罰的処分を行なってはならない。	＊医師の裁量を保障する意味である。
附則1. 本規則は病院管理会議がこれを割定し、平成10年7月1日から施行する。 附則2. 本規則の改正及び廃止は、病院管理会議がこれを決定する。 附則3. 開示に係る料金の徴収については、病院管理会議がこれを決定する。	

ありません。今では、「カルテ等の診療情報の活用に関する検討会報告書」（平成10年6月18日）、「診療情報の適切な提供を実践するための指針について」（平成11年1月12日、日本医師会）、「国立大学附属病院における診療情報の提供に関する指針（ガイドライン）」（平成11年2月17日、国立大学医学部附属病院長会議）など、本格的な指針が出されていますが、私たちがルールづくりをやった当時は、このようなよいお手本はなく、また文献も限られていたので、まったく手探りの状態でした。それゆえ、検討が不充分なままに、エイヤで決めた部分も少なくありません。

ただ、私たちのつくったルールには、開示を機械的な作業として処理するのでも、また一般原則を常に当てはめようとするのでもなく、「目の前にいる1人の患者のために、何がよいか」ということを、いつも考えようという願いが込められていることを申し添えておきたいと思います。

おわりに

これまでの道のりを顧みて、今、筆者がもつ感想は2つあります。1つは、患者の権利につ

いての、それまでの当院の取り組みが、医師をはじめとする職員に理解され、浸透していたことを、改めて認識させられたということです。むしろ、当院の開示規則の方が保守的なのではないかと思うほど、開示に積極的な考えをもつ仲間がいたことは、筆者にとっては驚きでした。そして、もう1つは、これと裏腹の関係にあるのですが、開示の反対論があまり聴かれず、活発な議論がなされたとは言い難いことです。概してスムーズに行き過ぎた感があります。もう少し未整理な形で、医局会に問題を提起するという方法もあったかも知れないと考えています。

(吉川惠造)

あとがき

　インフォームド・コンセント（以下＝IC）という言葉は現代医療のキーワードのように使われており、書籍も数多く出版されている。今回永井書店から出版の依頼があり、ちょうどICに関する自分の考え方をアピールしたいと思っていたこともあって引き受けることにしたのだが、つくる以上は類書と異なるものを目指そうと考えた。

　従来はICの概念をやや抽象的に解説するものか、疾患別に説明をどのように行うかを例示したものが多かったように思う。前者は医書というよりも一般教養書として書かれたものが多く、読者も医療者に限定されていないように思われるが、後者は医学書の中の実用書といった趣である。もちろんそれらにはそれぞれ大きな存在意義があるのだが、医療関係者に読んでもらえる実践的なICの考え方の本をつくってみようと意図したのである。

　本文中でもふれたが、ICが目指すものは個々の患者にとって最善の医療の提供でなければならず、医療者にはその目標のために情報提供と自己決定の支援という役割があるのだと考えている。決して手続きの話でもないし、適切な説明をして終わりではなく、非現実的な夢を語るものでもない。これは日常的な診療の中で絶えず実践されるべきテーマであるが、マニュアルに沿って行動することを求めているものではなく、医療者自身が診療の場で適切に行動できるように普段から医療の在り方を考えておくことが重要であろう。そんな目的に役立てるべく企画を練ったのだが、どれほど実現できたかは読者の皆さんに判断して頂くしかない。少なくともこれまでのICに関する書籍とはちょっと違ったものになっていると自負している。

　当院では序文を書いて頂いた新居昭紀院長の号令で1992年からICの実践を目指して委員会がつくられ、2年目からは私が委員長として実務的な仕事をしており、セカンド・オピニオンへの取り組みなどを通じて外部からも注目されるようになってきた。その委員会で一緒に活動してきた仲間たちとの議論を通じて当院のICが進み、考え方も整理されてきたのであり、今回も執筆を分担してもらった。実はこの本を10年あまりの活動の記念にしたいという思いもあるのだが、それは実際に読んで頂いた方々に役立ってこそ意味のあるものであって、この点でも読者の皆さんのご批判を仰ぎたい。

　考え方を語るということになれば一貫性が求められるため、Part 1の総論的な内容は編者の宮本が担当し、分担執筆者には具体的な実践例などを中心にPart 2で各論を書いてもらった。医療の現場で実際に遭遇するICの課題に対する1つの解決策が示されているはずである。部分的には内容の重複もあったり、微妙な考え方の違いがみられたりするが、異なる点はむしろ診療における応用の多様性を示すものとして受け取って頂ければ幸いである。

　実は企画段階で提案しながら実現しなかったテーマがいくつかある。残念ではあるが、もともとすべての場面を網羅できるものでもないので構成上特に問題にはならないと考えており、その内容はできるだけ総論の中で拾い上げたつもりである。このあたりの判断に誤りがあったとしたら、それはひとえに編集者の至らぬためである。ともあれ患者にとって意味のあるIC

が診療現場に広まるように願っている。

　私の医療観に賛意を示してこのような出版の機会を提供して頂いた永井書店の高山　静氏には心から感謝している。またそもそも私にICに関する活動の場を与えてくださった聖隷三方原病院の新居昭紀院長にお礼を申し上げるとともに、資料の整理などで当院の総合企画室のスタッフをはじめとして職員の方々に多くの援助を頂いたことを付記しておく。

　平成15年3月

聖隷三方原病院 副院長　　宮本　恒彦

和文索引

あ
アメニティー …………………24
アレルギーカード …………227
安楽死 ……………………152

い
イベント・モデル …………169
インターネット
　………124, 219, 225, 249, 262
医の倫理綱領 ………………15
医学基準 ……………………27
医師患者関係 ………………12
医療サービス ……………18, 19
医療の安全 …………………11
医療法 ………………………14
意思決定能力 ………………191
遺伝子 ………………………114

え
エホバの証人 …………56, 130

か
かかりつけ医　40, 140, 160, 165
がん告知 ………………22, 180
カルテ開示 …………191, 194
カルテの開示 ………………283
合併症 ……………………90, 91
看護記録 ……………103, 148
　――の開示 …………247, 255
看護計画 …56, 57, 243, 247, 256
　――の開示 ………………257
患者の権利 …13, 14, 19, 36, 172
患者の迷い …………………143
患者基準 ……………………27

く
クリニカル・パス
　………161, 163, 179, 212, 260
具体的患者説 ………………27

こ
コ・メディカル …95, 157, 158
コンサルテーション ………132
高額療養費 …………………31
合理的患者説 ………………27
告知 …………………………202

さ
査定 …………………………67
裁量 ……………………14, 285
裁量権 …………………150, 151
催奇形性 ……………………54

し
死因 …………………………65
死亡診断書 …………………63
自己決定………………………
　8, 69, 78, 90, 119, 120, 121,
　128, 133, 161, 162, 204, 281,
　287
　――の支援 ………………140
自己決定権
　………3, 7, 8, 15, 21, 151, 273
自己責任 ………128, 129, 147
事後承諾 ……………………117
実習 …………………………30
主治医選択権 ………………179
出生前診断 …………………50
署名 ………………21, 26, 102
承諾書 ……………26, 101, 121
情報開示 ……………14, 17, 147
情報公開 ……………………269
診療契約 ……………………152
診療録の開示 ………………139

す
図示 …………………………84

せ
セカンド・オピニオン
　…3, 34, 58, 189, 207, 283, 284
説得 …………………………97
説明と同意 ………5, 9, 119, 159
先端医療 …………………69, 153
専断的医療 ………………69, 151

そ
訴訟 …………16, 17, 18, 21, 150
訴訟対策 ……………16, 24, 26
造影剤 …………………49, 235
臓器提供 ………………115, 116
尊厳死 ………………………62

た
ターミナル　23, 62, 103, 105, 110
対診 …………………………132
退院 ………………40, 59, 226
代替手段 …………………25, 33, 96
代替療法 ……………………209
代理 …………………………110
代理者 ………………………104
代理人 ………………………80

ち
治験 ……………93, 111, 236
治験コーディネーター　113, 239
治験審査委員会 ……………112
治療成績 ……………………270

て
適応外処方 …………………53

と
ドクター・ショッピング …143
同意書 ……26, 46, 101, 102, 121
同意能力 ……………………191
特定療養費 …………………31

に

入院時診療計画説明書 ……158
入院診療計画書 ……………245
入院診療計画説明書 ………41
妊婦 ………………48, 50, 53

は

パターナリズム………………
　9, 12, 13, 25, 51, 57, 97, 104,
　121, 132, 151, 164, 171, 173,
　263

ひ

比喩 ……………………………88
標準的な医療 ………………10
標準的な診療 ………………103
標準的な説明 ………………94
標準的な治療 …69, 93, 212, 215

病名告知…22, 191, 192, 203, 248

ふ

プライバシー…………………
　24, 38, 49, 58, 89, 93, 111, 160,
　187, 228, 246, 269, 288
プロセス・モデル …………169
服薬指導 …………51, 219, 220
副作用…52, 55, 90, 202, 220, 235
副作用情報 …………………193

ほ

ホスピス ……202, 206, 243, 273
保証人 ………………………102
包括的な同意 ………………41

ま

麻酔 ……………………45, 47
満足度 …………………………10

む

ムンテラ ………………9, 153

ゆ

輸血 ……………………45, 55

よ

予後告知 ……………………208

り

リスク …………………………24
倫理委員会 ………93, 106, 153
臨終 ……………………………62

わ

私のカルテ …………………147

欧文索引

A

advance directive …………118

D

decision tree ………………126
DNR …………………………62

E

EBM ……………69, 72, 86, 126

G

GCP ……………………112, 236

I

informed refusal ……………58

L

living will ……………………118

R

RCT ……………………93, 113

S

SO ……………………111, 128

```
実践 インフォームド・コンセント
　　─患者にとってよりよい医療提供のために─
```

ISBN4-8159-1658-6 C3047

平成15年3月1日　第1版発行

編　著	宮　本　恒　彦
発行者	松　浦　三　男
印刷所	株式会社　真　興　社
発行所	株式会社　永　井　書　店

〒553-0003　大阪市福島区福島8丁目21番15号
　　　　　　電話(06)6452-1881(代表)／Fax(06)6452-1882
東京店
〒101-0062　東京都千代田区神田駿河台2-4
　　　　　　電話(03)3291-9717(代表)／Fax(03)3291-9710

Printed in Japan　　　　　　　　　　　© MIYAMOTO Tsunehiko, 2003

- 本書の複製権・翻訳権・上映権・譲渡権・公衆送信権（送信可能化権を含む）は株式会社永井書店が保有します．
- **JCLS**　＜㈱日本著作出版権管理システム委託出版物＞
本書の無断複写は著作権法上での例外を除き禁じられています．複写される場合には，その都度事前に㈱日本著作出版権管理システム（電話03-3817-5670，FAX 03-3815-8199）の許諾を得て下さい．